AF533666

Horst Oberle

Das große Buch der Klangschalen

HORST OBERLE

Das große Buch der Klangschalen

Die Kraft der *Singing Bowls*

Geschichte · Herstellung · Auswahl · Klangmassage · Meditation

SILBERSCHNUR VERLAG

Haftungsausschluss

Weder der Verlag noch der Autor übernehmen eine Haftung für eventuelle Nachteile oder auftretende Schäden durch die Empfehlungen und Hinweise in diesem Buch. Auch wird keinerlei Haftung für Schäden oder Folgen, die sich aus dem Gebrauch oder Missbrauch der hier vorgestellten Informationen ergeben, übernommen.
Der Text erhebt weder den Anspruch auf Vollständigkeit noch kann die Aktualität, Richtigkeit und Ausgewogenheit der dargebotenen Informationen garantiert werden. Sie spiegeln lediglich die Ansichten und Erfahrungen des Autors wider und stellen keine medizinische Empfehlung dar. Die Anwendung der Klangschalen geschieht stets auf eigene Verantwortung. Die Informationen sollen keinen Arztbesuch ersetzen. Konsultieren Sie bei gesundheitlichen Fragen, Beschwerden oder Unsicherheiten immer den Arzt Ihres Vertrauens!

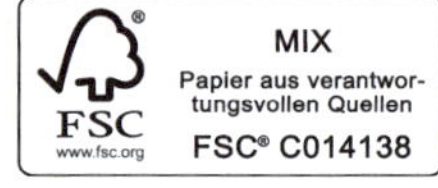

ISBN: 978-3-89845-657-9

1. Auflage 2022

Gestaltung & Satz: XPresentation, Güllesheim
Fotos: Wolfgang Böhm, wb-photoworx.de, Ransbach-Baumbach; Privatarchiv des Autors
Druck: Finidr, s.r.o. Cesky Tesin

Verlag »Die Silberschnur« GmbH · Steinstr. 1 · 56593 Güllesheim
www.silberschnur.de · E-Mail: info@silberschnur.de

Inhalt

»Alles, was wir brauchen,
ist tief in uns verborgen und wartet darauf,
sich zu entfalten und zu offenbaren.

Wir müssen nichts tun,
außer still werden und uns Zeit nehmen,
um nach dem zu suchen, was wir in uns tragen,
dann werden wir es auch finden.«

Eileen Caddy

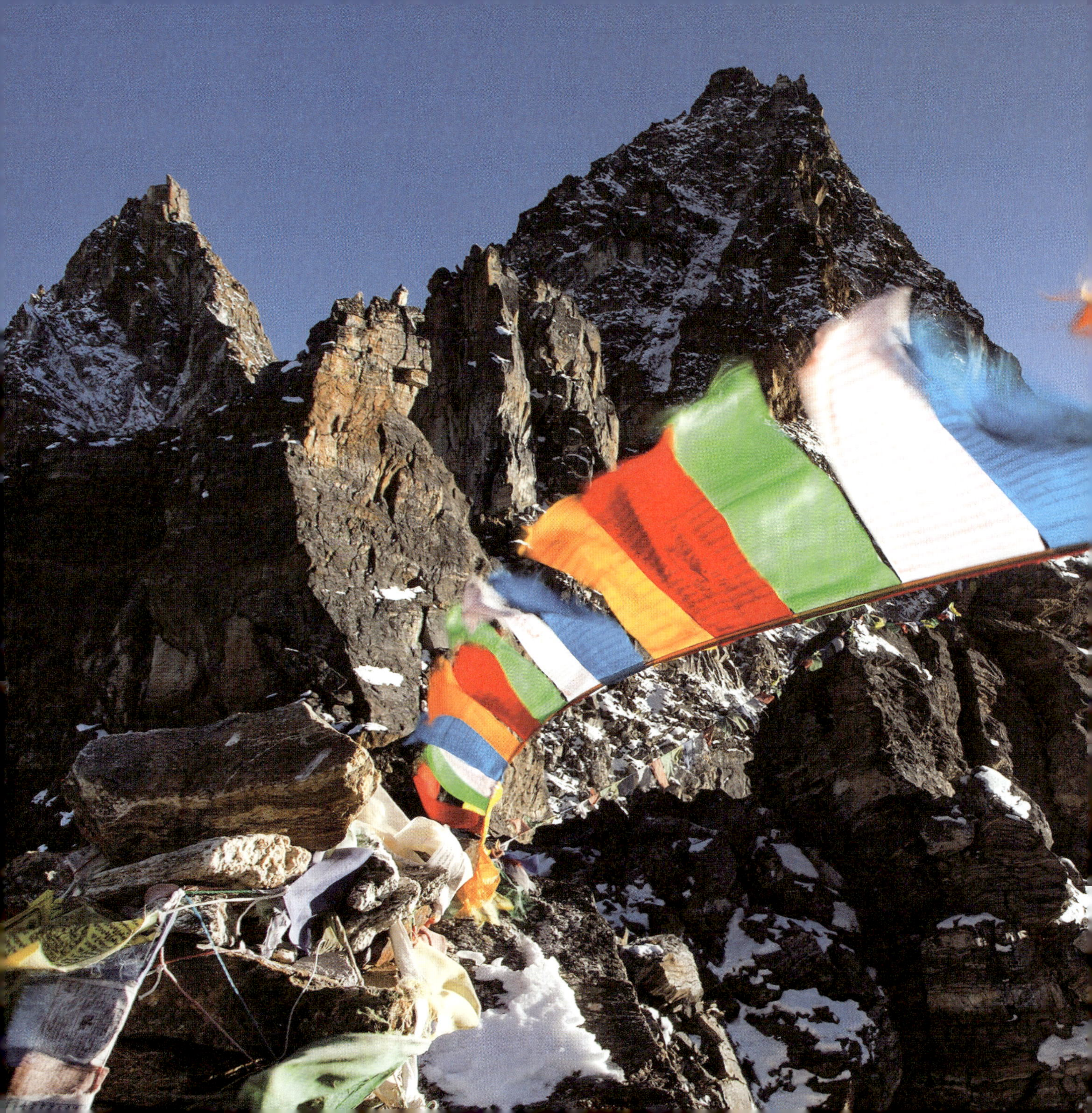

Reisevorbereitungen

Wenn wir über Klangschalen sprechen, tauchen vor unserem inneren Auge fast automatisch Bilder von Indien, Nepal und dem Himalaya auf. Diese Gegenden mit den Geheimnissen alter Kulturen und den unterschiedlichsten Religionen sind wie mit einem mystischen Schleier belegt. Alte Geschichten von Abenteuerreisen, indischen Sadhus und geheimnisvollen Klöstern mit mystischen Ritualen malen sofort Bilder in unseren Geist.

Auch bei Klangschalen schwingen all diese Themen im Hintergrund mit, werden angereichert durch Storys über die Herkunft und die besondere Wirkung der Schalen, die heute jeder Straßenhändler in Kathmandu zum Besten gibt, um damit Kunden anzulocken.

Ich möchte Sie einladen zu einer Reise – zu einer Reise, auf der Sie einiges über die Wirkungen von Klangschalen erfahren, über ihre Handhabung und die unterschiedlichen Anwendungen.

Es ist aber auch eine sehr individuelle Reise, die besondere Möglichkeiten birgt, die man vorab nicht erahnen konnte. Gerade diese Möglichkeiten sind es allerdings, die eine Reise so spannend machen und Neues, Unbekanntes erleben lassen. Von daher werden wir auf unserer Reise zu den Klangschalen sowohl den Grundlagen begegnen, uns aber auch neuen Anwendungsmöglichkeiten widmen.

Starten wir also zu einer gemeinsamen Reise rund um die Klangschalen und Nepal, denn all meine Klangschalen stammen aus Nepal und mit diesem Land und den Menschen fühle ich mich zutiefst verbunden.

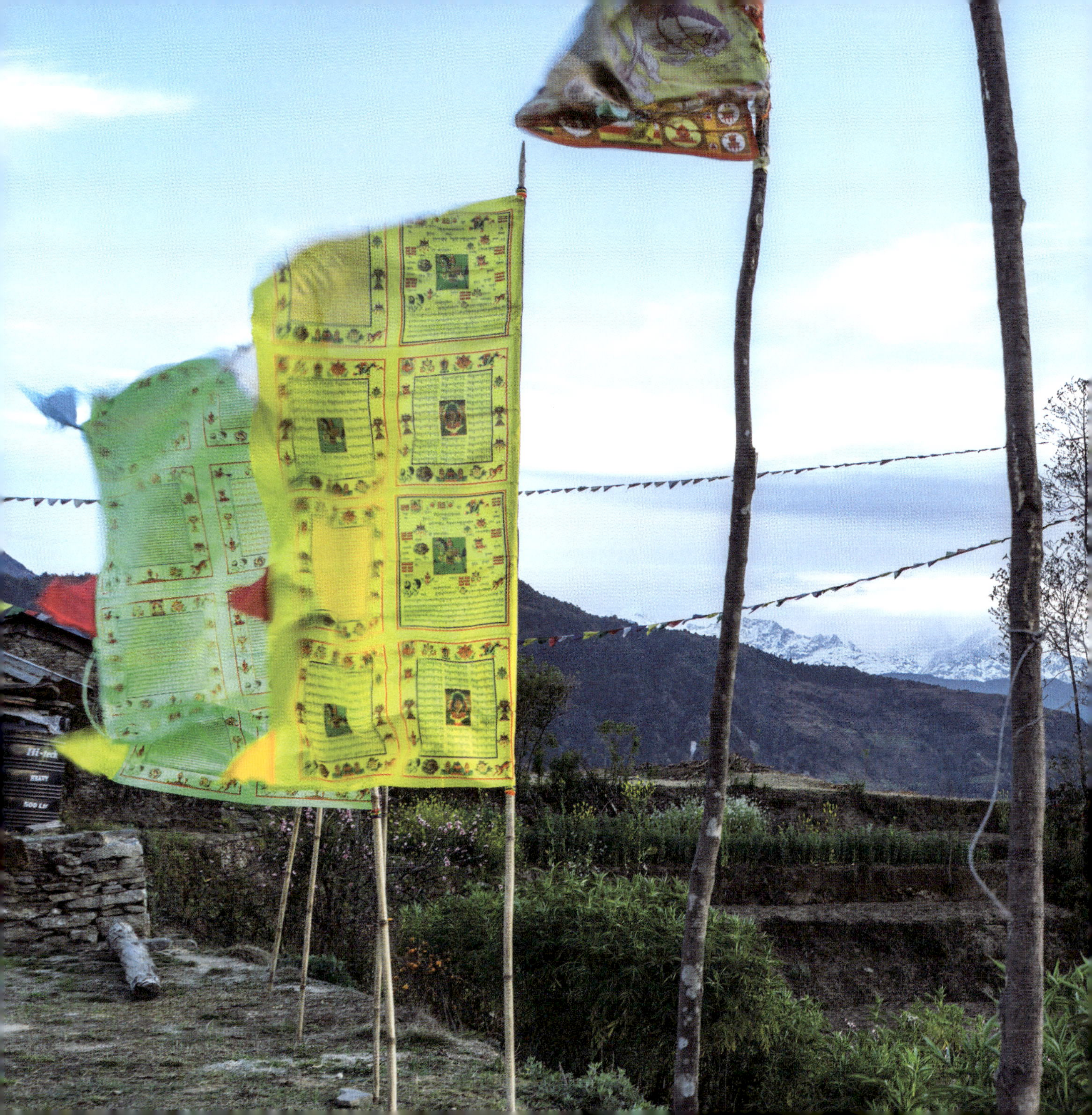

Die Reise nach Nepal

Wer seine Reise nach Nepal plant, muss Zwischenstopps (meist in arabischen Ländern) einplanen, Direktflüge von Deutschland aus gibt es nicht mehr. Somit ist bereits die Anreise zeitaufwendig und das Umsteigen auf manchem Flughafen wird zu einer ersten Herausforderung – es erwarten Sie lange Wege bei kurzen Umsteigzeiten oder lange Wartezeiten auf fast leeren Flughäfen in der Nacht.

Doch wer im Anflug nach Nepal die klare Sicht aus dem Fenster entlang des Himalayamassivs genießen kann, wird für all dies entschädigt. Weite Sicht und schneebedeckte Berge ziehen einen in den Bann, bevor der Anflug auf den kleinen Flughafen von Kathmandu, der zwischen Bergrücken gelegen ist, einen ersten Blick auf die Reisterrassen und Flusstäler freigibt. Selbst nach vielen Jahren ist für mich jeder Anflug und jedes Ankommen anders – wirkt anders auf mich und bewegt mich immer wieder neu.

Der einfache rote Backsteinbau des Flughafengebäudes begrüßt die Reisenden aus den unterschiedlichsten Ländern. Nepal ist heute – nach langen Jahren – wieder ein begehrtes Reiseland, vor allem auch für Besucher aus den asiatischen Ländern. Bereits im Flughafengebäude bekommt der Besucher einen ersten Eindruck von dieser besonderen Kultur. Papierformulare, noch ein schnelles Passfoto für das Visum oder, wenn sie funktionieren, komfortable elektronische Visa-Automaten als Zeichen, dass auch hier die technischen Neuerungen angekommen sind. Abschließend zählt immer nur der kritische Blick des Beamten in seiner kleinen Schalterbox aus Holz, der alles nochmals prüft, schließlich hoffentlich den Stempel in den Pass drückt und den Weg zum Kofferband freigibt. Man spürt sofort, dass hier manches anders läuft …

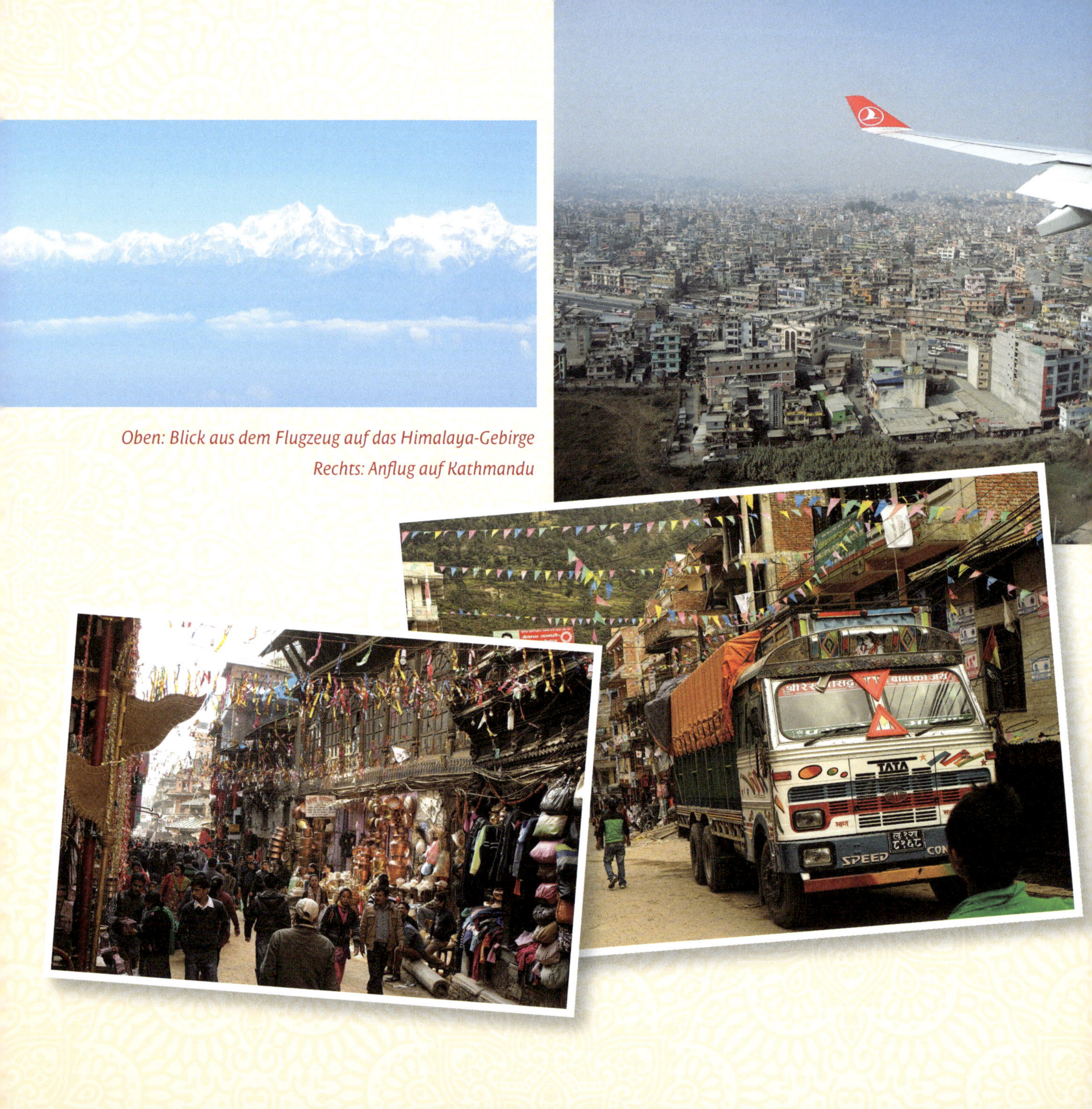

Oben: Blick aus dem Flugzeug auf das Himalaya-Gebirge

Rechts: Anflug auf Kathmandu

Am Ausgang des Flughafengebäudes wird man dann von der Realität begrüßt. Hotelangestellte mit Namensschildern sowie Taxifahrer, die noch einen Fahrgast suchen, drängeln sich dort, ein heilloses Sprachengewirr und eine uns unbekannte Betriebsamkeit herrschen. Die aus unserer Sicht chaotische Fahrt auf der Ring Road wird zwar von Jahr zu Jahr geordneter, die Abgase auch immer weniger, aber die spezielle Fahrweise ist doch nicht zu übersehen – hier lebt und pulsiert Nepal. Hier erkennen wir, dass die Ordnung eine andere ist als unsere.

So wie jede Reise in Teilen unplanmäßig verlaufen wird, selbst wenn sie bis ins letzte Detail geplant wurde – so kann auch Ihre Reise mit den Klangschalen sehr individuell verlaufen. Vielleicht hat Sie bereits das Thema oder eine einzelne Klangschalen in ihren Bann gezogen oder Sie wurden von bestimmten Themen herausgefordert? Es sind Möglichkeiten, Erfahrungen und Erkenntnisse, die uns hier fordern und bereichern können.

Ist es nicht so – dass wir manchmal, wie auf einer Reise, eine Landkarte mit verschiedenen Wegen sehen?

Ist es nicht so – dass wir intuitiv einen Weg beschreiten, ohne zu wissen, warum?

Ist es nicht so – dass wir nicht sicher sind, wo uns dieser Weg hinführt?

Ist es nicht so – dass wir bei Schwierigkeiten an unserem gewählten Weg zweifeln?

Aber es ist auch so – dass wir danach feststellen:

Ja, der Weg war ungewohnt und neu,
ja, der Weg war steinig,
ja, der Weg war schwierig,
aber es war ja mein Weg
und es war richtig, diesen Weg zu gehen.

Ich würde mich freuen, wenn Sie sich immer wieder neu und mit offenen Augen den Klangschalen nähern können, wenn Sie neue Erfahrungen machen und Ihren völlig eigenen Weg gestalten können. Anleitungen und Vorgaben sind gut und notwendig, um die ersten Erfahrungen zu machen, aber irgendwann sollte das Eigene die Führung übernehmen und den Weg finden.

Es war wohl vor rund 20 Jahren, als mir nach einer Trekkingtour die ersten Klangschalen bei einem kleinen Händler vor unserem Hotel Vajra in Kathmandu begegnet sind. Sie haben mich sofort in ihren Bann gezogen und bis heute nicht mehr losgelassen. Seitdem genieße ich die Vielfalt, die Möglichkeiten und die Eigenheiten einer jeden Schale. In und mit jeder

Schale kann etwas Unterschiedliches oder Neues erkundet werden, sie ist so individuell wie jede Reise, jedes Land und jeder Mensch. Diesem mit offenen Augen zu begegnen, ermöglicht es, umfassende neue Erfahrungen zu erleben. Aus meiner Sicht hat das auch sehr viel mit Freiheit zu tun: der Freiheit, den eigenen Weg zu suchen, zu finden – und ihn zu gehen. Mein eigener neuer Weg hat vor diesem kleinen Hotel angefangen, in eine Zukunft, die ich nie für möglich gehalten hätte.

Kennen Sie Klangschalen? Nun ja, werden Sie sagen, ja – natürlich, mehr oder weniger, wie auch immer ...

Jede meiner Klangschalen wurde in Nepal handgefertigt, d. h. jede klingt und schwingt deshalb anders. Hier einzutauchen, die feinen Nuancen zu erkennen, ist ein manchmal nie endendes Erlebnis. Der Klang führt uns in unsere eigene Geschichte, lässt uns neue Wege sehen, spricht auf vielfältige Weise all unsere Sinne an. Und bei jeder Anwendung haben wir die Möglichkeit, Neues zu erfahren, wahrzunehmen, zu hören, zu spüren und zu erleben.

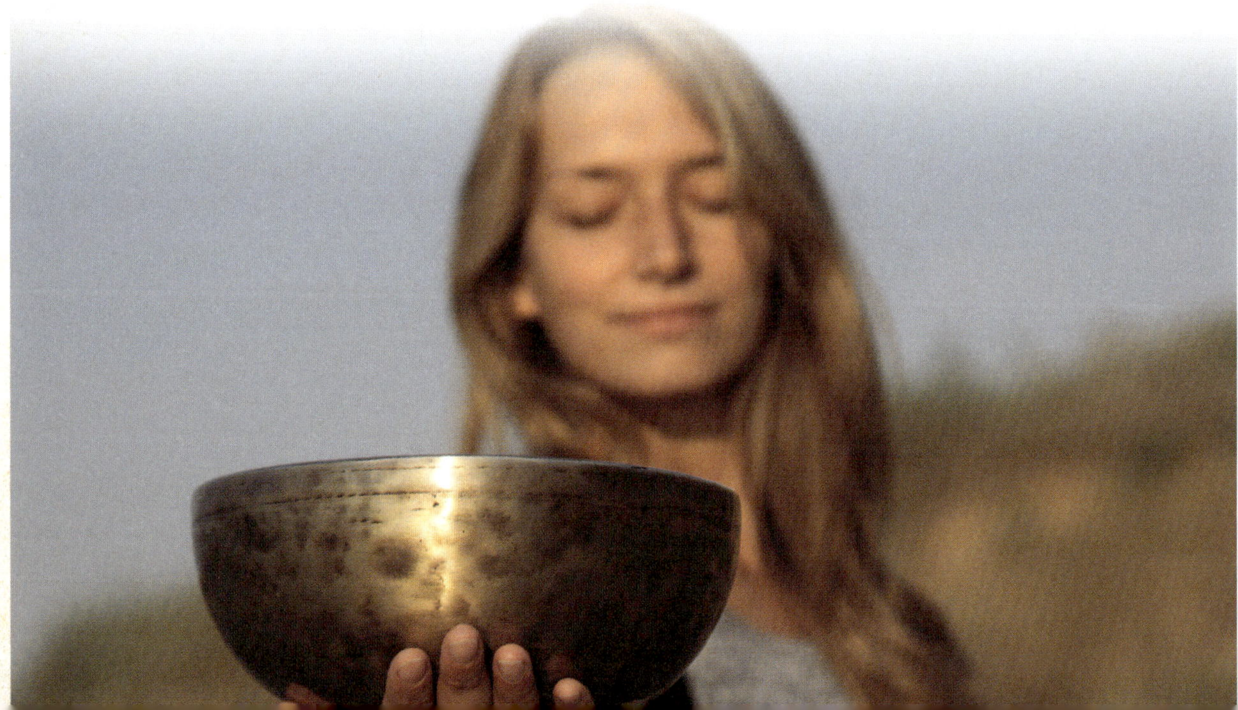

Stupa in einem kleinen Dorf

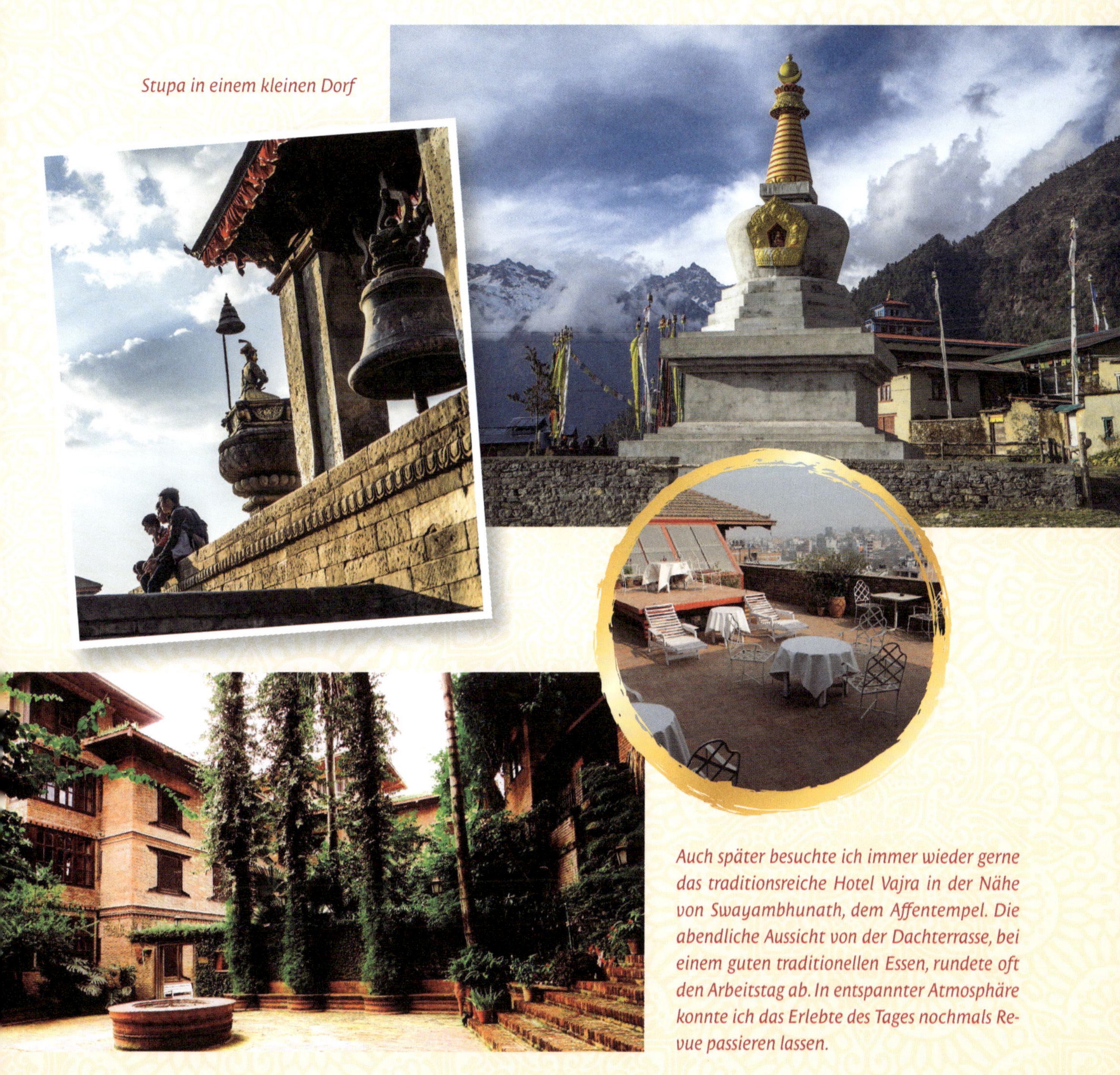

Auch später besuchte ich immer wieder gerne das traditionsreiche Hotel Vajra in der Nähe von Swayambhunath, dem Affentempel. Die abendliche Aussicht von der Dachterrasse, bei einem guten traditionellen Essen, rundete oft den Arbeitstag ab. In entspannter Atmosphäre konnte ich das Erlebte des Tages nochmals Revue passieren lassen.

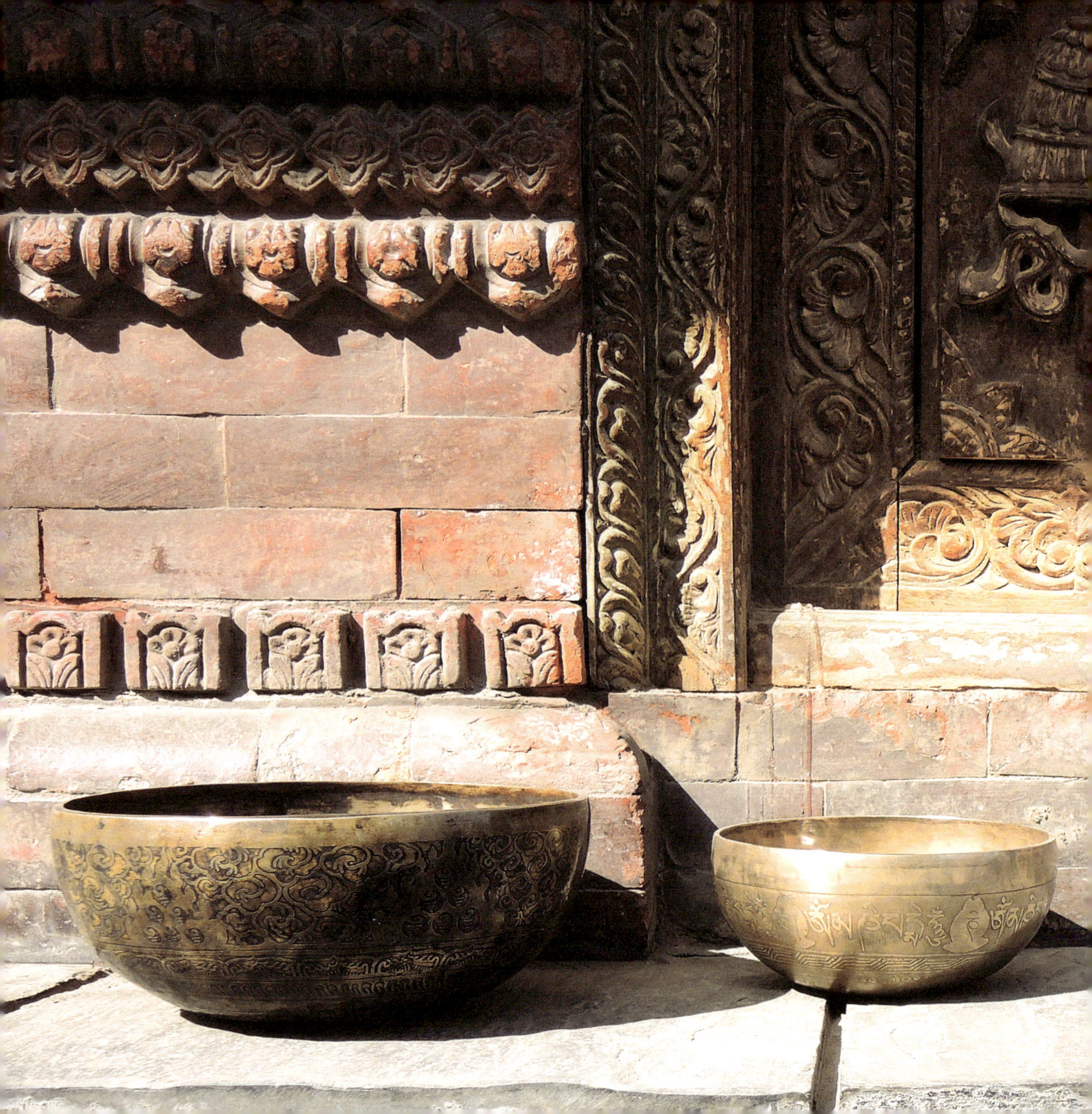

Die Geschichte/n der Klangschale

Beim Erforschen der Geschichte der Klangschale sind wir wieder im Himalaya – im Land der Mythen und Geschichten. Wahrscheinlich wurden Klangschalen in früherer Zeit zumeist als Kochgeschirr genutzt. Wanderschmiede reisten von Dorf zu Dorf und fertigten dort direkt, was bei ihnen in Auftrag gegeben wurde. Erkennbar sind die einfachen Fertigungen oft an unterschiedlichen Metallen, die mit dem bloßen Auge zu erkennen sind – es zeigt sich eine Oxidation der Kupferteile oder eine besondere Struktur des Materials. Gerne wurden die Schalen auch zu besonderen Anlässen gefertigt, z. B. als Geschenke.

Wir haben alte Klangschalen, die durch das Erhitzen beim Kochen einen gewölbten, hohlen Boden haben. Beim Klopfen merkt man, wie dünn das Material ist, und daher spricht man hier auch von einem »Papierboden«. Durch das anschließende Reinigen mit Sand wurde das Material häufig noch dünner und bekam eine spürbar andere Oberfläche.

Dass die Schalen nur in Klöstern verwendet wurden, ist wohl eher ein (frommer) Wunsch. Das bedeutet jedoch nicht, dass im Rahmen der Bön-Kultur Klangschalen nicht auch für Rituale benutzt wurden. Doch Realität und geschäftsfördernde Mythen der Straßenhändler aus Nepal vermischen sich hier und lassen oft kein klares Bild zu.

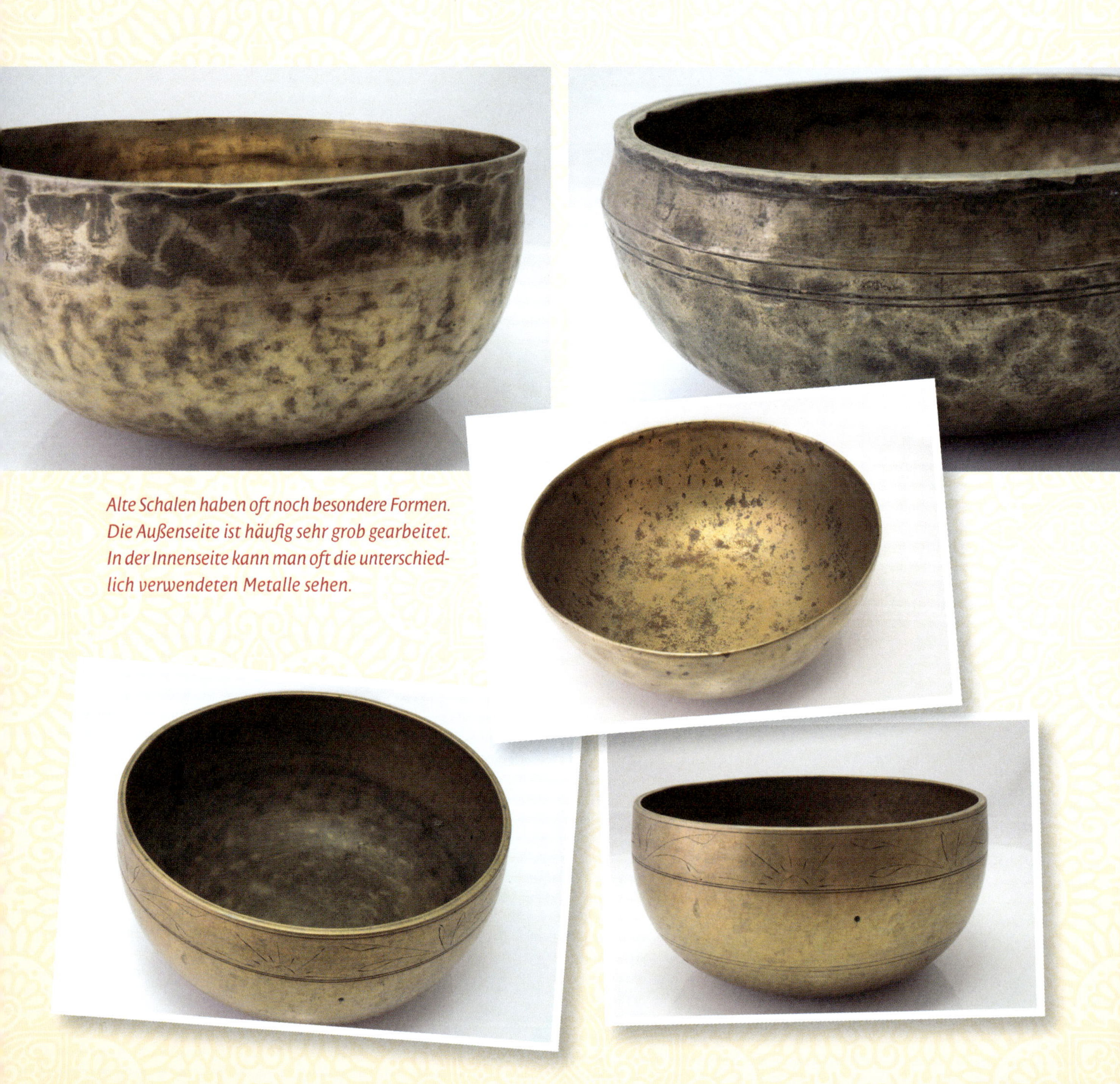

Alte Schalen haben oft noch besondere Formen. Die Außenseite ist häufig sehr grob gearbeitet. In der Innenseite kann man oft die unterschiedlich verwendeten Metalle sehen.

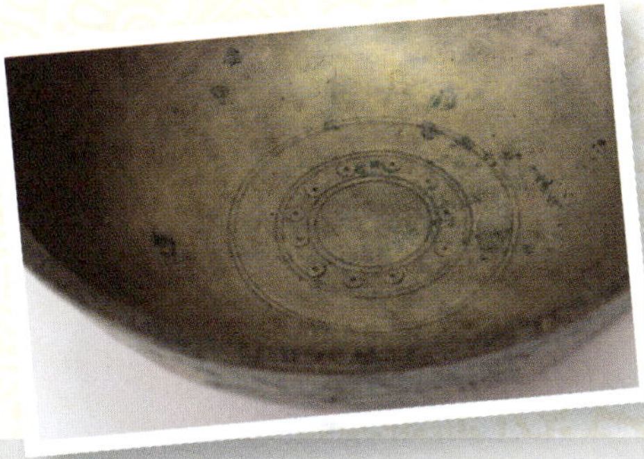

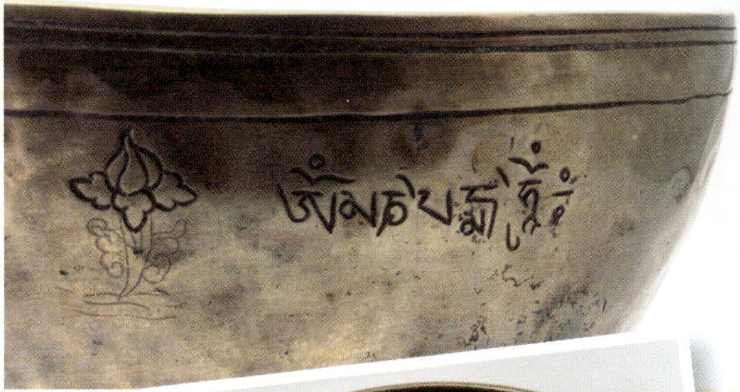

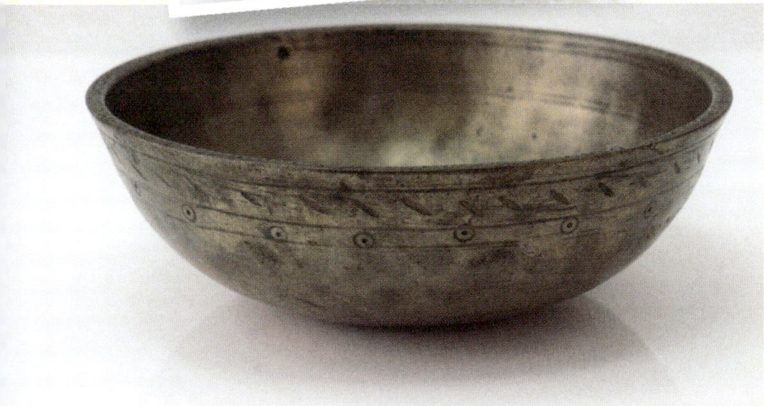

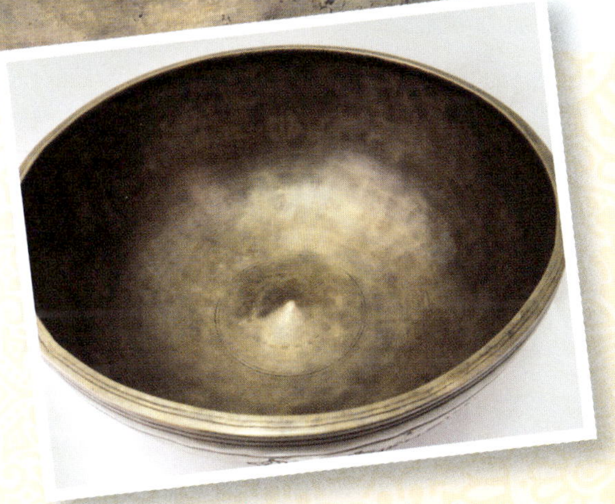

Eine ganz besondere Schale mit Shiva-Lingam-Boden

Kunstvolle Motive und besondere Verzierungen an Außen- und Innenseiten alter Klangschalen.

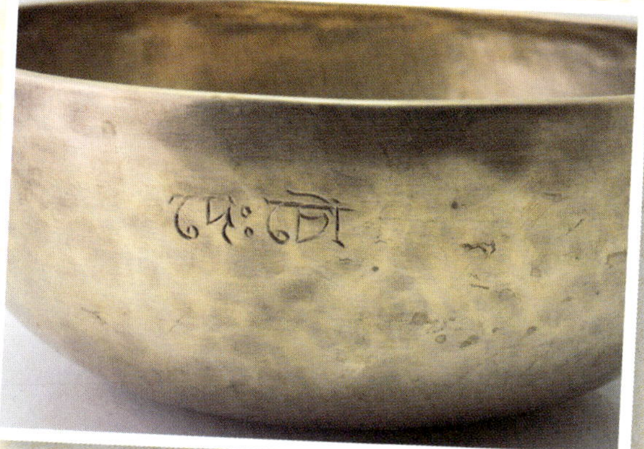

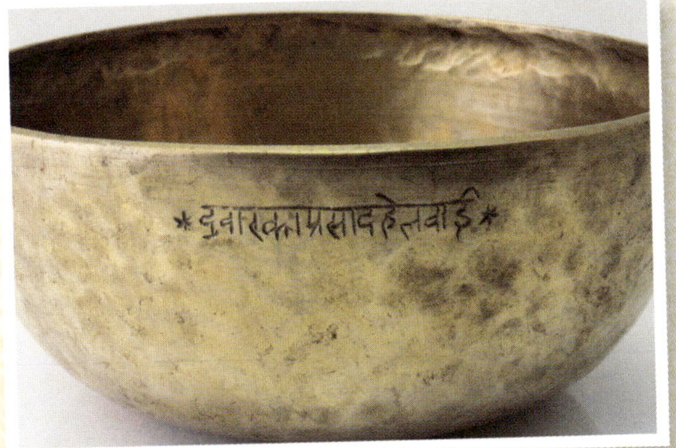

Herkunft

Lassen Sie uns einen Blick auf die »Landkarte der Klangschalen« werfen. Die uns bekannten Klangschalen werden vor allem in Indien und Nepal hergestellt. Weitere Länder mit spezielleren Arten sind Japan, China und Vietnam. Schalen aus Nepal unterscheiden sich dabei von anderen durch die spürbaren Schwingungen. Andere Klangschalen, z. B. aus Japan und China, haben ihren Schwerpunkt dagegen im Klang und nicht in der Schwingung.

Warum beziehe ich meine Klangschalen aus Nepal? Nun ja, es war, wie bereits erwähnt, zunächst eine kleine Begegnung nach einer Trekkingtour, dann wurde mehr daraus. Die Verbundenheit zu dem Land und den Händlern ließen mich immer wiederkehren.

Für meine Kunden zählt aber natürlich vor allem die Qualität. Was in all den Jahren durch die Zusammenarbeit mit den immer gleichen Herstellern möglich wurde, beispielsweise Besonderheiten wie die Vollmondklangschalen® sowie andere spezielle Arten, hat nicht nur mich, sondern auch meine Kunden inspiriert. Manche Ideen haben die Hersteller sogar übernommen, auch wenn sie ihnen am Anfang eher skeptisch gegenüberstanden.

Wir importieren mit unserer Firma nun seit fast 20 Jahren Klangschalen aus Nepal. Über Klangschalen aus anderen Ländern kann ich nicht sehr viel sagen, ich bin einfach »in Nepal zu Hause«. Aber nichtsdestotrotz gibt es, wie in jedem Zuhause, auch unterschiedliche Erwartungen, Gewohnheiten sowie auch die ein oder andere Auseinandersetzung, die einer Klärung bedarf. So lerne ich nach fast 20 Jahren immer noch, erlebe Herausforderungen und

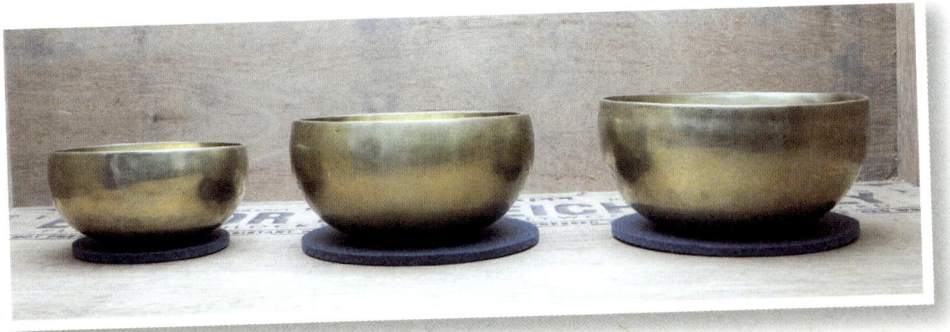

Klangschalen aus Nepal

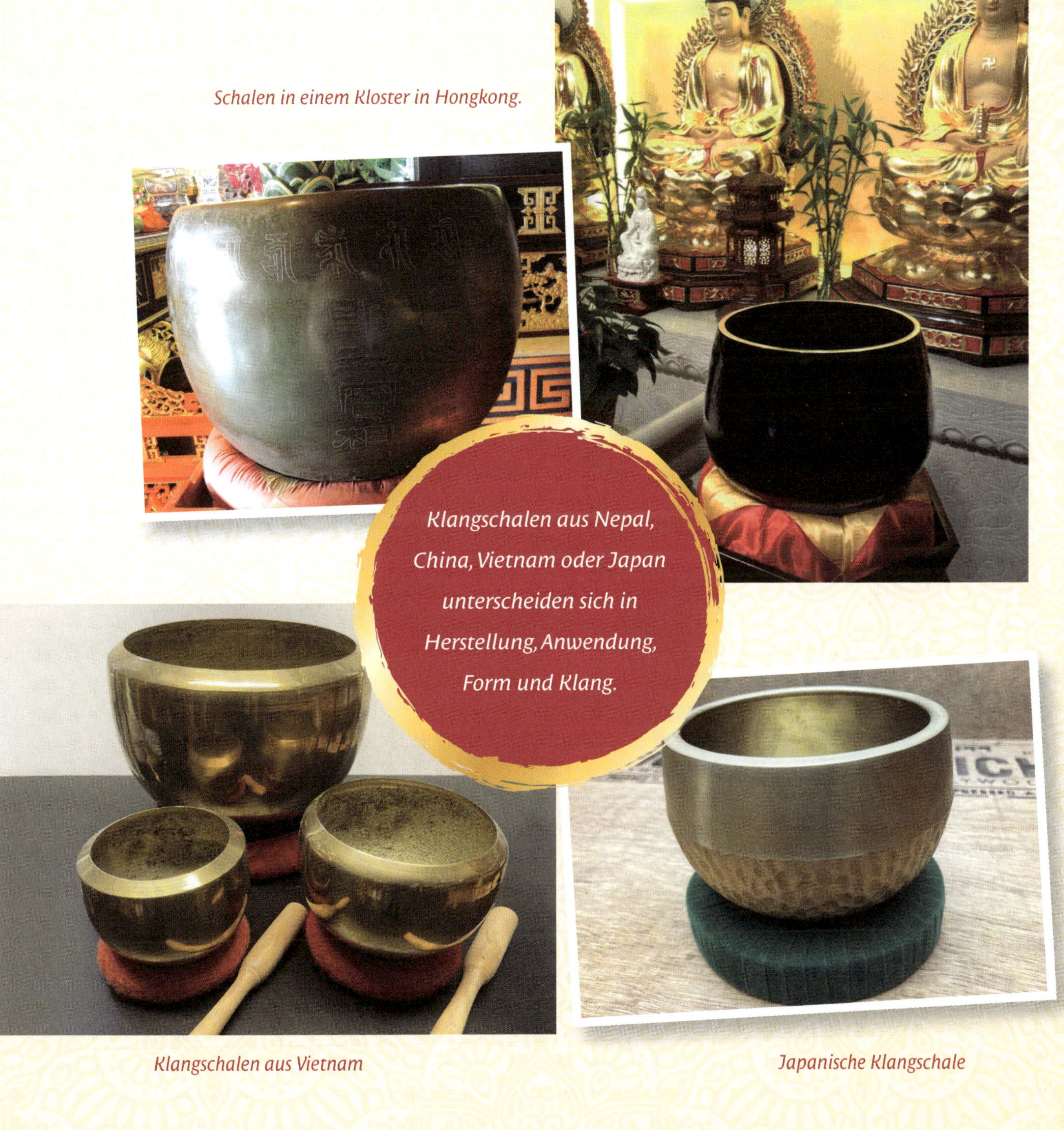

Schalen in einem Kloster in Hongkong.

Klangschalen aus Nepal, China, Vietnam oder Japan unterscheiden sich in Herstellung, Anwendung, Form und Klang.

Klangschalen aus Vietnam

Japanische Klangschale

Grenzen und bin dann doch überrascht. Jede Lieferung ist wie ein Weihnachtspaket – ich weiß nie, was wirklich geliefert wird und ob meine Kunden das geliefert bekommen, was sie bestellt haben.

Aber ich würde trotzdem kein anderes Land wählen und möchte jedem meiner Händler ein herzliches Dankeschön sagen, denn sie werden von mir und meinen Ideen ebenso herausgefordert. Ohne ihre Unterstützung, das Vertrauen und die Zusammenarbeit wären all die Entwicklungen der letzten Jahre nicht möglich gewesen, und ich bin froh, auch etwas dazu beigetragen zu haben, dass wir faire Arbeitsplätze schaffen konnten.

Ich möchte an dieser Stelle aber ausdrücklich klarstellen: Dieses Buch bezieht sich nicht nur auf Klangschalen aus Nepal – Klangschalen aus Indien sind für die Übungen und Meditationen ebenso geeignet, für manche Klangübungen sind auch die Schalen aus Japan oder China geeignet.

Hier nur eine kleine, erste Auswahl der verschiedensten Klangschalen.

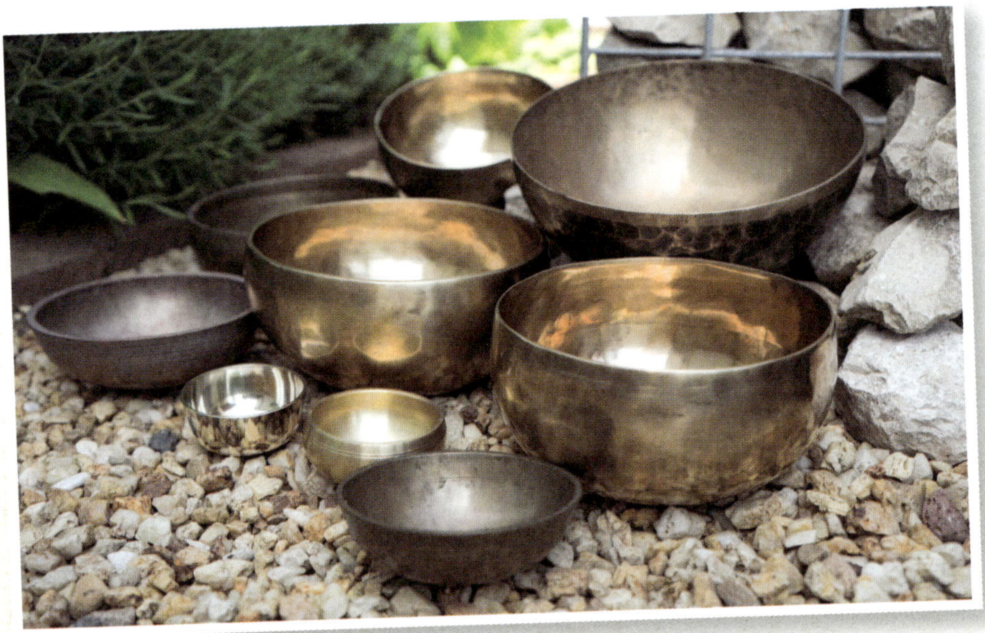

Herstellung

Unsere Klangschalen werden in Nepal in traditioneller Handarbeit hergestellt, davon konnte ich mich bei all den Reisen in den letzten Jahren immer wieder selbst überzeugen. Dabei spielt es auch keine Rolle, ob dies gegossene oder handgetriebene Klangschalen sind. Der wesentliche Unterschied dieser beiden Herstellungsarten kann so zusammengefasst werden: die einen Schalen werden in Formen gegossen, die anderen werden aus einem Stück heißen Metalls mit Hämmern in die endgültige Form getrieben.

Gegossene Klangschalen

Mit meinem Blick aus der technisierten deutschen Welt war meine Vorstellung früher, dass die Schalen in einem automatisierten Prozess hergestellt werden. Ich hatte mir eine große Anlage vorgestellt, in die die »Zutaten oben reinkommen«, um unten auf einem Förderband als fertige Klangschale herauszukommen – das war meine Vorstellung gewesen ...

Tatsächlich ist es aber so, dass jede noch so kleine Klangschale von Hand in eine eigens dafür hergestellte »Sandform« gegossen wird. Jede Schale wird einzeln behandelt und nachbehandelt – zum Teil poliert. Dies geschieht in sehr kleinen Betrieben in Handarbeit. Lange Zeit war in Kathmandu auch der Strom während der Abendstunden abgeschaltet, so dass bestimmte Arbeiten nur von Hand durchgeführt werden konnten.
Mittlerweile sind die Geschäfte mit Klangschalen ein wichtiger Einkommenszweig in Nepal, in dem sehr viele Menschen Arbeit finden. Das Ergebnis ist daher umso wichtiger – es gibt kein Einheitsprodukt, jede Schale ist ein wenig anders, dünner, dicker, der Klang ist nie derselbe bei zwei äußerlich gleichen Schalen, sondern wirklich individuell.

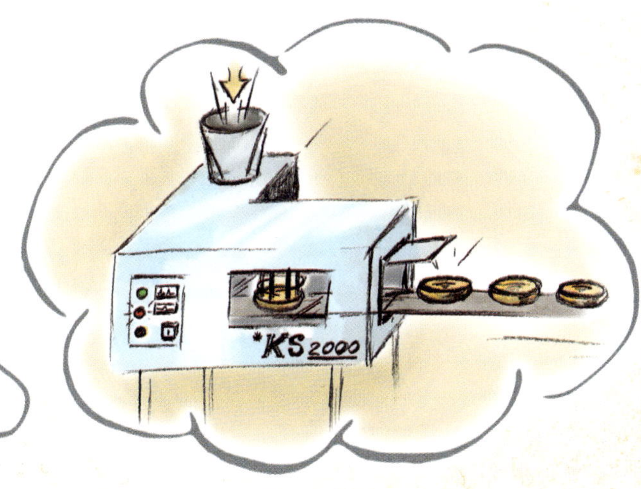

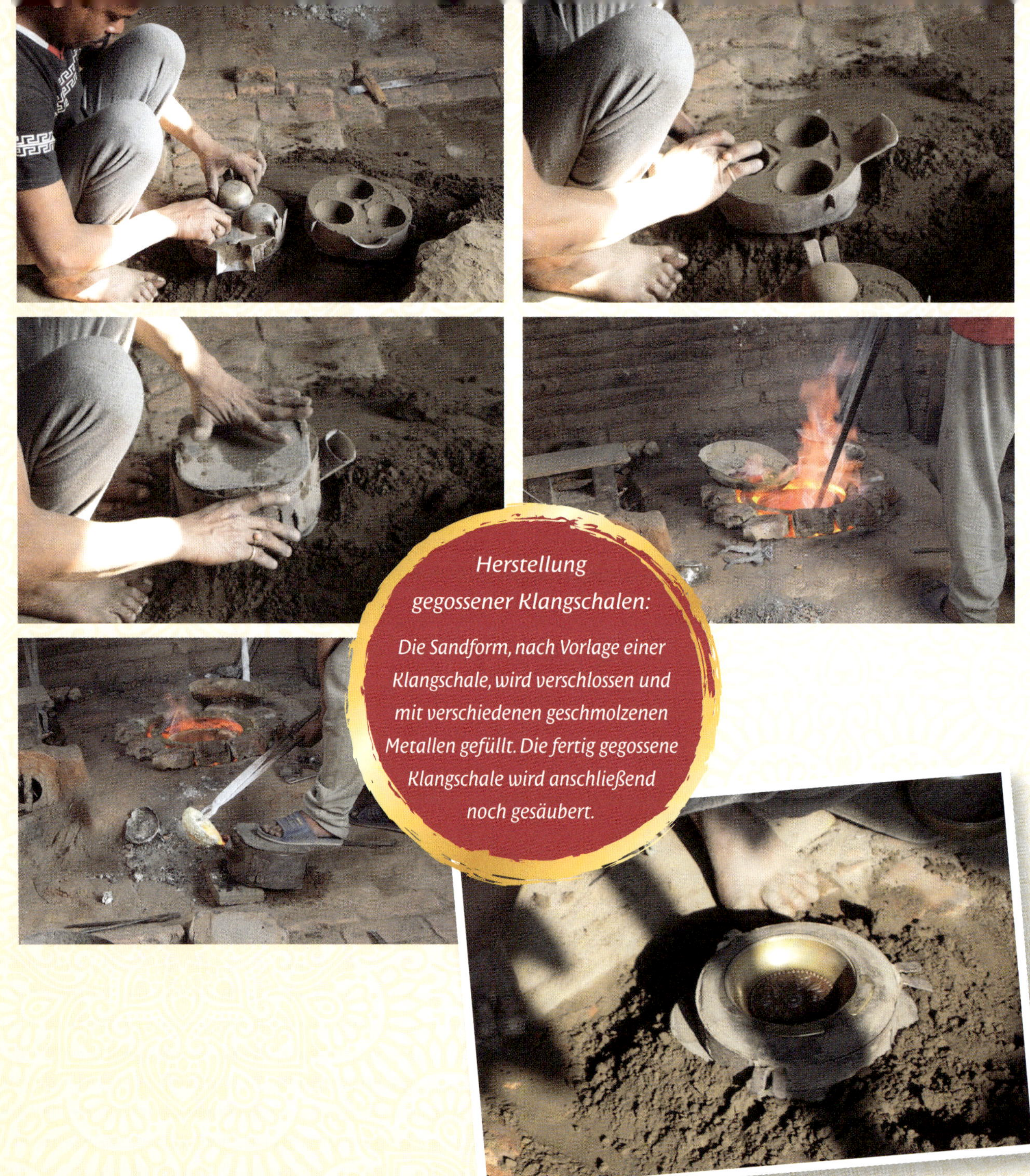

Herstellung gegossener Klangschalen:

Die Sandform, nach Vorlage einer Klangschale, wird verschlossen und mit verschiedenen geschmolzenen Metallen gefüllt. Die fertig gegossene Klangschale wird anschließend noch gesäubert.

Getriebene oder gehämmerte Klangschalen

Die getriebenen Klangschalen werden ebenso in Handarbeit hergestellt. Zuerst wird ein Kern gegossen, der dann, noch glühend, Stück für Stück durch Hämmern in Form getrieben wird. Jede Klangschale wird ein wenig dicker oder höher, hat teilweise auch eine andere Form und somit automatisch einen anderen Klang.
Dies ist ein sehr arbeitsintensiver Prozess, den wir in Deutschland nicht mehr bezahlen könnten. In unserer industriellen Fertigung mit exakten Größen, Maßen und der maschinellen Fertigung würden die Schalen zudem alle annähernd gleich klingen. Jede Schale aus Nepal aber ist ein ganz spezielles Unikat.

Wir sollten uns die aufwendige und mühsame Arbeit der Herstellung hin und wieder bei der Nutzung bewusst machen und dafür dankbar sein, solch ein Unikat in Händen halten zu können.

Die wärmeren Klänge der getriebenen Klangschalen kommen durch die Form und Herstellungsmethode zustande.

Eine Frage der Metalle

Die Hersteller sind bei der Produktion immer wieder mit dem Problem konfrontiert, qualitativ gute Rohmaterialen wie z. B. Kupfer importieren zu können, denn von der Qualität der Materialien hängt auch der Klang ab. Dies ist nicht immer möglich, denn es kann manchmal zu Lieferengpässen kommen.

Lassen Sie mich einige Worte zu der immer wieder auftretenden Frage nach der Anzahl der verwendeten Metalle sagen. Die traditionellen Schalen werden in kleinsten Betrieben hergestellt. Hier die Forderung zu stellen, dass die verwendeten Metalle eine genaue Vorgabe zu erfüllen haben, ist zwar bei uns in Deutschland üblich und möglich, aber nicht in Nepal. Die Betriebe arbeiten »kreativ«: Fehlt ein Material, sucht man nach Alternativen und jede Schale wird somit individuell – und kann »ihren« individuellen Menschen ansprechen.

Wenn wir von unseren industriellen Standards und Vorgaben abweichen und individuelle Klangschalen herstellen, von denen jede ihre Besonderheiten hat, ihren eigenen Klang, ihre eigene Schwingung, macht das nicht gerade den Reiz einer handgefertigten Klangschale aus? Oder müssen wir auch für Klangschalen eine DIN-Norm erfinden?
Für mich ist nur entscheidend, dass der Klang und die Schwingungen zu dem Menschen passen, der mit der Schale arbeitet.

Weitere Schritte der Herstellung

Die weiteren Schritte bei der Fertigstellung der Schalen sind weitgehend ähnlich. Aus der rohen Klangschale mit ihren unebenen Flächen soll eine oft glänzende, glatte Schale entstehen.

Ausdrehen und Polieren von Klangschalen

Die rohen Klangschalen werden im nächsten Schritt innen und außen in einer Drehmaschine von Hand nachbearbeitet, um eine gleichmäßigere, ebene Oberfläche zu erhalten. Alles ohne genaues Maß – es ist reine Handarbeit, womit jede Schale unterschiedliche Maße und Klänge erhält.

Da die Klangschalen in der Innenseite ausgedreht werden, um einen besseren, »runderen« Klang zu erhalten, sind von diesem Ausdrehen manchmal noch Spuren bzw. Rillen zu sehen, was zu einer individuellen Dicke der Schale führt, die wiederum zum individuellen Klang beiträgt.

Vielfach werden Schalen mit diesen »Spuren« als maschinell hergestellt bezeichnet. Wie das in anderen Ländern gehandhabt wird, weiß ich nicht, ich weiß es nur von Nepal – dort wird zwar mit einer Maschine gearbeitet, die die Klangschale in Rotation bringt, aber der Rest wird von Hand gemacht.

Anschließend werden die Schalen noch poliert – im Laufe der Zeit ist hier ein echter Fortschritt zu sehen. Der Glanz einer aufwendig polierten großen Schale ist einfach atemberaubend.

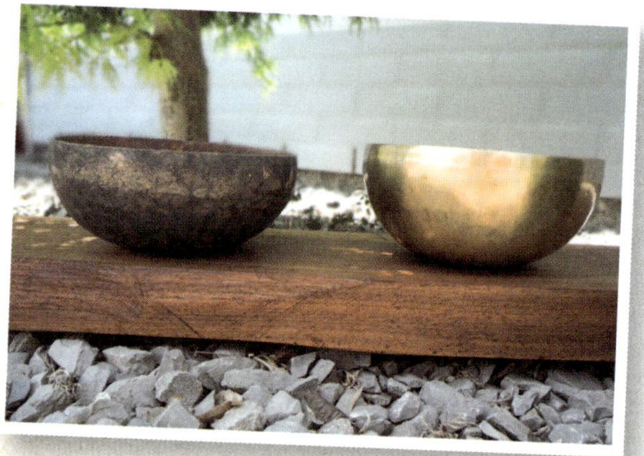

Rohe und fertig getriebene Klangschale

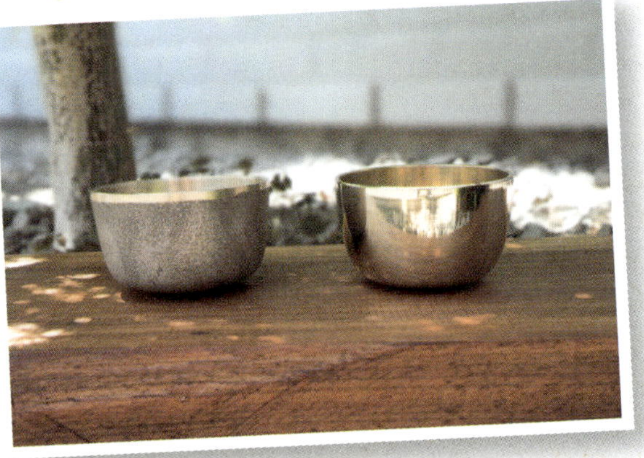

Rohe und polierte gegossene Klangschale

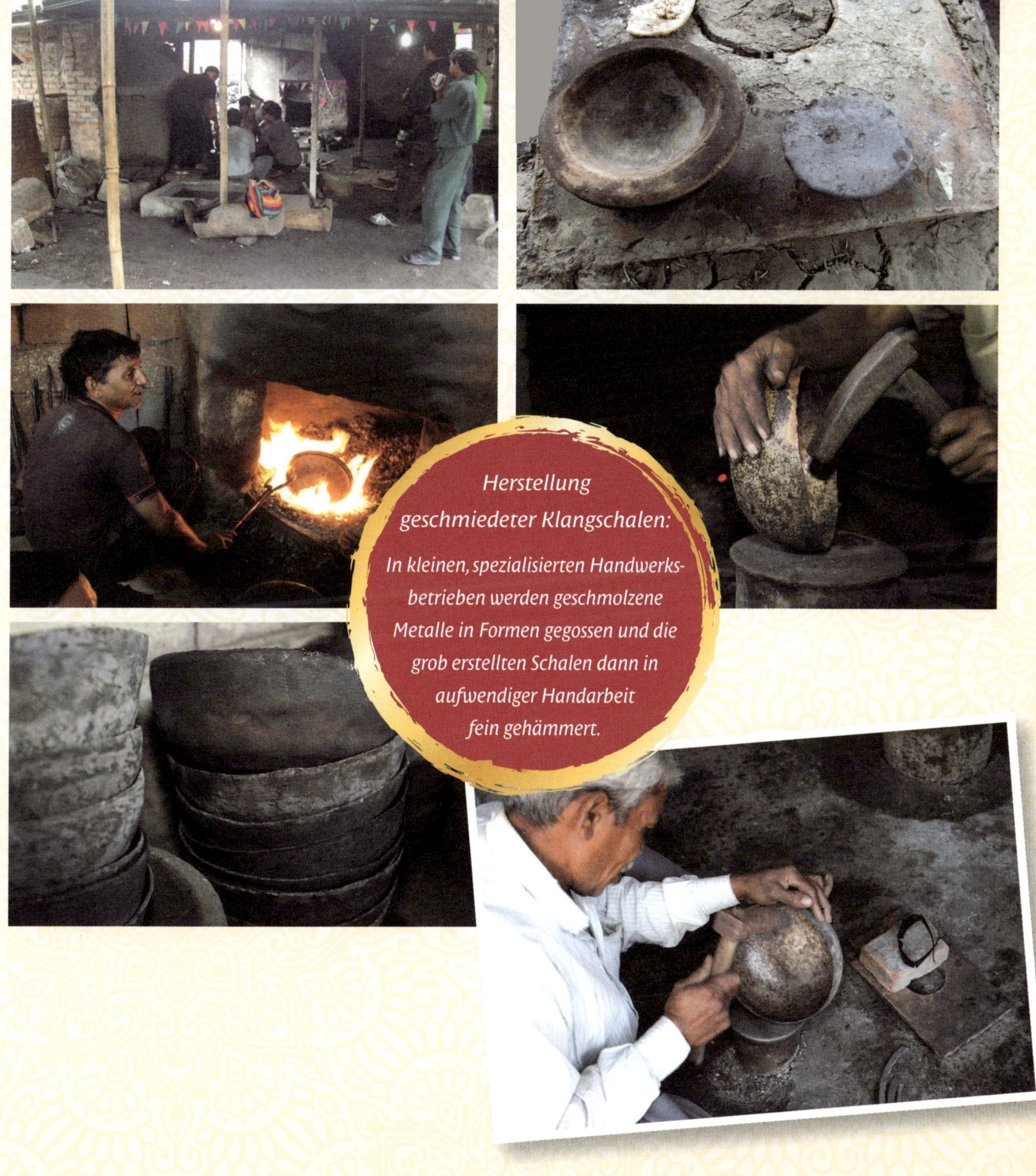

Herstellung geschmiedeter Klangschalen:

In kleinen, spezialisierten Handwerksbetrieben werden geschmolzene Metalle in Formen gegossen und die grob erstellten Schalen dann in aufwendiger Handarbeit fein gehämmert.

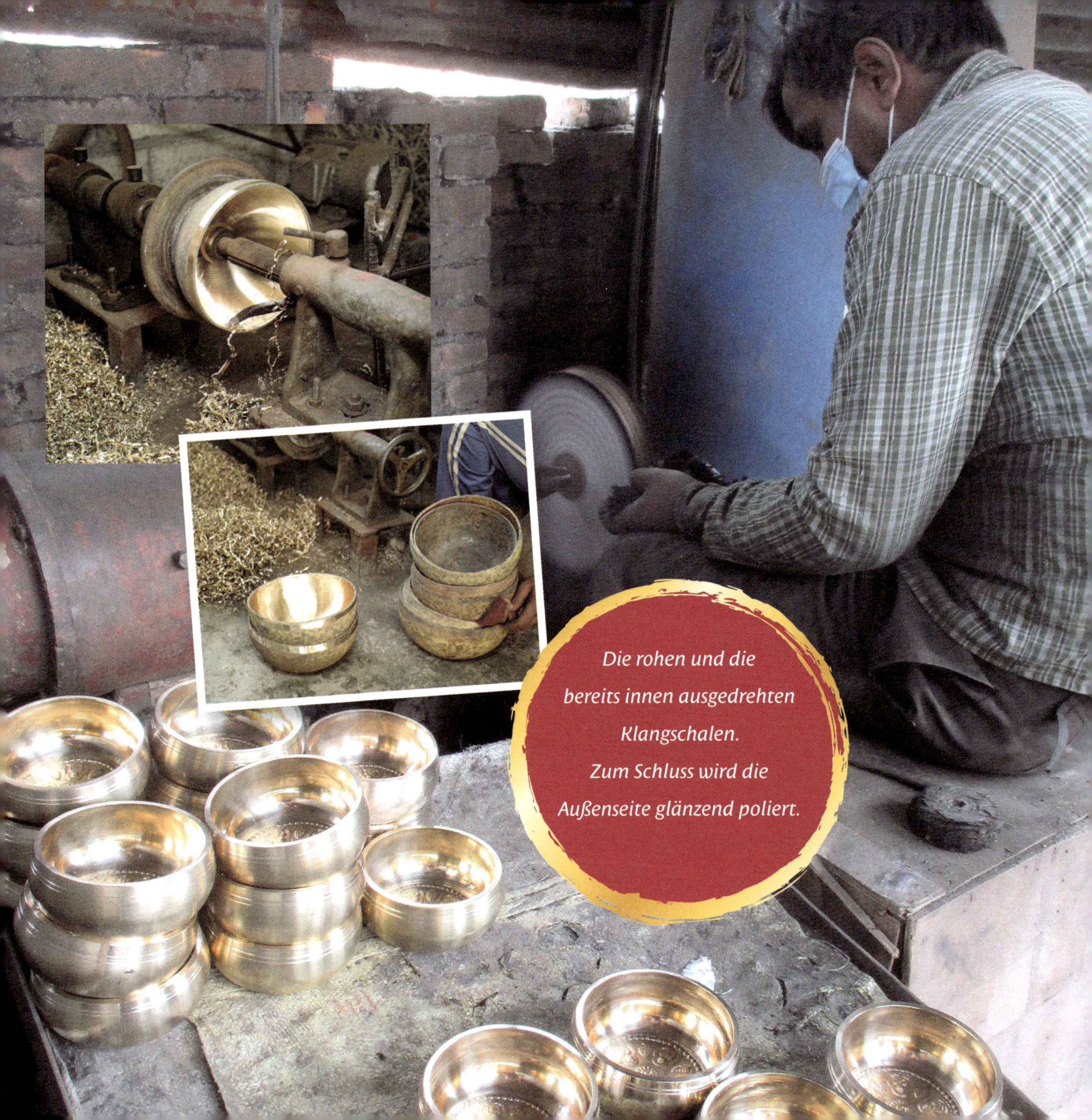

Die rohen und die bereits innen ausgedrehten Klangschalen. Zum Schluss wird die Außenseite glänzend poliert.

Aber auch bei der Herstellung von Klangschalen finden wir heute schon vereinzelt Tendenzen zu einer Vereinheitlichung. Wenn für große Seminare fast identisch klingende Schalen benötigt werden, liegt es auf der Hand, maschinell unterstützte Herstellungsverfahren und eine Serienfertigung zu finden, um das benötigte ähnliche Klangergebnis zu erreichen.

Pflege der Klangschalen

Oft taucht die Frage auf: Was tue ich, nachdem ich die Klangschalen gekauft habe? Muss ich überhaupt etwas damit tun? Sie reinigen? Aus meiner Sicht ist eine erste Reinigung in jedem Fall sinnvoll, denn Sie müssen sich vorstellen, dass die Schalen in Nepal durch viele, viele Hände gegangen sind, und da kann es auf keinen Fall schaden, die neue Schale mit einem einfachen Spülmittel zu reinigen. Spülmittel greifen die Metalle normalerweise nicht an. Ob Sie eine Schale zusätzlich »energetisch« reinigen, bleibt Ihnen überlassen.

Wenn Sie Ihre Klangschale für Anwendungen nutzen, die Sie für andere Menschen geben, sollten Sie die Schale danach immer wieder reinigen. Dies ist aus meiner Sicht besonders dann ratsam, wenn es in einer Behandlung um »schwerere Themen« gegangen ist. Mit der Reinigung lösen Sie die alten Energien, die nichts mit Ihnen zu tun haben.

Wie schon gesagt, eine äußerliche Reinigung mit Wasser tut den Schalen immer gut. Sie können Sie aber auch rituell mit Räucherstäbchen, einer Kerze oder über/mit Duftessenzen reinigen und sie in der Sonne »neu aufladen«.

Schauen Sie einfach, was für Sie in dieser Richtung passend und stimmig ist, um sich mit den Schalen wohlzufühlen.

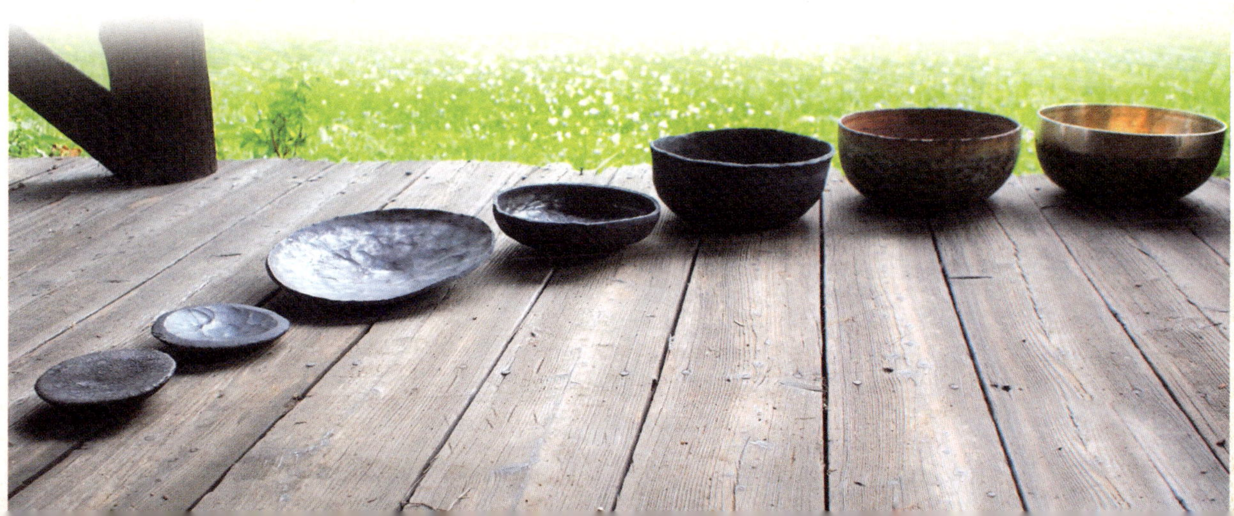

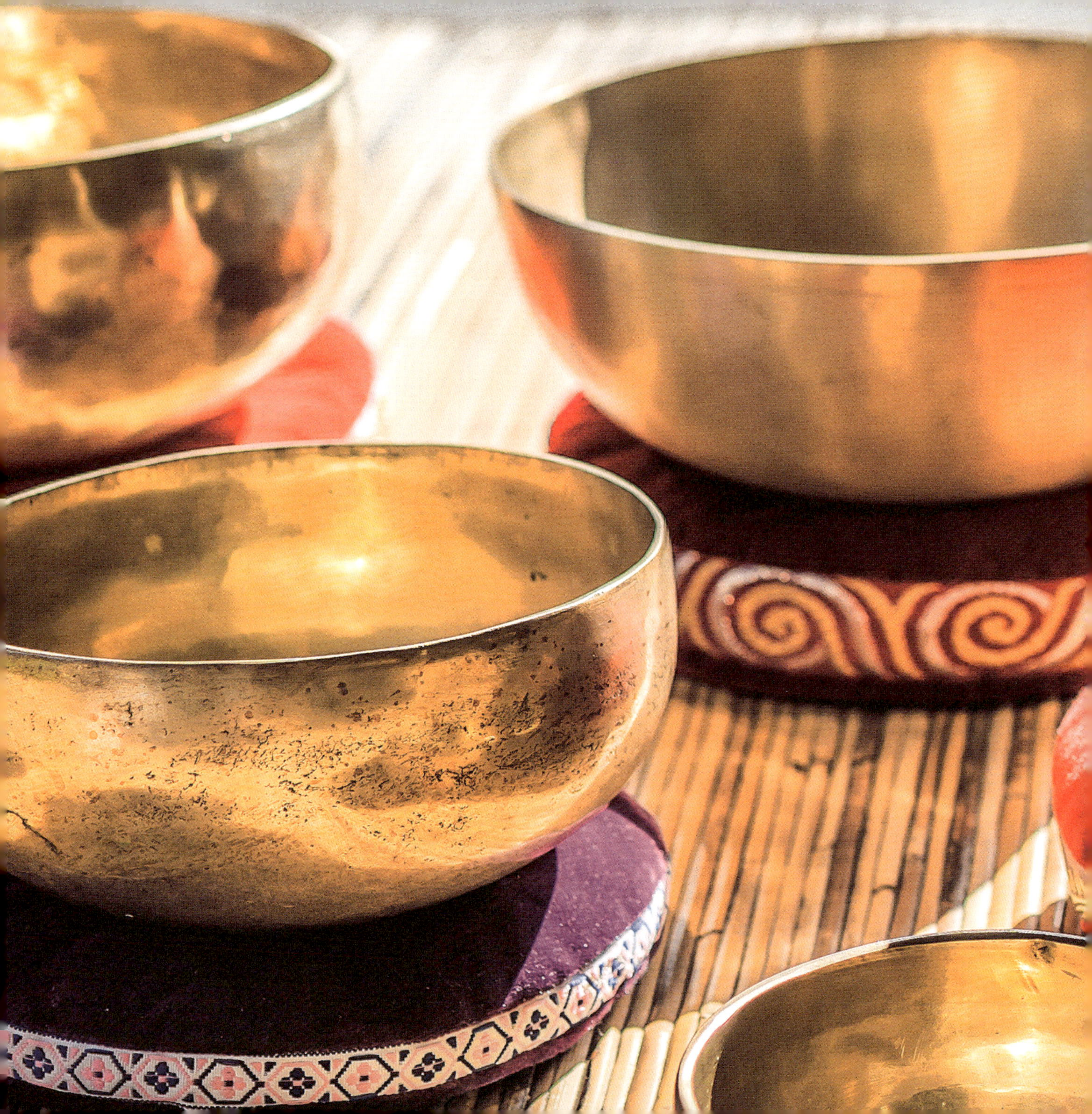

Die erste Klangschale suchen und finden

Um auf unsere Klangschalen-Entdeckungsreise zurückzukommen ... Wir haben jetzt, sinnbildlich gesprochen, genug theoretisch in Reiseführern gelesen – lassen Sie uns richtig in das Abenteuer mit den Klangschalen einsteigen!

Ich merke bei Kunden immer wieder, wie schwierig es teilweise für sie ist, eine Klangschale auszuwählen. Es gibt natürlich einige sachliche Auswahlkriterien wie Zweck, Preis, Größe, die die Auswahl begrenzen. Aber entscheidend für den Kauf sollte natürlich der Klang in Verbindung mit dem persönlichen Empfinden sein.

Zweck: Wofür möchte ich die Schale nutzen?

Für welchen Zweck möchte ich die Schale nutzen? Soll sie als heller Klang für die Achtsamkeit z. B. in Schulen oder Kindergärten dienen, um die Aufmerksamkeit zu bündeln oder um alle wieder an einen Ort zu rufen – dann wird eher die gegossene Art mit ihrem höheren, klaren Klang gewählt.

Ein anderes mögliches Auswahlkriterium: In welchem Raum soll die Klangschale genutzt werden? Dient sie meiner persönlichen Übung oder soll der Klang auch in einem geräumigeren Übungsraum zu hören sein?

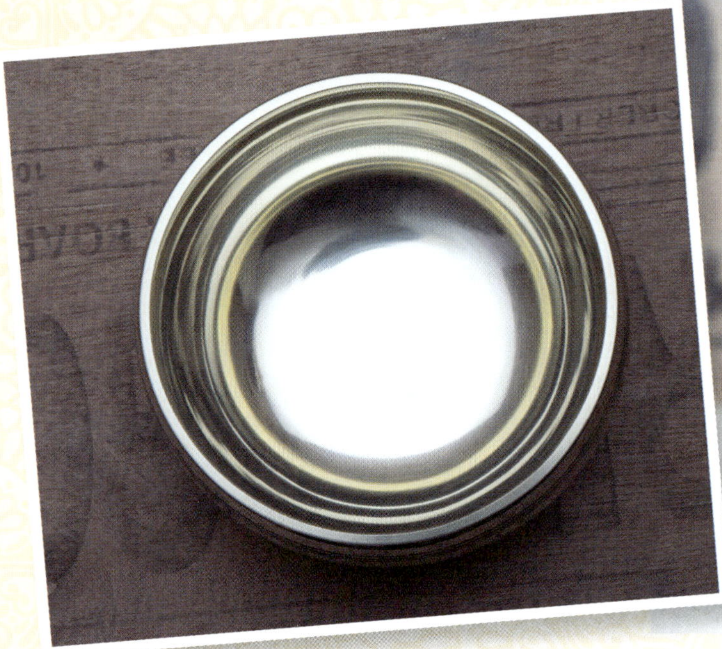

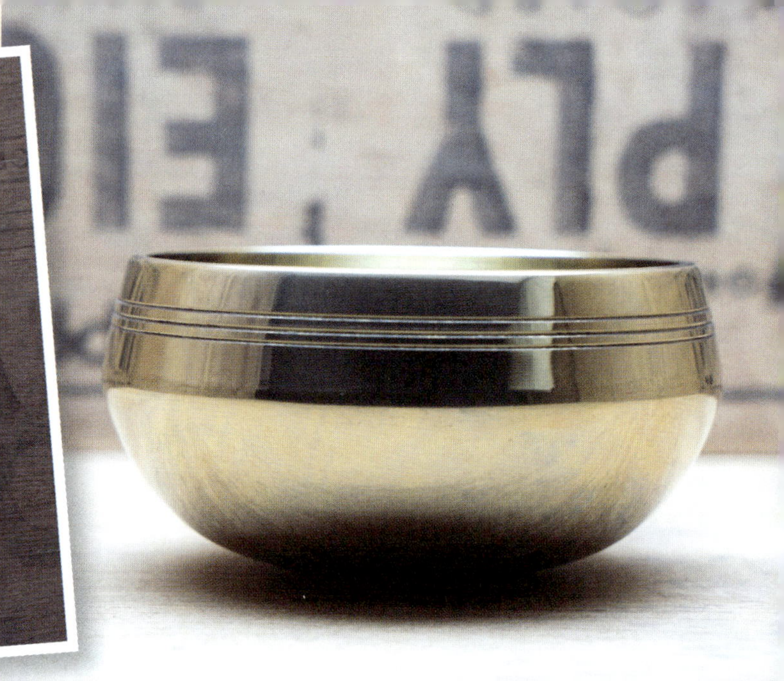

Die Unterschiede von gegossenen (oben) und getriebenen Klangschalen (unten).

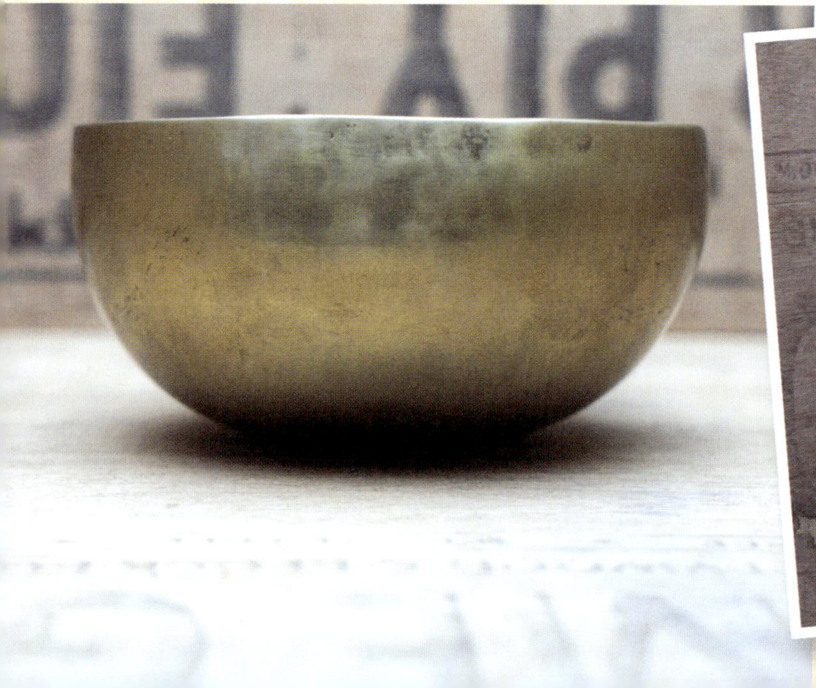

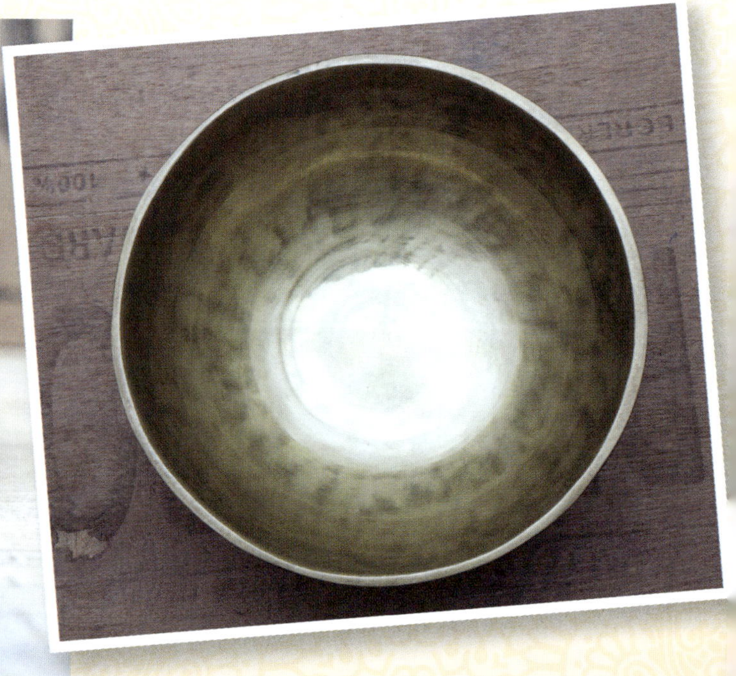

Wird die Schale zur Meditation, zum Beginn/Ende von Yogaübungen oder für Körperwahrnehmungen genutzt, dann wird eher der traditionellen, getriebenen Klangschale mit einem warmen Klang der Vorzug gegeben. Bei diesen Schalen ab 700/800 Gramm lässt sich dann auch sehr gut die Schwingung direkt spüren, weshalb diese Schalen gerne für die Klangschalenmassage genutzt werden.

Klang: Aus der Vielfalt wählen

Gegossene Schalen haben meist einen höheren Klang, getriebene einen wärmeren, tieferen Klang. Je größer die Klangschale, desto tiefer ist in den meisten Fällen der Klang. Da eine Klangschale aber nie nur einen Klang hat, sondern eine Vielzahl von Tönen hervorbringen kann, ist dies nur eine unverbindliche Faustregel.

Entscheidend für den Klang ist auch die Art der benutzten Klöppel. Soll der Klang eher wahrnehmbar sein oder soll nur ein feiner Klang zu spüren sein? Zur Auswahl der passenden Klöppel siehe auch das folgende Kapitel »Das Zusammenspiel von Klangschale und Klöppel«.

Auswahl: Wer die Wahl hat, hat die Qual

Wenn nun nach einer ersten sachlichen Eingrenzung die Auswahl ein wenig reduziert ist, stellt sich trotzdem die Frage, welche der Schalen nun »meine« werden kann.

Dabei sind für mich oft zwei unterschiedliche Vorgehensweisen erkennbar. Manche Kunden sind auf Anhieb begeistert von einer Schale, haben sich quasi bereits innerlich dafür entschieden und schauen und prüfen nur noch Alternativen.
Andere suchen – denn dieses Suchen hat ja keinen rationellen Hintergrund. Es gilt, bei einer Schale die Empfindungen und Emotionen wahrzunehmen, die mit mir in Resonanz gehen. Womit fühle ich mich wohl, mit welcher Schale schwinge ich mit oder welche Schale »bewegt« mich? Es ist immer wieder schön, wenn bei den Kunden die Begeisterung im Gesicht zu sehen ist oder sie sogar vor Verzückung die Augen verdrehen – dann sind sie auf dem richtigen Weg.

Je größer die Auswahl, umso schwieriger gestaltet sich oft der Auswahlprozess – denn es geht darum, seine eigenen Gefühle wahrzunehmen. Hier ist es sinnvoll, sich Schritt für Schritt tiefer auf die persönlichen Empfindungen einzulassen und sich mit der Frage zu beschäftigen, was diese Klangschale von anderen unterscheidet. Oder: Was spricht mich an, wie empfinde ich die Schale, wie würde ich ihren Klang charakterisieren, z. B. ruhig, bewegend, aufmunternd, tragend, geborgenheitsspendend? Aspekte wie Optik, Klang, Vibration und anderes spielen eine Rolle. All dies muss gegeneinander abgewogen werden.

Bei der Auswahl von größeren Schalen hilft es oft, auf jede Hand eine Schale zu stellen, um die Unterschiede dadurch besser wahrnehmen zu können, wenn die Schale von jemand anderem anschlagen wird. Dann höre ich nicht nur den Unterschied, ich spüre ihn auch. Oft bringt gerade dieser Schritt eine schnelle Entscheidung.

Erlebt habe ich aber auch, dass die Kunden einfach überfordert sind, dass es ab einem gewissen Punkt nicht mehr möglich ist, eine wirkliche Auswahl zu treffen. Dann gilt es zu akzeptieren, dass dies so ist, und die Auswahl auf einen anderen Tag zu verlegen.

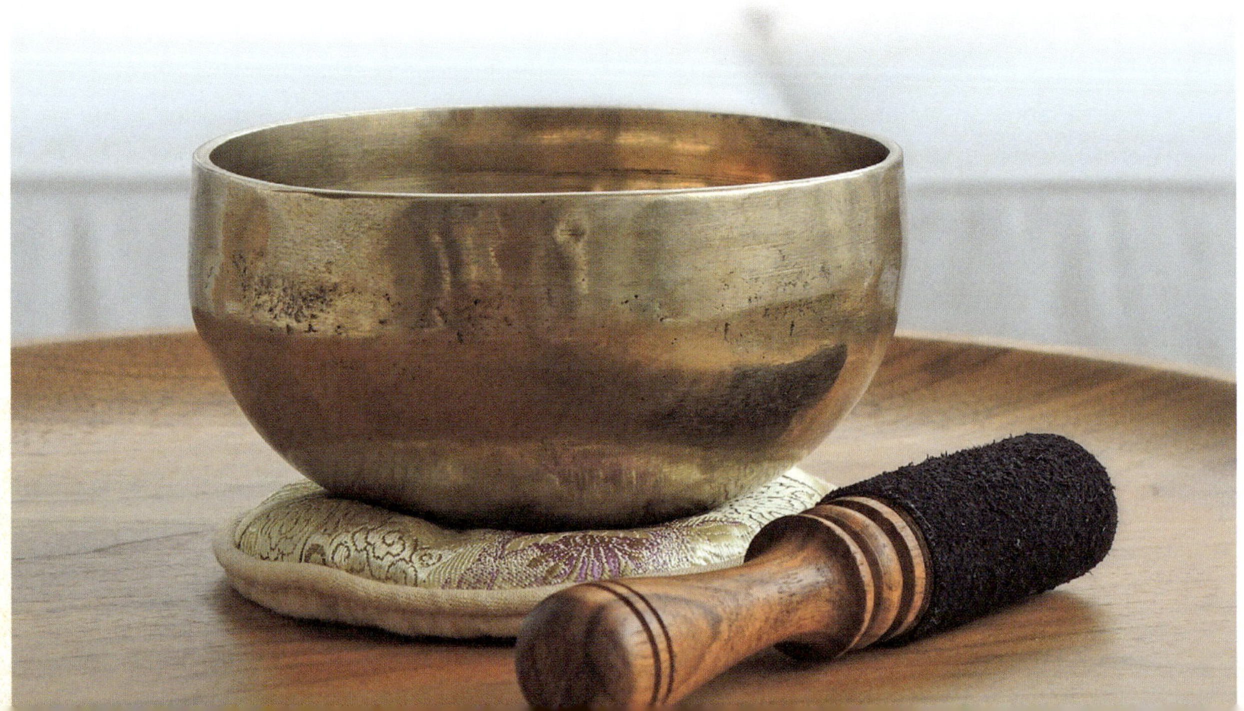

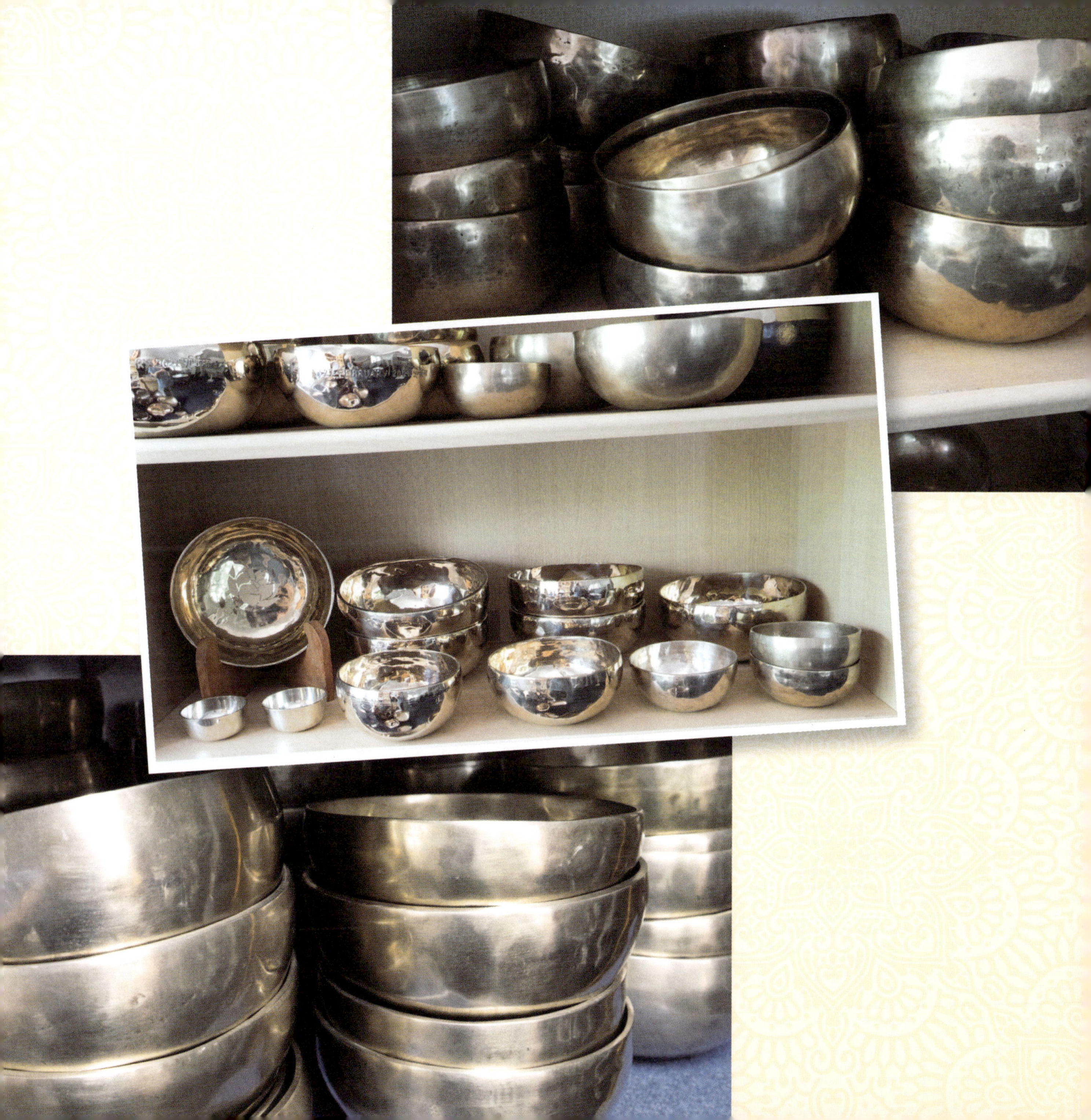

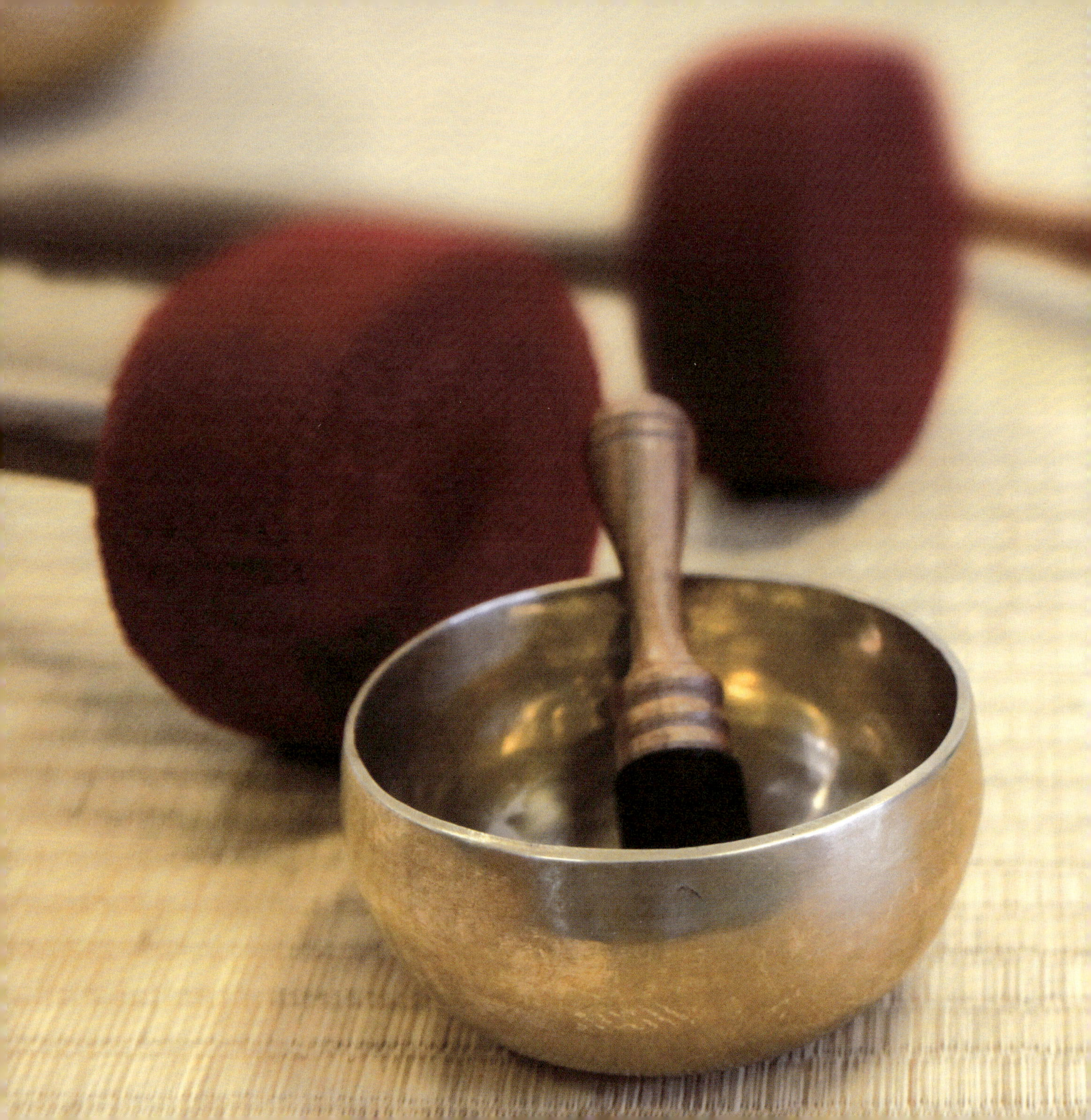

Das Zusammenspiel von Klangschale und Klöppel

Voraussetzung für den Klang ist zuerst einmal, dass eine Klangschale mit einem Klöppel angeschlagen wird. Diese auf den ersten Blick einfache und simple Tätigkeit hat aber einen wesentlichen Einfluss darauf, welchen Klang wir erhalten.

Basics und kleine Klöppelkunde

Um gut und lange klingen zu können, sollten die Seitenwände einer Schale frei sein. Das können Sie auch leicht überprüfen, denn sobald eine angeschlagene Schale an der Seite berührt wird, verringert sich der Klang, wirkt gedämpft oder ist überhaupt nicht zu hören. Achten Sie also immer darauf, dass die Seitenwände frei sind, damit die Schale gut und lange schwingen kann.

Manche Einsteiger sind zuerst einmal enttäuscht über den Klang, wenn sie eine Schale zum ersten Mal anschlagen. Erläutere ich ihnen, in welcher Art und Weise sie die Schale anschlagen können, sind sie von dem Unterschied dann aber oft überrascht.

Jede Klangschale benötigt »ihren« speziellen Klöppel, um gut zu erklingen – oder anders gesagt, eine Klangschale klingt mit unterschiedlichen Klöppeln auch unterschiedlich, das gilt auch für die Größe des Klöppels.

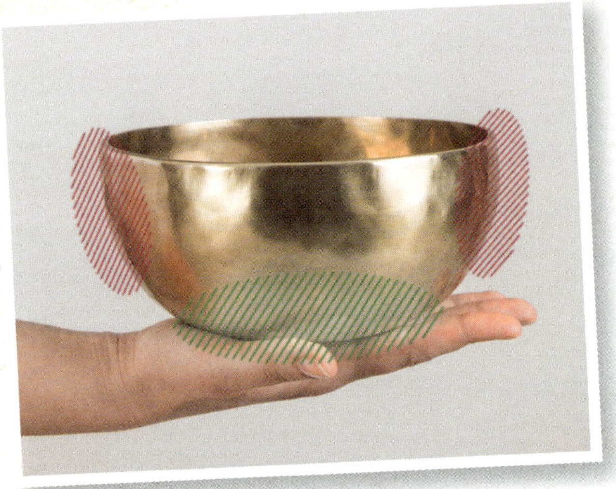

Die Klangschale steht auf der Handfläche, die Seitenwände sind frei.

Die Vielfalt der heute angebotenen Klöppel bietet ein breites Spektrum an Möglichkeiten. Die Frage ist nur, welchen Klöppel habe ich direkt vor Ort, um ihn auszuprobieren – oder welchen bestelle ich mir? Die Klöppel, die wir benutzen, sind in Nepal in Handarbeit gefertigte Klöppel unserer Firma »Klangschalen-Center GmbH«. Das soll nicht heißen, dass es »die besten Klöppel« der Welt sind – sondern es sind einfach die Klöppel, die vorhanden und verfügbar sind.

Ich persönlich bewundere in Nepal auch immer wieder die Geschicklichkeit, die notwendig ist, um einen Klöppel herzustellen. An sehr einfachen Drechselmaschinen werden die Holzklöppel in einer kleinen Firma in Nepal produziert, ohne Maßstab oder genaue Vorlage, nicht CNC-gesteuert, einfach von Hand und »frei nach Augenmaß« – und das in einer Stückzahl von 100 oder mehr. Das bewirkt, dass jeder Klöppel auch ein Unikat ist, der eine ist einige Millimeter länger oder dicker, der andere wieder ein wenig anders in der Form. Handarbeit also – keine exakte maschinelle Fertigung durch einen Automaten. Der Inhaber arbeitet aber mit viel Liebe zum Detail und ist begeistert dabei, wenn es darum geht, etwas Neues auszuprobieren.

Lassen Sie sich aber gerne auch von den Klöppeln anderer Firmen inspirieren und fällen Sie Ihr eigenes Urteil über die Möglichkeiten. Qualitativ sehr hochwertige Klöppel gibt es auch aus deutscher Fertigung.

Ich kenne Kunden, die sich auf der Suche nach dem perfekten Klang ihre eigenen Klöppel/Schlägel gebaut haben – mit zum Teil ganz unterschiedlichen Materialien, die sie zum Anschlagen nutzen. Ich finde dies spannend – vor allem deshalb, weil durch diesen kreativen Schritt noch mehr das Eigene auf der Reise zu dem mir entsprechenden Klang entdeckt werden kann.

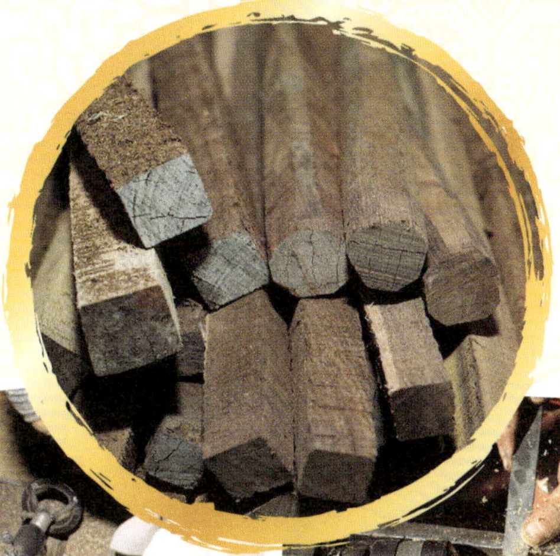

Die Basis sind zurechtgeschnittene Hölzer, aus denen die Klöppel, ohne Meter oder Vorlage, gedrechselt werden.

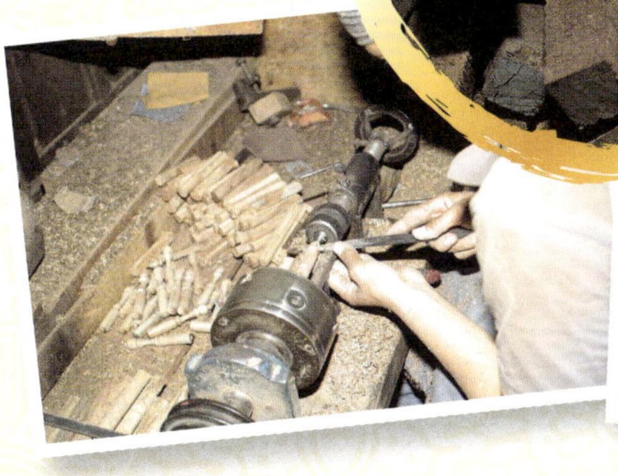

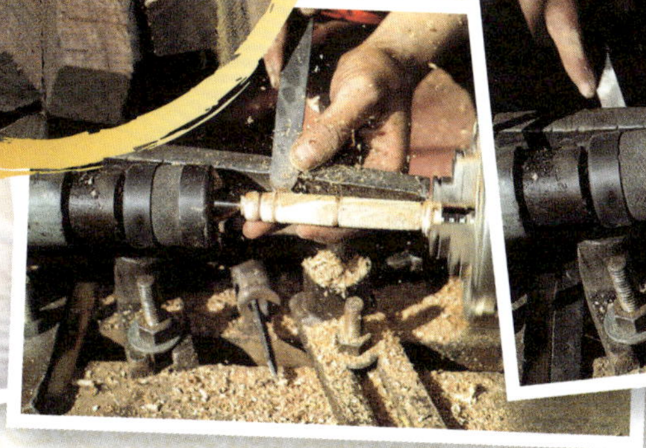

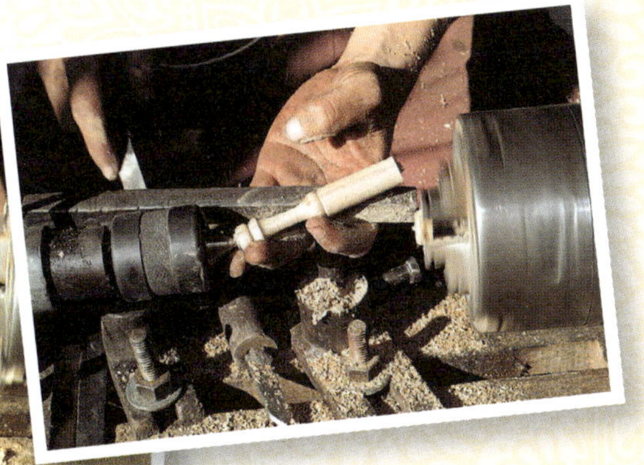

Der Schutz der Götter ist immer gegeben.

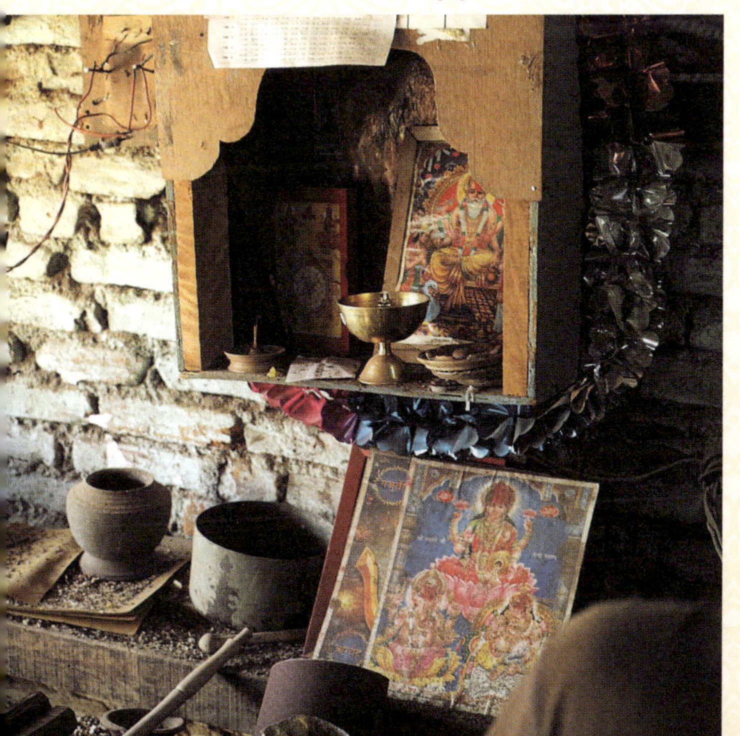

Handarbeit nach Augenmaß

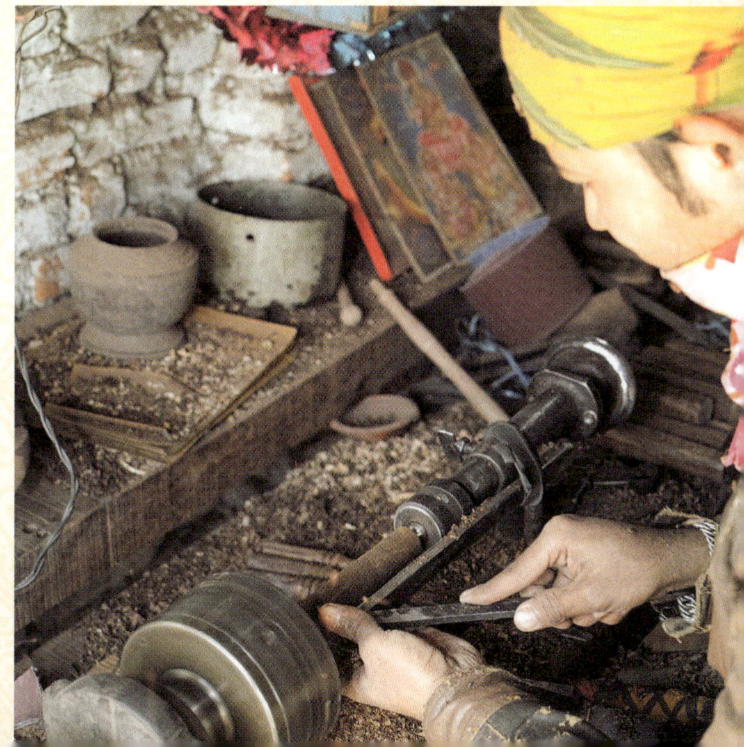

Unterschiedliche Klänge können Sie ganz einfach testen, wenn Sie einen Ihrer vorhandenen Klöppel einmal anders verwenden. Schlagen Sie die Schale z. B. ganz sanft mit dem Holzteil an – schon klingt es anders. Mit der richtigen Technik und einem sanften Anschlagen können Sie der Schale einen feinen, hellen Ton entlocken ...

Einfache Holzklöppel – der Basisklöppel

Zuerst sind da die sehr einfachen Klöppel – einfach nur Holz, oftmals auch nur ein rundes Holz, ein Stück von einem Stab. Früher wurden diese Klöppel oft noch kunstvoll verziert – mit Elefantenköpfen oder geschnitzten Buddhaköpfen.

Reine Holzklöppel sind sinnvoll bei ganz kleinen, gegossenen Klangschalen, da hier ein Holz-Leder-Klöppel den Klang eher dämpfen würde. Bei größeren, geschmiedeten Klangschalen klingt der Klang allerdings eher »blechern«. Sie werden meist nur noch als billigere Importe angeboten. Diese Basisklöppel eigenen sich jedoch hervorragend für die Herstellung eines eigenen Klöppels – wir kommen weiter unten noch auf das Thema zurück.

Holz-Leder-Klöppel – für einen klaren Klang

Um den Klang angenehmer zu gestalten als mit dem reinen Holzklöppel, hat sich der Holz-Leder-Klöppel bewährt. Insbesondere bei getriebenen,

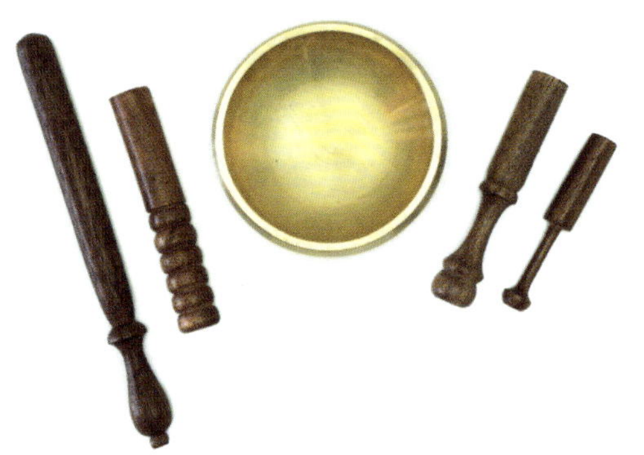

Die Form der Holzklöppel ist verschieden – je nach Notwendigkeit und Zweck.

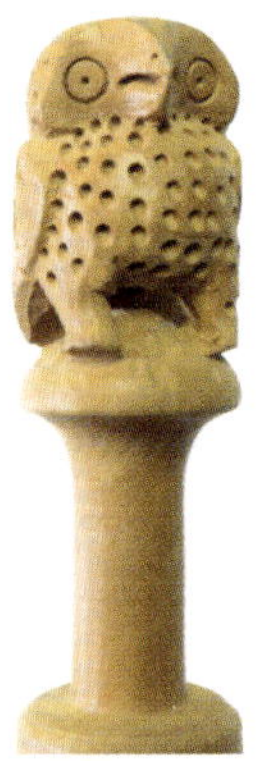

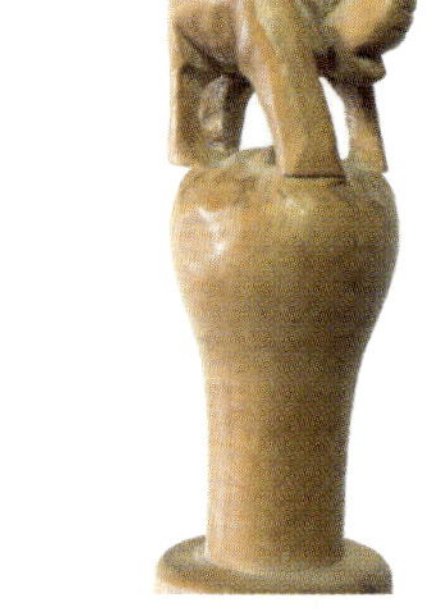

Früher wurden noch kunstvoll verzierte Exemplare hergestellt – z.B. mit Eule oder Elefant

mittelgroßen Klangschalen (300-1200 Gramm) kann man damit einen guten, nicht zu harten Klang erzeugen.
Dies wird gerne genutzt, um einen »Raumklang« zu erhalten, d. h. ich möchte nur den Ton hören – nicht fühlen. Ideal also für den Beginn oder das Ende von Meditationen, Yoga- oder Achtsamkeits-Übungen usw.

Außerdem können mit Holz-Leder-Klöppeln Klangschalen auch am Außenrand »gerieben« oder zum »Singen« gebracht werden – dazu später mehr.

Je nach Größe der Schale variiert auch die Größe des Klöppels. Wenn Sie die Möglichkeit haben, hören Sie sich die Unterschiede selbst an und machen Sie sich ein eigenes Bild. Für sehr große Klangschalen ist hier auch ein entsprechend mächtiger und schwerer Klöppel mit einem größeren Durchmesser erforderlich.

Holz-/Filzklöppel – für einen sanften Klang

Für einen sanften Klang, wie er bei Klangschalenmassagen mit Schalen auf dem Körper gewünscht ist, empfiehlt sich ein Filzklöppel, da er mit leichtem Anschlag nur einen zarten, feinen Klang erzeugt. Hier ist die Vibration ausschlaggebend. Durch verschiedene Härtegrade des Filzes lässt sich der Klang zusätzlich variieren.

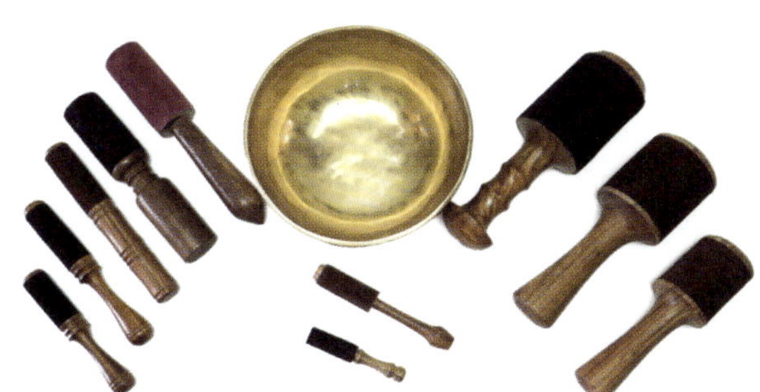

Verschiedene Holz-Leder-Klöppel

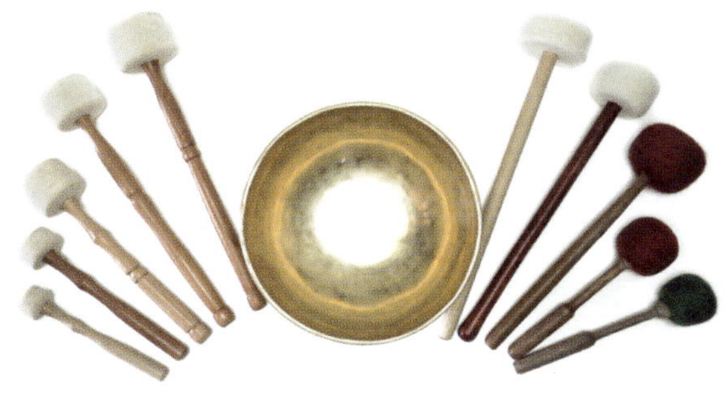

Verschiedene Holz-Filz-Klöppel

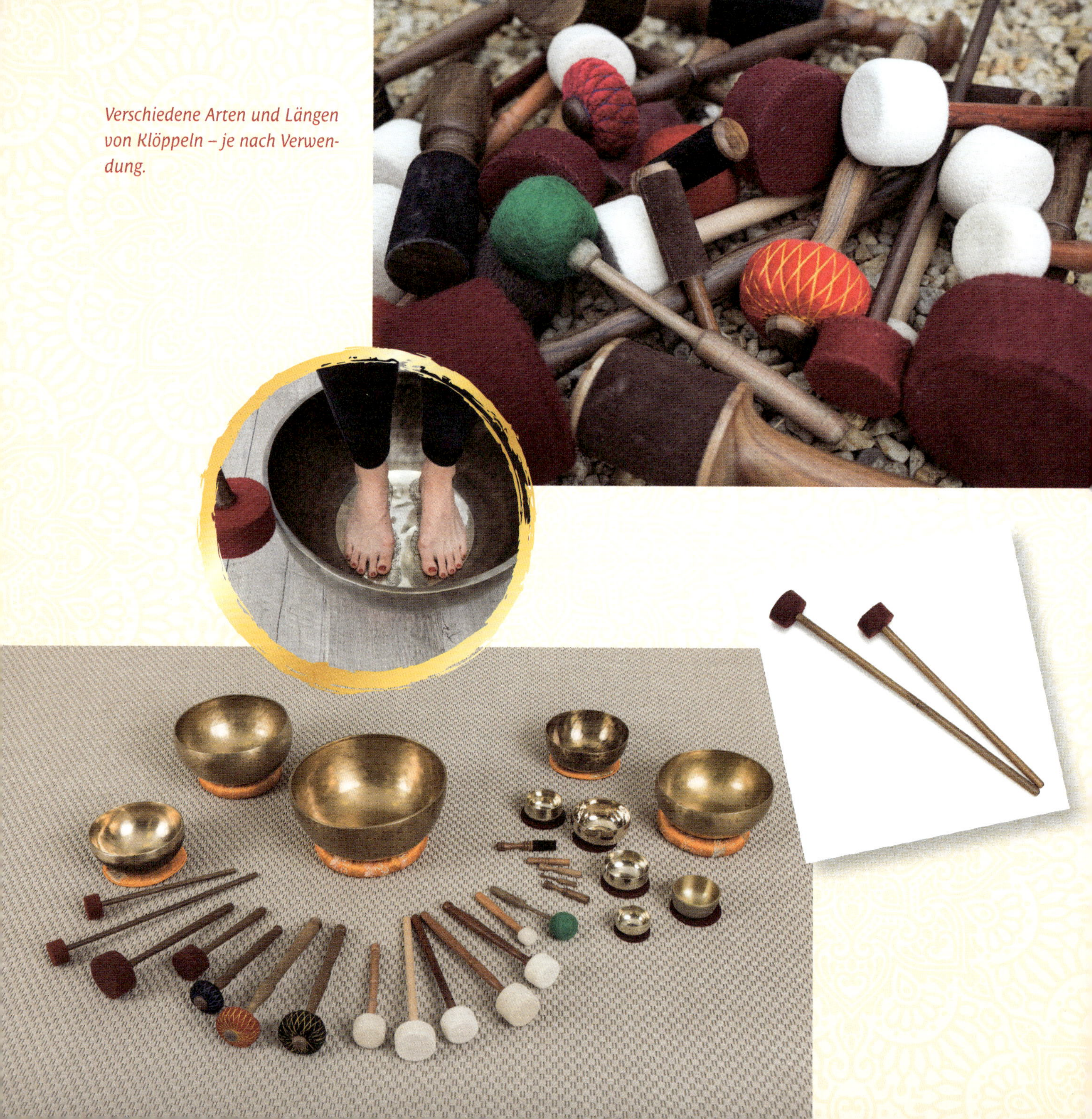

Verschiedene Arten und Längen von Klöppeln – je nach Verwendung.

Überrascht hat mich bei einem meiner letzten Nepalbesuche mein Klöppellieferant. Er zeigte mir kleine, schwere Klöppel mit einem Filzbezug. Am Anfang war ich skeptisch, nach dem Testen in Deutschland war ich jedoch begeistert, welch tiefe Töne die Klöppel erzeugten. Versehen mit einem langen Stiel für mehr Bewegungsfreiheit sind diese Klöppel heute ideal für Klangmassagen.

Weitere Klöppel-Variationen

Die Vielfalt der Klöppel ist kaum überschaubar. Immer wieder kommen neue Variationen auf den Markt, die speziell für einen bestimmten Klang oder eine Nutzungsmöglichkeit hergestellt werden.

Für größere und große Klangschalen gibt es spezielle große Klöppel, um die Schalen gut zum Schwingen zu bringen. Für große Klangschalen (ab 7 kg), in die man sich stellen kann, haben wir z. B. einen speziellen Klöppel mit extra langem Stiel fertigen lassen. Damit ist man in der Lage, die Schale selbst anzuschlagen, wenn man darin steht, ohne sich zu bücken. Damit kann eine entspanntere Wahrnehmung erfolgen.

Längere Stiele sind auch praktisch beim Anschlagen der Schalen bei einer Klangmassage.

Wichtig bei allen Klöppeln ist, dass das Anschlagen, d. h. die Berührung des Klöppels mit der Klangschale, so wenig wie möglich hörbar ist und dass dabei kein störendes Geräusch entsteht. Die einzige Funktion des Klöppels ist es, die Schale zum Schwingen zu bringen und den Klang zu erzeugen.

Bestimmt haben Sie nun den Eindruck, dass es eine verwirrende Vielfalt gibt. Dem ist tatsächlich so, daher empfehle ich Ihnen, beim Kauf die verschiedenen Klöppel auszuprobieren – sich den Klang anzuhören und selbst zu entscheiden, ob das Ergebnis dem entspricht, was Sie erwarten. Wenn nicht, warten zahlreiche Alternativen auf Sie. Die Auswahl an Klöppeln ist sehr groß – probieren Sie einfach einiges aus. Es ist oft überraschend, wie ein anderer Klöppel ein anderes Klangbild ergibt. Sie spüren selbst, welcher Klang Sie mehr berührt und begeistert.

Immer mehr Kunden stellen sich der Herausforderung, den für sie optimalen Klang zu finden – d. h. sie experimentieren mit selbst hergestellten Klöppeln. Als Basis nehmen sie oft Rundhölzer, die sie mit verschiedenen Filzarten oder anderen Materialien bekleben, oder sie verwenden Gummikugeln, die sie mit einem Griff versehen.
Ich empfinde es als eine Bereicherung, diese Möglichkeiten auszuprobieren. Es ist für mich ungefähr so, wie auf eigene Faust auf Entdeckungstour zu

gehen. Man nimmt Dinge wahr, die man auf einer geführten Tour nie erlebt hätte. Bei den Klangschalen finden Sie mit unterschiedlichen Klöppeln Töne heraus, die sie sonst nicht für möglich gehalten hätten – und das ist spannend.

Das Anschlagen: Klöppel trifft Klangschale

Dies ist der entscheidende Moment, der auch immer wieder Beachtung verdient. Der Klöppel trifft auf die Schale – und wie ist das Ergebnis? Entspricht der Klang unserer Vorstellung?

Neben der besprochenen Art des Klöppels kommt es vor allem darauf an, wie und wo ich die Schale anschlage, denn durch das Anschlagen und die Stelle, an der der Klöppel auf die Schale trifft, wird der Klang erzeugt. Vorzugsweise wird die Klangschale ein kleines Stück, also ein bis zwei Fingerbreit, unter dem oberen Rand angeschlagen.

Neben dem Wo ist es auch wichtig, das Wie zu ergründen. Wie wird die Schale angeschlagen? Je nachdem, was Sie erreichen möchten, kann das unterschiedlich sein. Will ich einen Klang haben, der Aufmerksamkeit erzeugt, werde ich wohl fester anschlagen. Will ich dagegen einen sanften Ton erzeugen, dann schlage ich auch sanft an. Damit ich diesen sanften und meist angenehmeren Ton erhalte, ist es notwendig, die Schale mit dem Klöppel nur sachte anzuschlagen. Der Klöppel sollte so locker gehalten werden, dass er nach dem Anschlagen wieder zurückschwingen kann, also nicht massiv auf die Schale »einschlägt« und an der Schale »haftet«.

Das Anschlagen der Klangschale auf der Handfläche

Neben dem Anschlagen der Klangschale auf einem ebenen Platz, z. B. auf einem Tisch oder auf der Übungsmatte, wird sie natürlich auch gerne auf der Hand gehalten und angeschlagen. Dabei sollte nur der Schalenboden auf der flachen Handinnenfläche oder den Fingern stehen. So können sich die feinen Schwingungen während des Anschlagens ausbreiten. Finger und Daumen sollten die Klangschale nicht berühren.

Leider ist es – besonders bei kleinen Klangschalen – nicht ganz leicht, die Seitenwände der Schale freizuhalten, damit der Handballen den Klang nicht hemmt.

Weiterhin kommt auch automatisch eine unbewusste Reaktion hinzu: Da wir oft Angst haben,

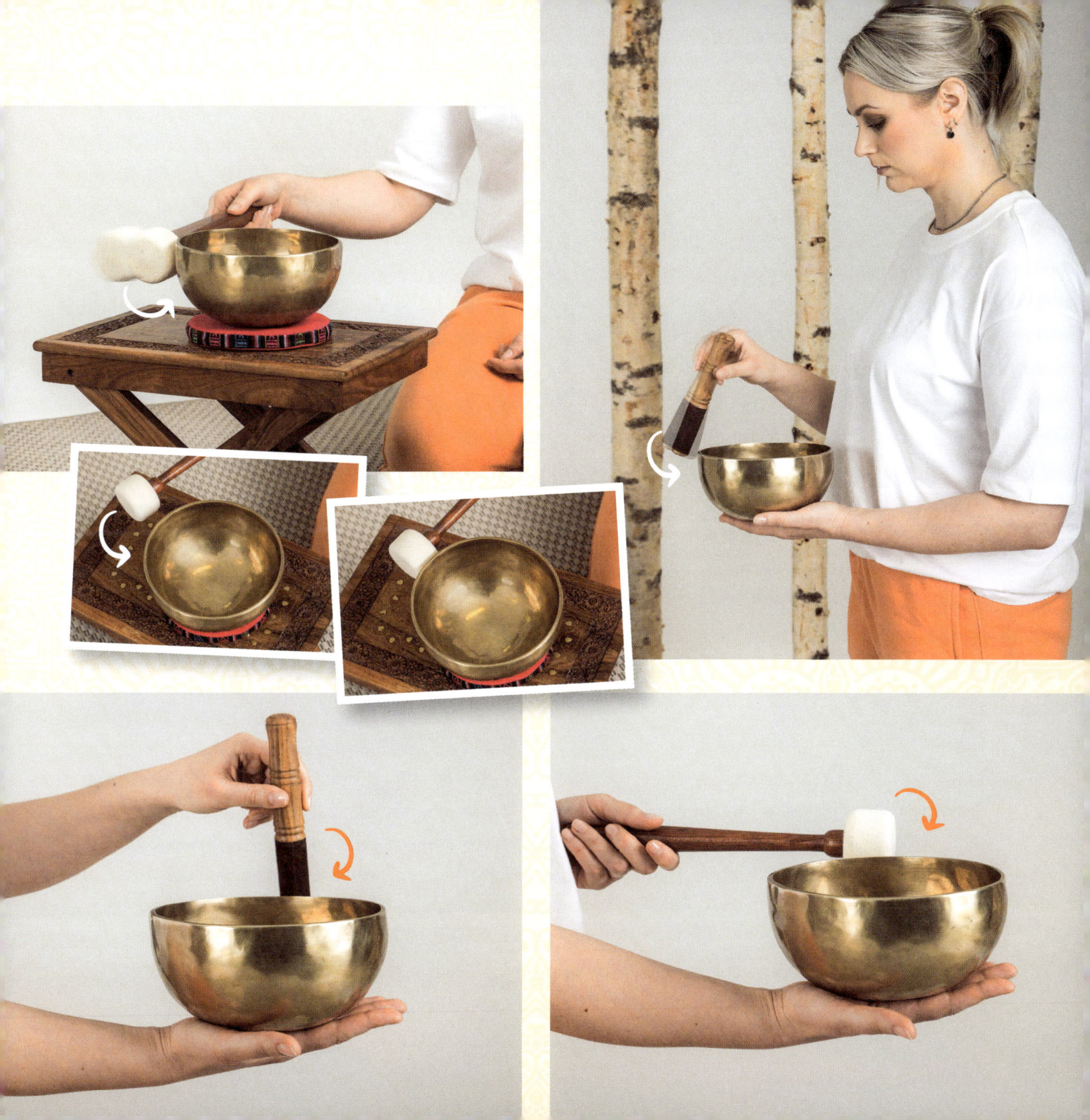

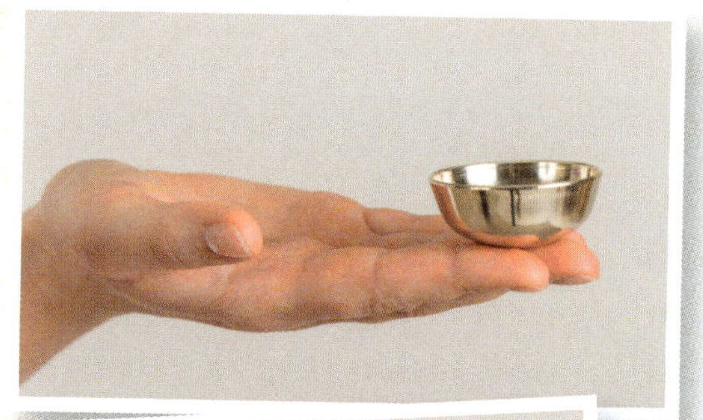

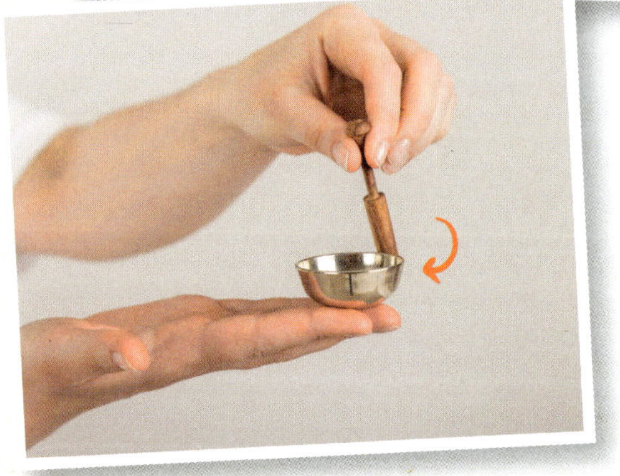

Sehr kleine Klangschalen lassen sich am besten vorne auf den Fingern anschlagen.

dass die Klangschale aus der Hand auf den Boden fallen könnte, machen sich die Finger und der Daumen unbemerkt selbstständig und umfassen die Klangschale.

Am Anfang kann es auch vorkommen, dass wir beim Anschlagen einer Klangschale ein seltsames »Zirben« hören. Oft wird dann gerätselt, ob die Klangschale defekt ist. Das Geheimnis löst sich jedoch schnell auf: Ein Ring am Finger ist der Auslöser – Metall auf Metall klingt nun mal einfach nicht gut.

Werden Sie sensibler für den »guten« Klang Ihrer Schale, und probieren Sie aus, wie die Schale klingt, wenn Sie die Seitenwände berühren. Mit diesem »bewussten Bremsen« erkennen Sie einen gehemmten Klang und können danach gleich den Unterschied erkennen, wenn Sie die Schale in der richtigen Weise anschlagen.

Das Anschlagen der Klangschale auf den Fingerspitzen

Außer auf der flachen Hand können Sie größere Klangschalen auch auf den Fingerspitzen halten. So steht noch mehr Schwingungsraum zur Verfügung und der Klang der Schale kann sich bei dieser Methode sehr gut entfalten. Manchen Menschen ist diese Haltetechnik jedoch zu umständlich oder zu anstrengend, um diese Position über eine längere Zeit zu halten. Probieren Sie sie dennoch aus, und finden Sie die Halteposition, in der Sie sich entspannen und wohlfühlen können.

Falsche Haltung: die Finger umschließen die Klangschale

Richtige Haltung: Die Seiten der Schale sind frei

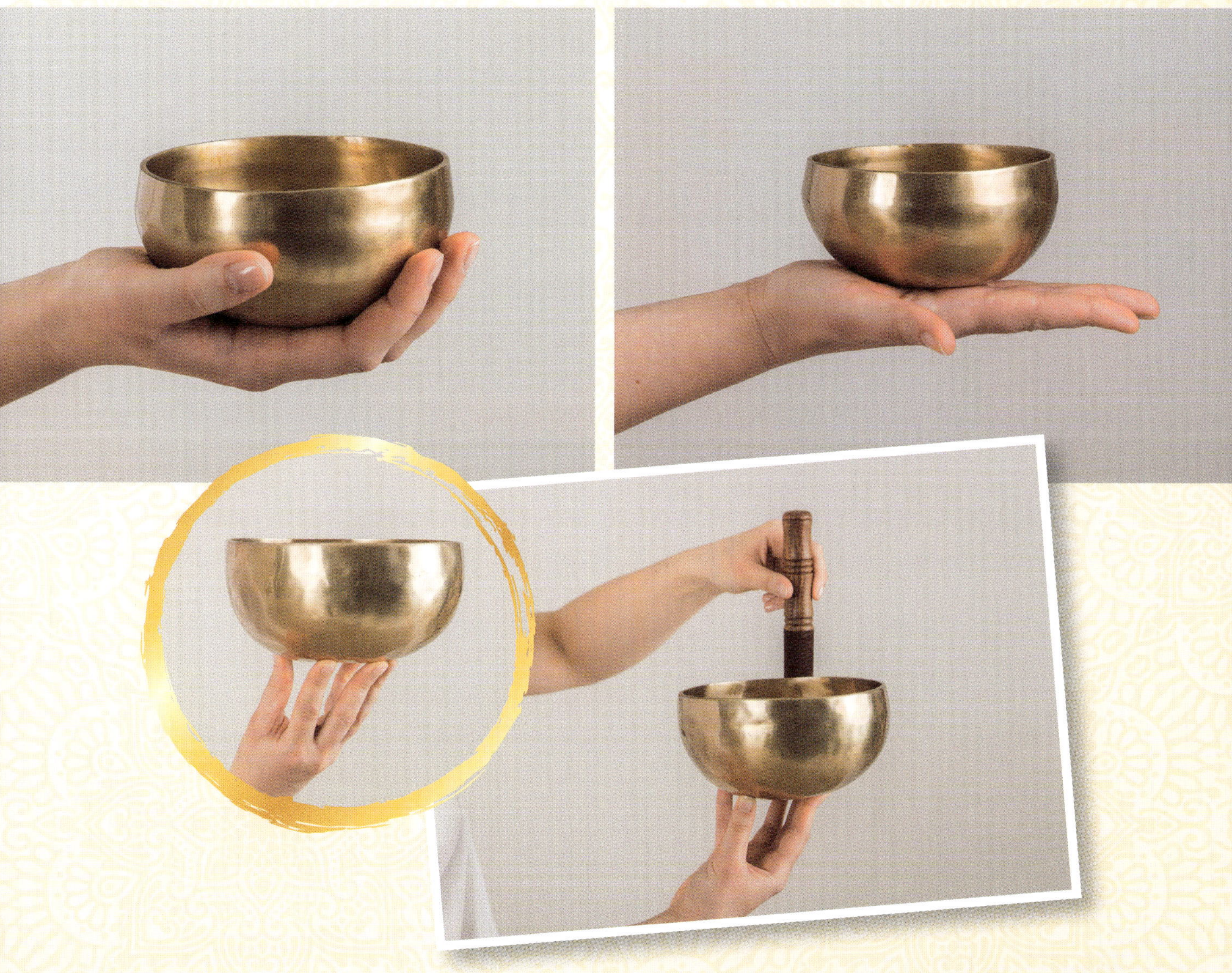

Position der Klangschale beim Anschlagen auf den Fingerspitzen

Kleine Entdeckungsreise zum Anschlagen

Darf ich Sie auf eine kleine Entdeckungsreise einladen – eine einfache Wahrnehmungsübung, die Ihre Sinne schärfen und Ihnen die Unterschiede beim Anschlagen bewusst machen kann? Sie benötigen hierfür nichts weiter als eine mittlere oder größere Klangschale und einen Klöppel.

Schlagen Sie die Klangschale auf der flachen Hand an …

- Was empfinden Sie beim Anschlagen?
- Wie hört sich der Ton an?
- Wie empfinden Sie die Schwingung auf und in der Hand?

Wenn der Klang nicht Ihren Erwartungen entsprochen hat, versuchen Sie folgende Möglichkeiten, um herauszufinden, woran es liegen könnte:

- Wie ist Ihre Haltung?
- Sind Ihre Arme entspannt?
- Wo halten Sie die Klangschale, vielleicht auf Bauch- oder Brusthöhe?
- Wie halten Sie den Klöppel – angespannt oder entspannt?
- Vielleicht atmen Sie vor dem Anschlagen einfach einmal tief durch.

Sie können auch probieren, die Schale an einer anderen Stelle anzuschlagen: mit dem Holz-Leder-Klöppel am oberen Rand der Klangschale oder mit dem weichen Filzklöppel knapp unter dem oberen Rand.

Weiter können Sie die Stärke des Anschlags variieren und leichter oder fester anschlagen.

Variieren Sie mit dem Anschlag. In welcher Richtung entspricht der Klang mehr dem, was Sie möchten? Versuchen Sie ruhig, ein wenig in beide Richtungen zu »übertreiben« oder »leichter« anzuschlagen, um den für Sie richtigen Ton zu finden. Manchmal besteht das Problem darin, dass zu fest angeschlagen wird und ein harter, vielleicht schriller Klang entsteht. Versuchen Sie daher nur einen minimalen, ganz leichten Anschlag. Wie hört sich das an?

Ich empfinde das Experimentieren mit den unterschiedlichen Anschlagpunkten und -stärken als wichtige Übung, denn dadurch finden Sie heraus, warum der Klang so klingt, wie er klingt – und was Sie beachten oder verändern können, um den Klang zu erzeugen, den Sie haben wollen.

Das magische »Singen« der Klangschalen

Wenn ich in Kathmandu durch die Straßen des Touristenviertels Thamel gehe, werde ich oft von den kleinen Händlern bedrängt. Sie alle preisen ihre Klangschalen an und zeigen die Wunderdinge, die eine Klangschale kann. Als besonders beeindruckend wird immer wieder das Reiben der Klangschalen empfunden. Der Effekt ist verblüffend und die Touristen sind einem Kauf eher zugeneigt. Mit viel Übung haben die Händler diese Vorführung einstudiert und wissen genau, was den Touristen gefällt und was sie beeindruckt. Wundersame mystische Geschichten über die Klangschalen und deren Herkunft ergänzen die Vorführung. Von diesem Reiben und dem erzeugten Singen ist übrigens auch der englische Name der Klangschalen – *singing bowl*, die singende Schale – abgeleitet.

Auch unsere Kunden beeindruckt das Reiben der Schalen. Oft ist nicht viel Wissen über Klangschalen vorhanden, außer dass man sie »irgendwie reiben kann«. Das Reiben der Klangschale gibt mir in den Kundengesprächen die Möglichkeit, die durch den Klang entstehenden Schwingungen sichtbar zu machen. Wenn die Schale einige Zentimeter mit Wasser gefüllt ist, entstehen durch die Reibung Schallwellen, die sich im Wasser zeigen. So ist es bei starker Reibung sehr eindrucksvoll möglich, das Wasser »sprudeln« zu lassen, so als ob das Wasser koche. Dadurch wird sichtbar, was die Schwingungen in unserem Körper bewirken können.

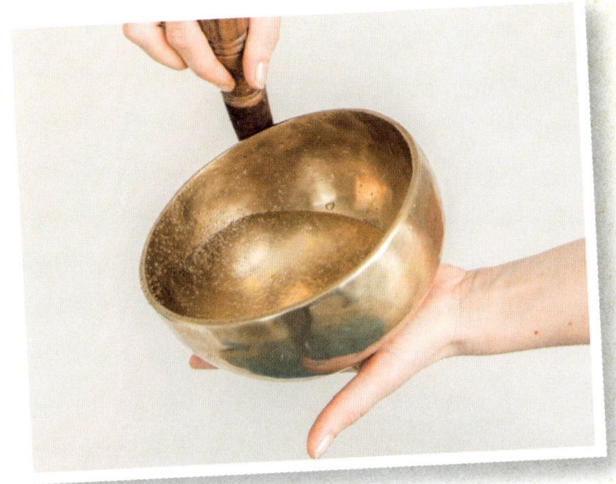

Wie funktioniert das? Die Klangschale wird seitlich außen am Rand mit einem Holz-/Lederklöppel gerieben, d. h. der Klöppel wird mit ein wenig Druck immer am Rand entlang bewegt – vergleichbar vielleicht mit dem Reiben eines Glases mit Wasser. Durch dieses Reiben und den daraus entstehenden Druck wird die Schwingung in der Klangschale verstärkt. Füllt man die Klangschale mit ein wenig Wasser, sind die Schwingungen auf einmal auch sichtbar in Form von Wellen auf dem Wasser.

Wenn das Reiben sehr stark durchgeführt wird, »sprudelt« das Wasser alleine durch die entstandenen Schwingungen.

Genau durch diese Schwingungen gerät die Flüssigkeit in unserem Körper ebenfalls in Bewegung. Wenn wir die Übung auf der Hand durchführen, fühlen wir danach oft ein »Kribbeln« in der Hand – häufig spüren wir es auch am Unter-, manchmal auch am Oberarm.

Durch die wahrnehmbare Schwingung auf der Hand oder am Arm konzentrieren wir uns darauf, was wir spüren, wo wir etwas empfinden, spüren – und was dies bewirkt. Somit bleibt nur wenig Raum für andere Gedanken. Intensiviert wird dies noch durch den monotonen Ton, den das Reiben erzeugt. Da das Reiben auch über längere Zeit möglich ist, sorgt der entstehende gleichförmige, monotone Ton dafür, dass wir über die Konzentration auf diesen einen Ton in eine tiefe Entspannung kommen können.

Tipps, um die Schale zum Singen zu bringen:

Achten Sie darauf, dass die Klangschale auf der flachen Hand steht und nicht an der Seite von den Fingern berührt wird, sonst kann sie nicht richtig schwingen.

Durch ein leichtes Anschlagen der Schale vor der Reibung entsteht bereits eine leichte Schwingung; damit ist es einfacher, mit dem Reiben zu beginnen.

Kleine Schalen sind sehr oft schwieriger zu reiben als größere Klangschalen.

Die Reibung kann alternativ auch mit einem Holzklöppel erzeugt werden, dies ist oft einfacher, hat jedoch einen metallischen, härteren Klang – testen Sie den Unterschied.

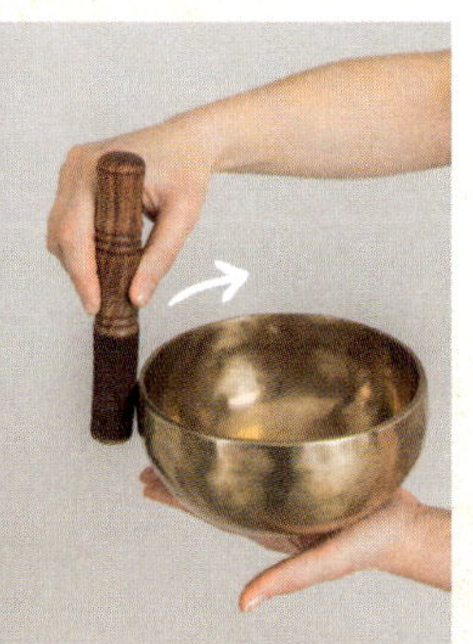
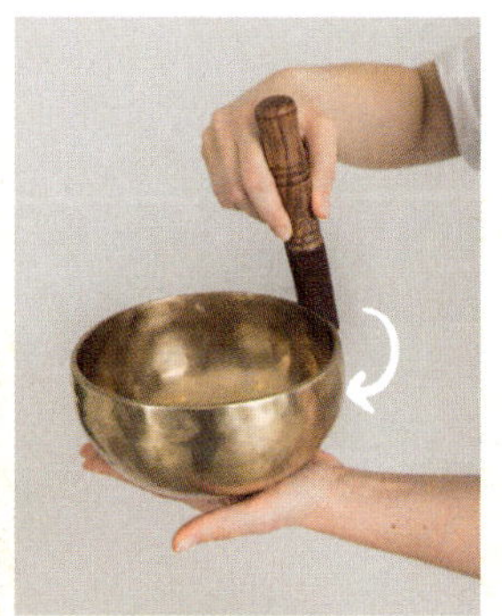
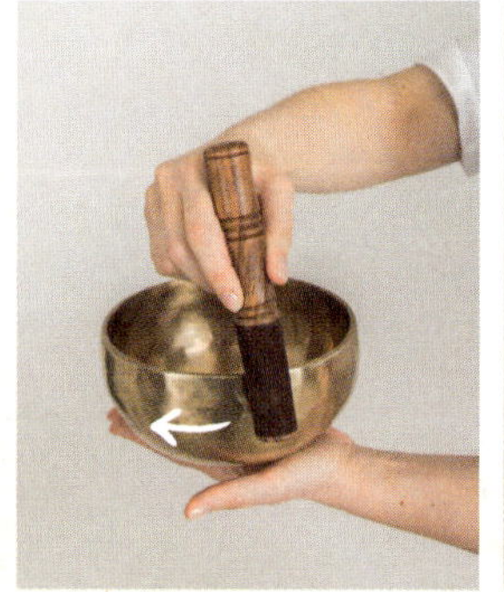
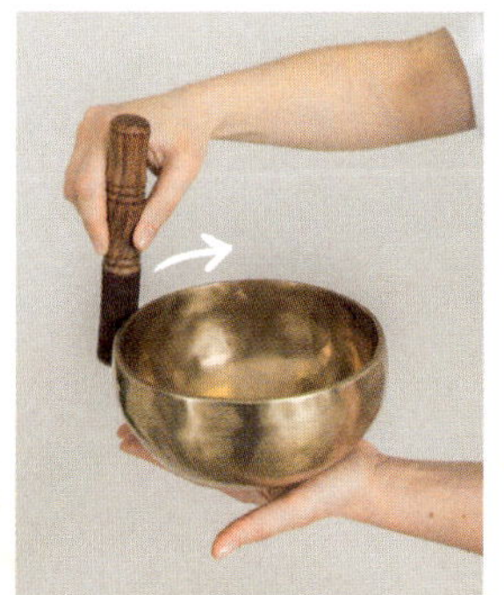
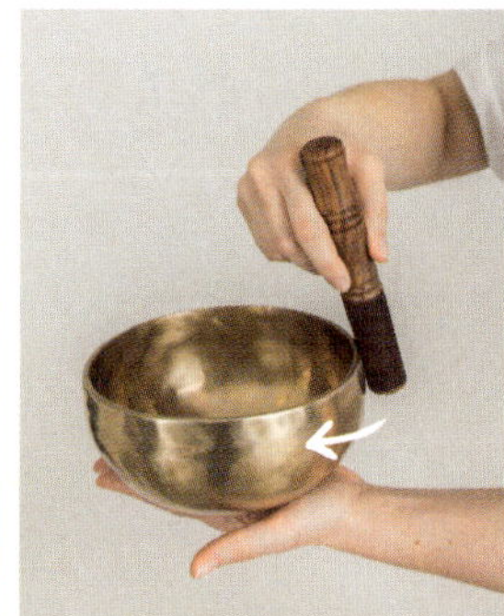

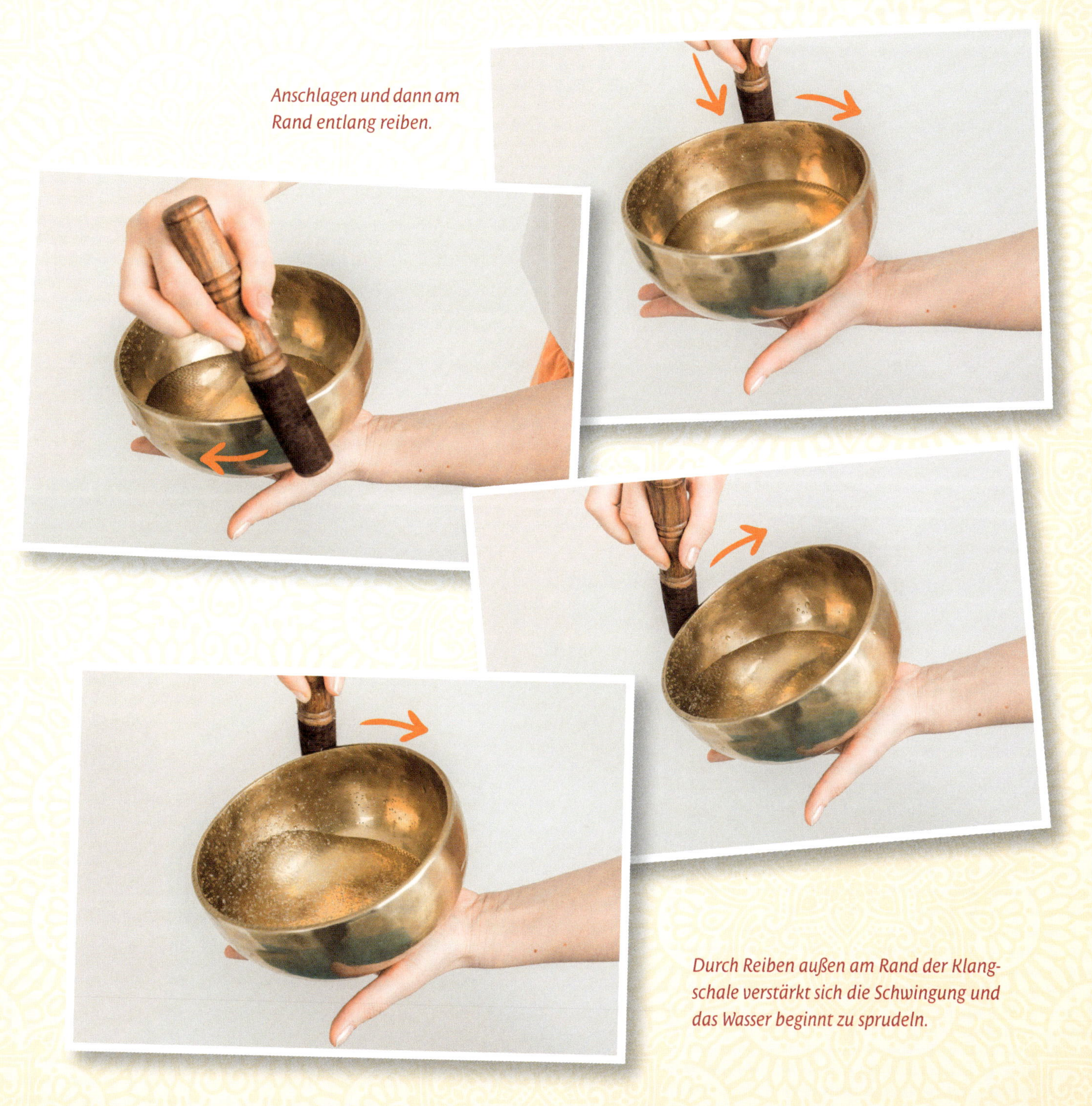

Anschlagen und dann am Rand entlang reiben.

Durch Reiben außen am Rand der Klangschale verstärkt sich die Schwingung und das Wasser beginnt zu sprudeln.

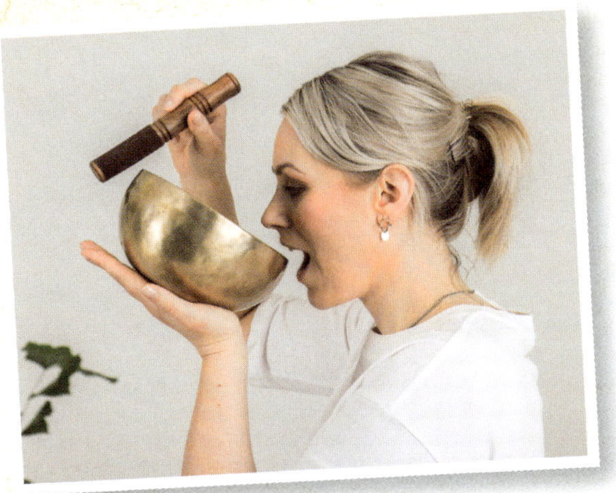

Den Klang singen

Eine weitere Übung: Den Klang singen

Ebenso wie die singende Klangschale wird den Touristen in Nepal gerne das Singen mit dem Klang vorgeführt. Dies ist eine Übung, die Sie vielleicht schon einmal gesehen haben. Sie wird am besten mit einer mittleren Klangschale und einem Holz-Leder-Klöppel durchgeführt.

Doch wie funktioniert sie? Nehmen Sie die Klangschale, und schlagen Sie sie auf der flachen Hand nicht zu sanft an. Dann führen Sie die Klangschale sehr nahe an den Mund heran.

Geben Sie den Klängen im Mund einen Hohlraum, das heißt, öffnen Sie den Mund so weit, dass der Klang in den Mund hinein und darin schwingen kann. Die Lippen können auch ein wenig über den Rand ragen, ohne ihn allerdings zu berühren. Versuchen Sie, die Mundposition zu verändern, das heißt, den Mund weniger oder mehr zu öffnen oder zu schließen wie bei einem A oder O, und hören Sie dann dem Klang der Klangschale zu. Können Sie den »eigenen« Klang hören? Sie können auch mit dem Atem arbeiten, um zum Beispiel den Klang mit der Luft einzusaugen.

Ein wenig Übung ist, wie auch beim Reiben, erforderlich, bis Sie die richtige Mund-Klangschalen-Stellung gefunden haben.

Probieren Sie auch folgende Variationen:

- Veränderung des Mundes: Welchen Ton kann ich erzeugen?
- Veränderung des Mundinnenraumes: Weiter oder enger – wie verändert sich der Ton?
- Wo und wie weit spüre ich den Ton oder die Resonanz?

Dekoratives Zubehör: Unterlagen, Kissen und Ringe

Wenn Kunden über die benötigte »Grundausstattung« sprechen, kommt meist auch die Frage auf: »Brauche ich Unterlagen, Kissen oder Ringe zum Aufstellen der Klangschale?« Grundsätzlich nicht.

Flache Unterlagen aus Filz, Stoff oder Kork, Kissen oder Ringe sind meist dekorative Elemente. Wichtig ist nur, dass die Klangschale nicht direkt auf einem harten Untergrund steht, wenn sie angeschlagen wird. So würde eine Steinplatte den Klang verändern und nicht den gewünschten Ton entstehen lassen. In diesem Fall ist es sinnvoll, eine Unterlage unter die Klangschale zu stellen.

Bei der Benutzung von Kissen oder Ringen ist zu beachten, dass die Klangschale am seitlichen Rand, wie mehrfach erwähnt, nicht berührt werden darf, sie sollte frei schwingen können. Für größere Klangschalen wird gerne ein Ring verwendet, er sollte aber kleiner sein als die Bodenfläche der Schale, um auch hier den Freiraum zum Schwingen zu erhalten. In manchen Internetangeboten kann ich sehen, dass der Ring größer ist als die Klangschale, d. h. die Schale versinkt im Ring. Doch hier kann die Schale nicht klingen, und der Anbieter hat wohl keine Ahnung von der Materie.

Für große Fußklangschalen haben wir einen speziellen Ring entwickelt, der auch in der Mitte eine Unterstützung bietet, wenn jemand in der Klangschale steht, um damit das Gewicht auf die gesamte Fläche zu verteilen.

Ich persönlich bin der Meinung, dass Klangschale und Unterlage eine schöne, harmonische Einheit mit der Umgebung bilden sollten, wo ich sie stehen habe. Mir kommt es daher neben dem Zweck auch auf Größe, Optik, Farbe und Harmonie im Gesamtbild an. Spüren Sie nach, wo hier Ihr eigener Wohlfühlfaktor liegt.

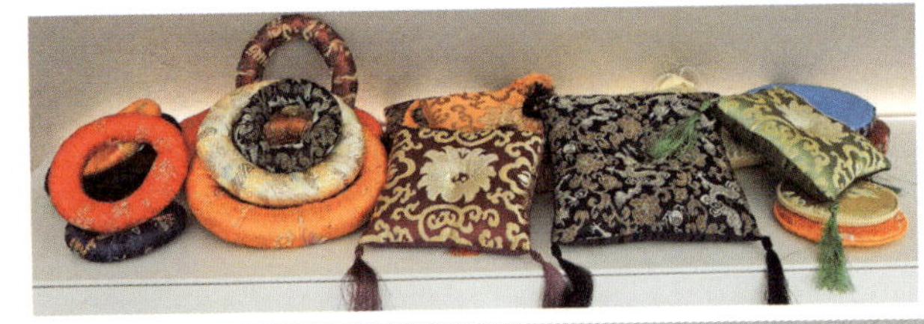

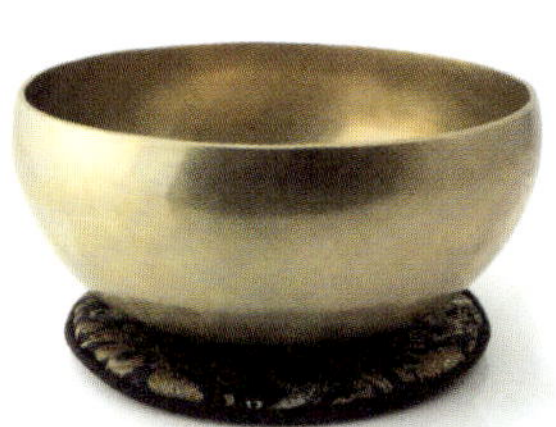

Für kleinere und normale Klangschalen eignen sich dünne Unterlagen.

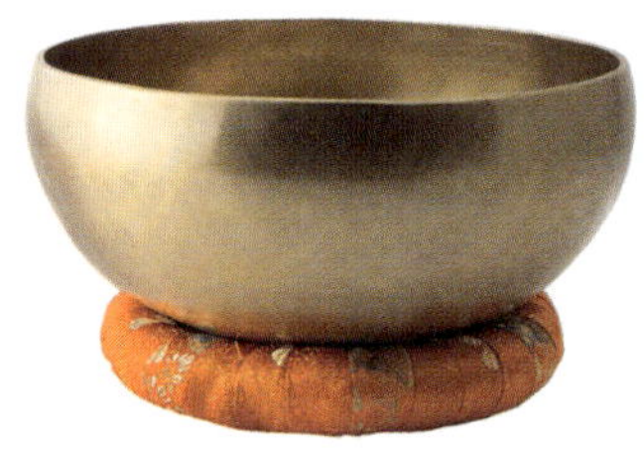

Größere Schalen bilden eine harmonische Einheit mit Ringen.

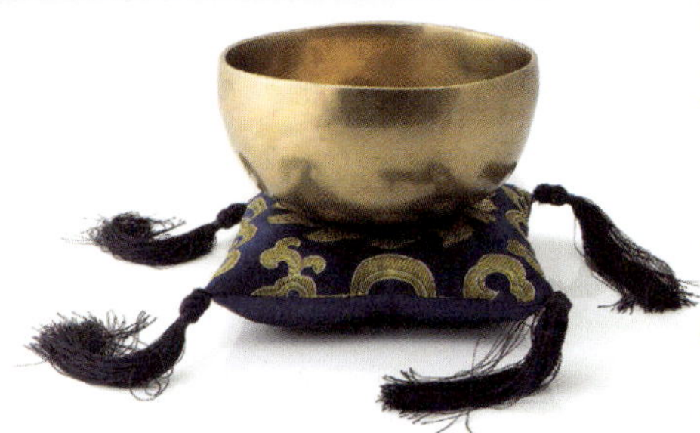

Auch der Stand an einem besonderen Platz auf Kissen ist dekorativ.

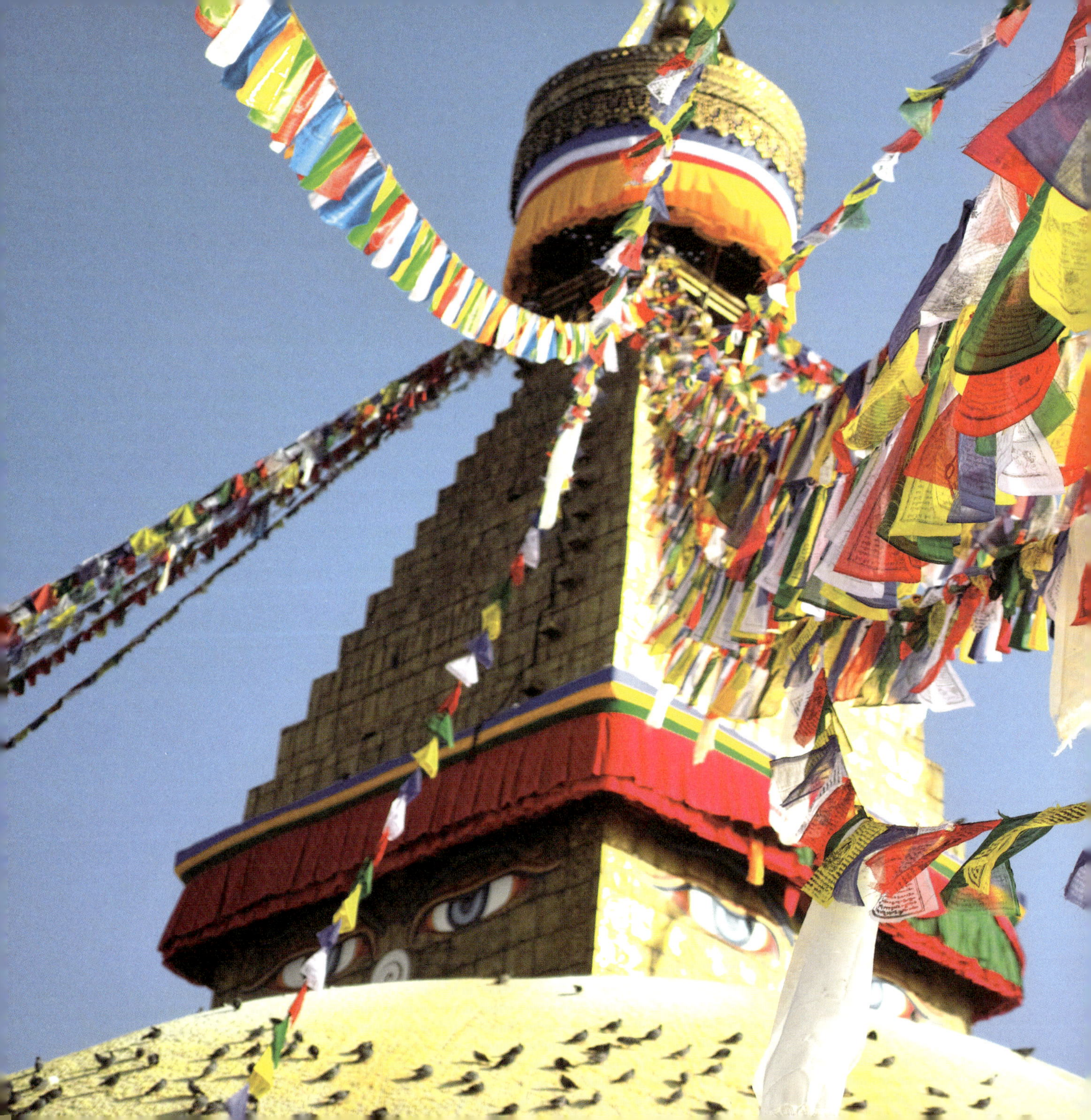

Die nächsten Schritte der Reise

Lassen Sie uns auf der Reise ein wenig weitergehen. Wir haben nun die Basics rund um Klangschalen, Klöppel und das Halten der Schalen erfahren. Aber ist das nicht so, als ob jemand nur einige Bilder von Bergen und Menschen von Nepal zeigt – Fotos, die es an jedem Kiosk gibt? Ist es für eine wirkliche Reise nicht interessanter, Schritt für Schritt in die Tiefe zu gehen? Nach der Ankunft auf dem Flughafen eine kleine Rundreise in Kathmandu zu erleben – die wichtigsten Plätze zu sehen?

Zum Beispiel Thamel, den brodelnden Touristenstadtteil, in dem es alles gibt, was ein Tourist brauchen oder auch nicht brauchen kann, in dem in der Saison die Geschäfte blühen und in dem außerhalb der Saison die Händler gelangweilt in der Tür sitzen und Brettspiele spielen.

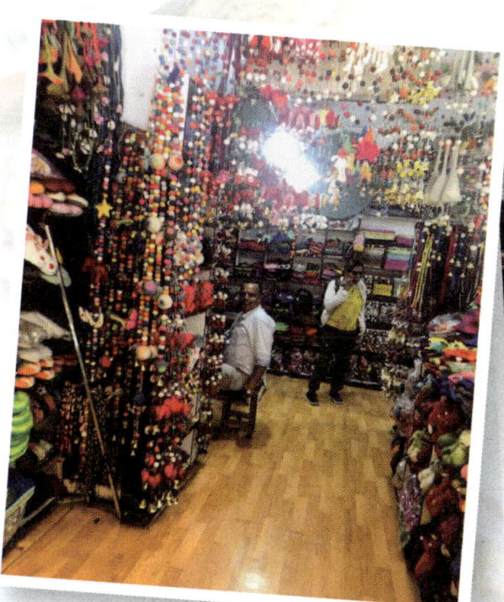

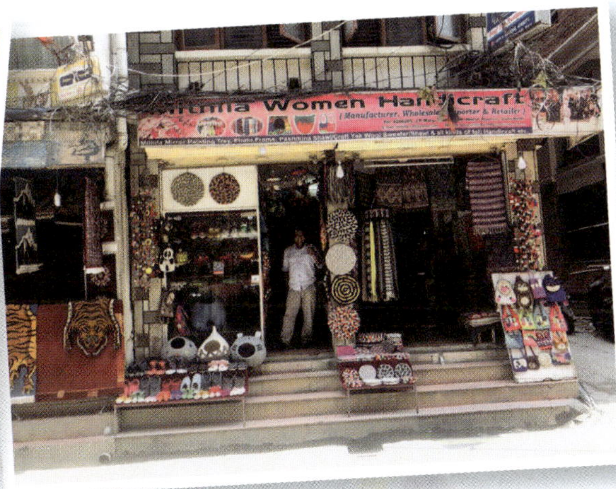

Oder wollen Sie Bodnath sehen mit einer der größten Stupas der Welt, die am Morgen und Abend von Buddhisten umrundet wird? Hier ist es besonders interessant, Tibeter in ihrer traditionellen Tracht mit den Gebetsmühlen zu sehen. An Vollmondnächten stehen tausende Butterlämpchen auf den begehbaren Terrassen.

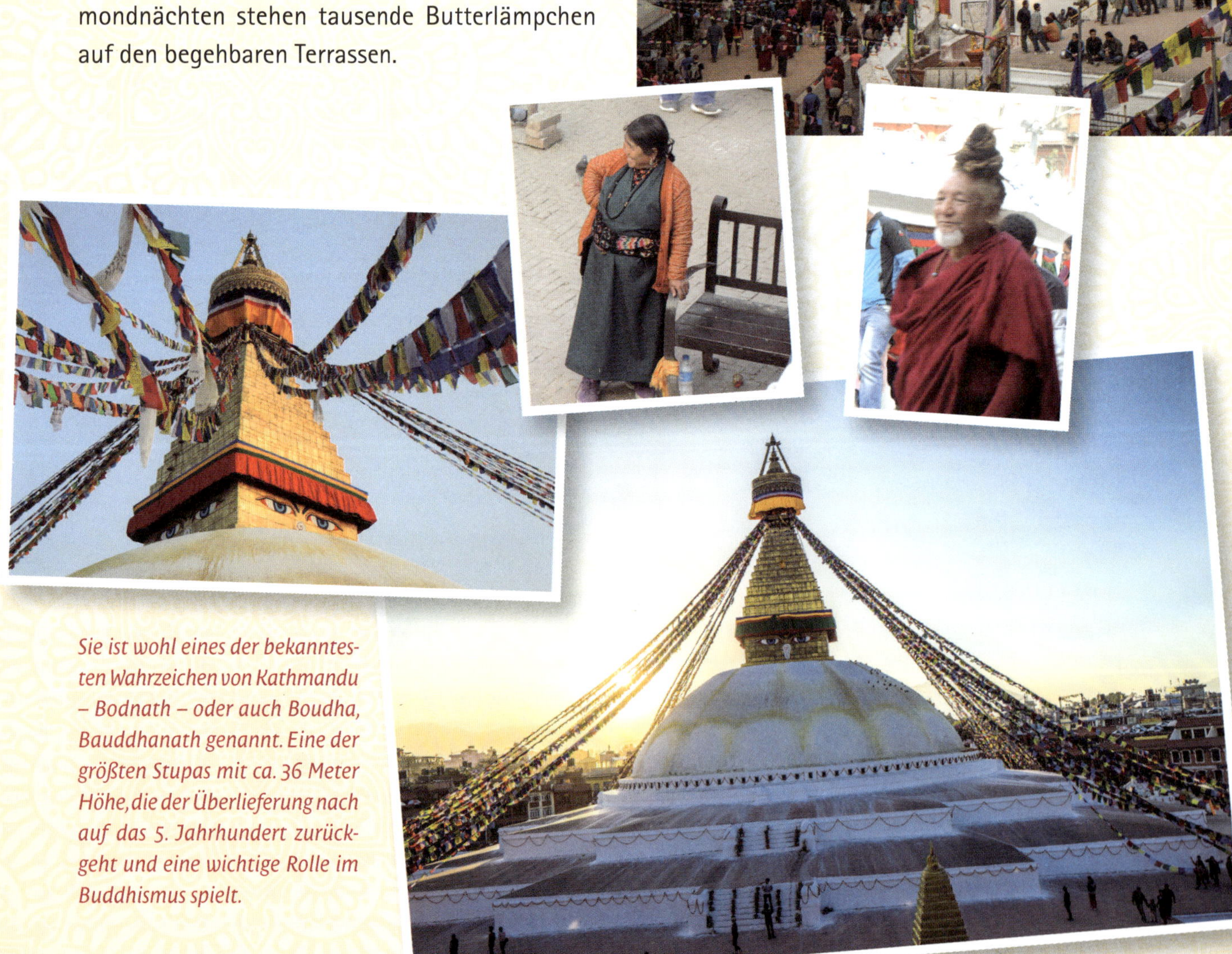

Sie ist wohl eines der bekanntesten Wahrzeichen von Kathmandu – Bodnath – oder auch Boudha, Bauddhanath genannt. Eine der größten Stupas mit ca. 36 Meter Höhe, die der Überlieferung nach auf das 5. Jahrhundert zurückgeht und eine wichtige Rolle im Buddhismus spielt.

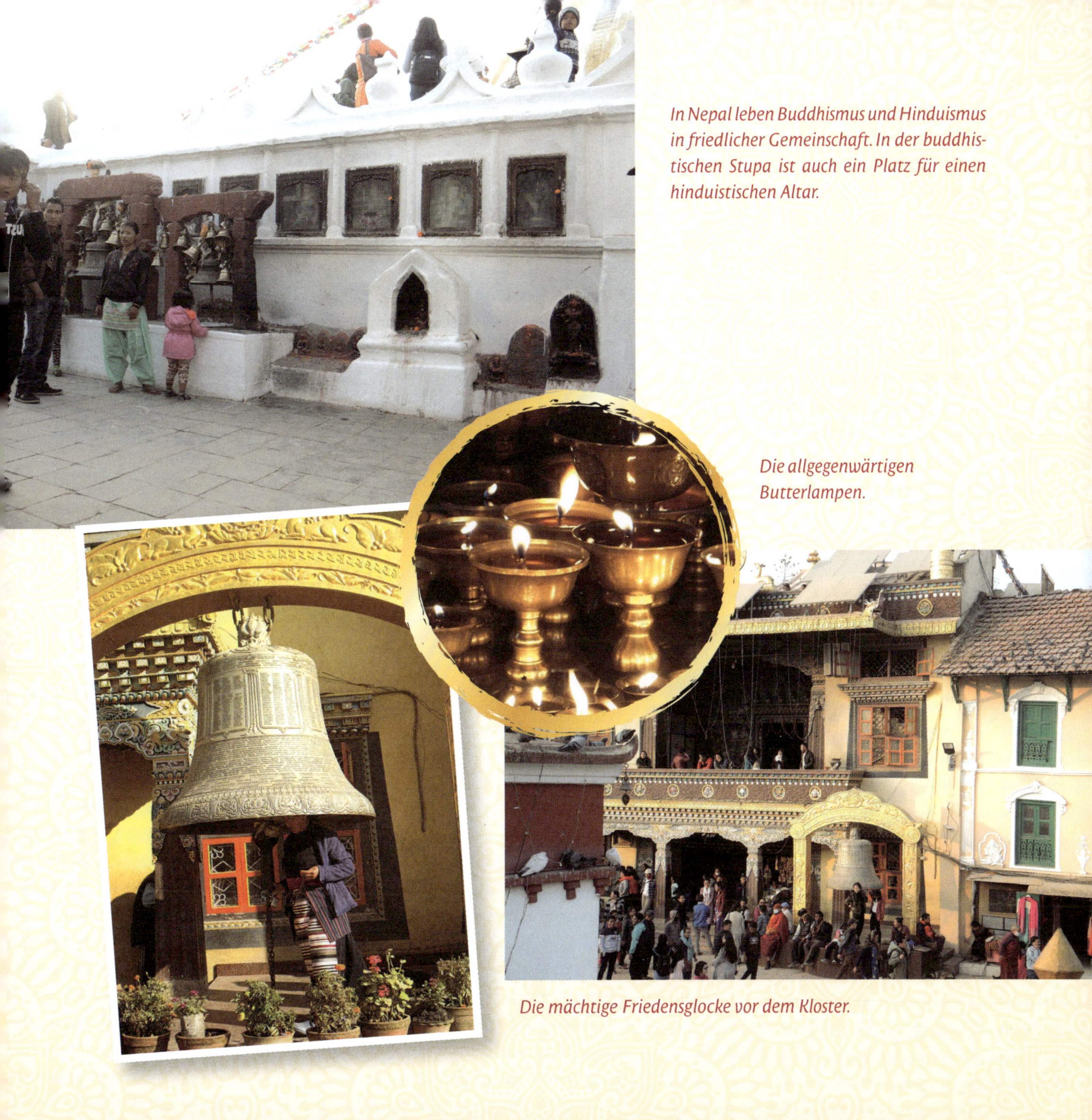

In Nepal leben Buddhismus und Hinduismus in friedlicher Gemeinschaft. In der buddhistischen Stupa ist auch ein Platz für einen hinduistischen Altar.

Die allgegenwärtigen Butterlampen.

Die mächtige Friedensglocke vor dem Kloster.

Hoch über dem Kathmandutal liegt der Affentempel. Nach Bewältigung der sehr steilen Stufen, vorbei an den kleinen Händlern, bietet sich bei klarem Wetter ein herrlicher Ausblick auf die Stadt. Dies ist wieder ein ganz anderer Eindruck als das ruhige, besinnliche Bodnath.

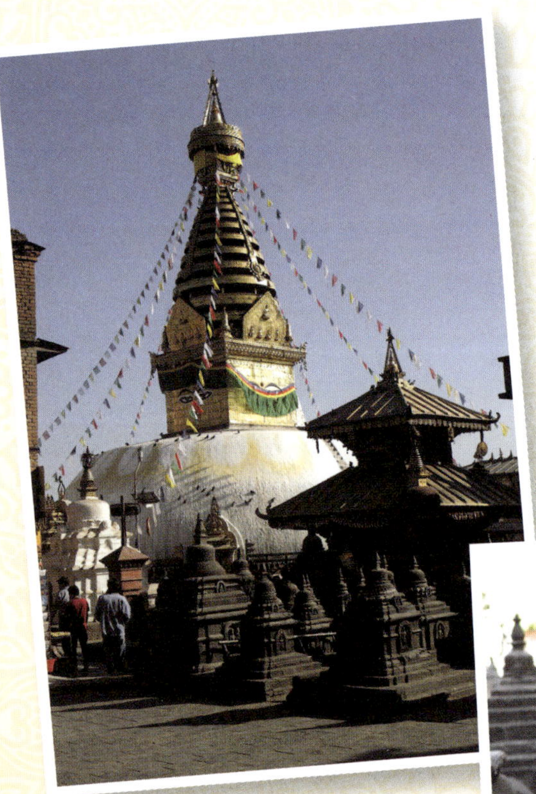

Swayambhunath gehört zu den ältesten Tempeln der Welt.

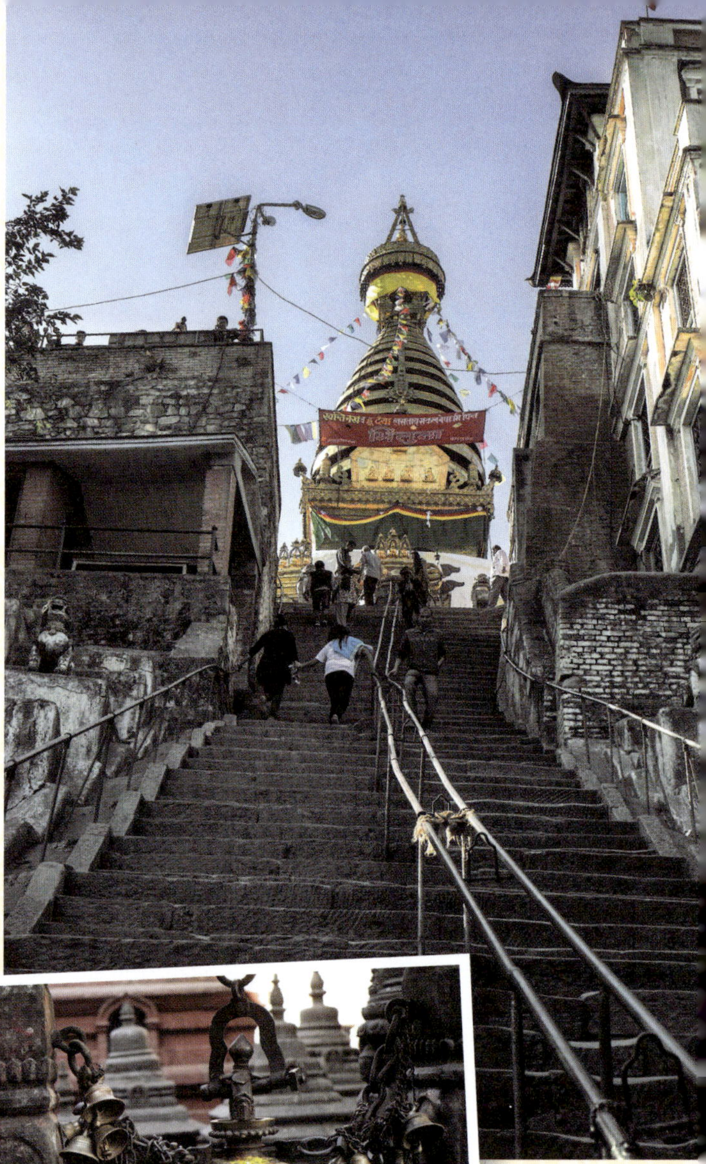

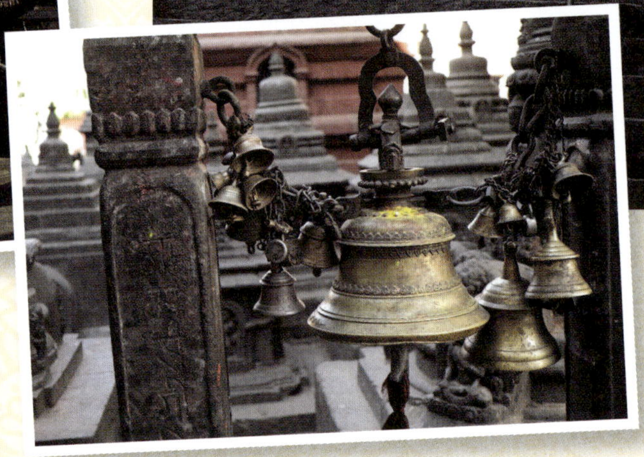

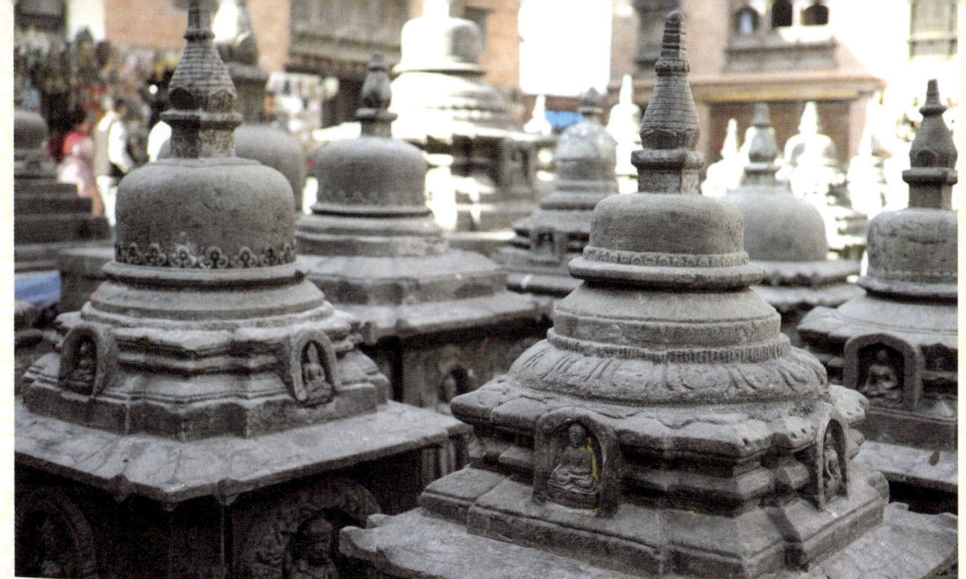

Es gibt eine Vielzahl von Stupas.

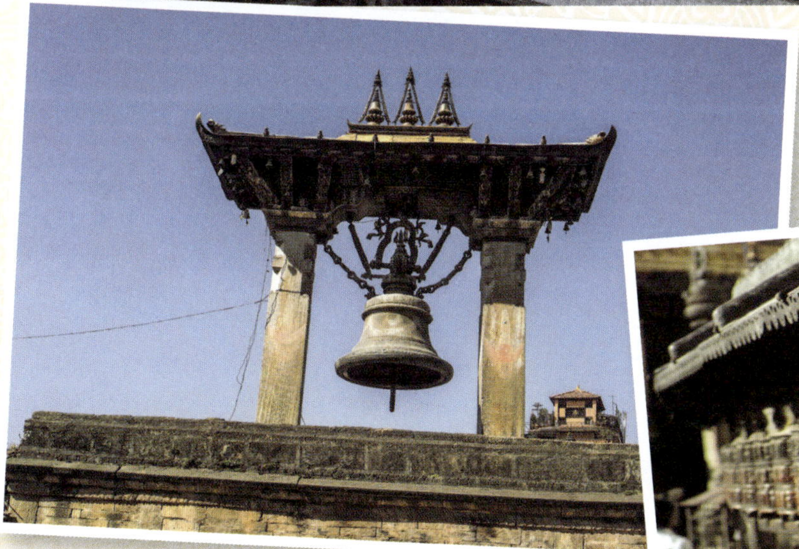

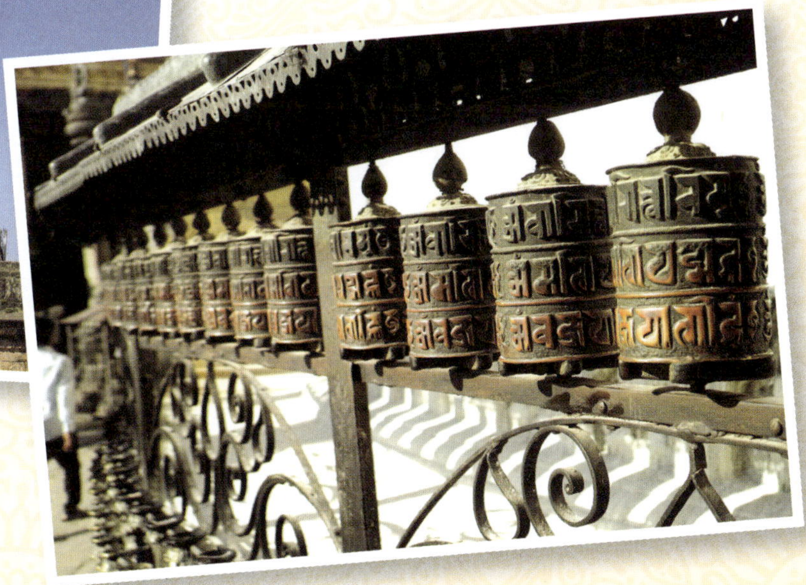

Gebetsmühlen säumen den Weg.

Die prachtvollen alten Tempel und Gebäude gehören neben anderen Plätzen wie Bodnath zum UNESCO-Weltkulturerbe.

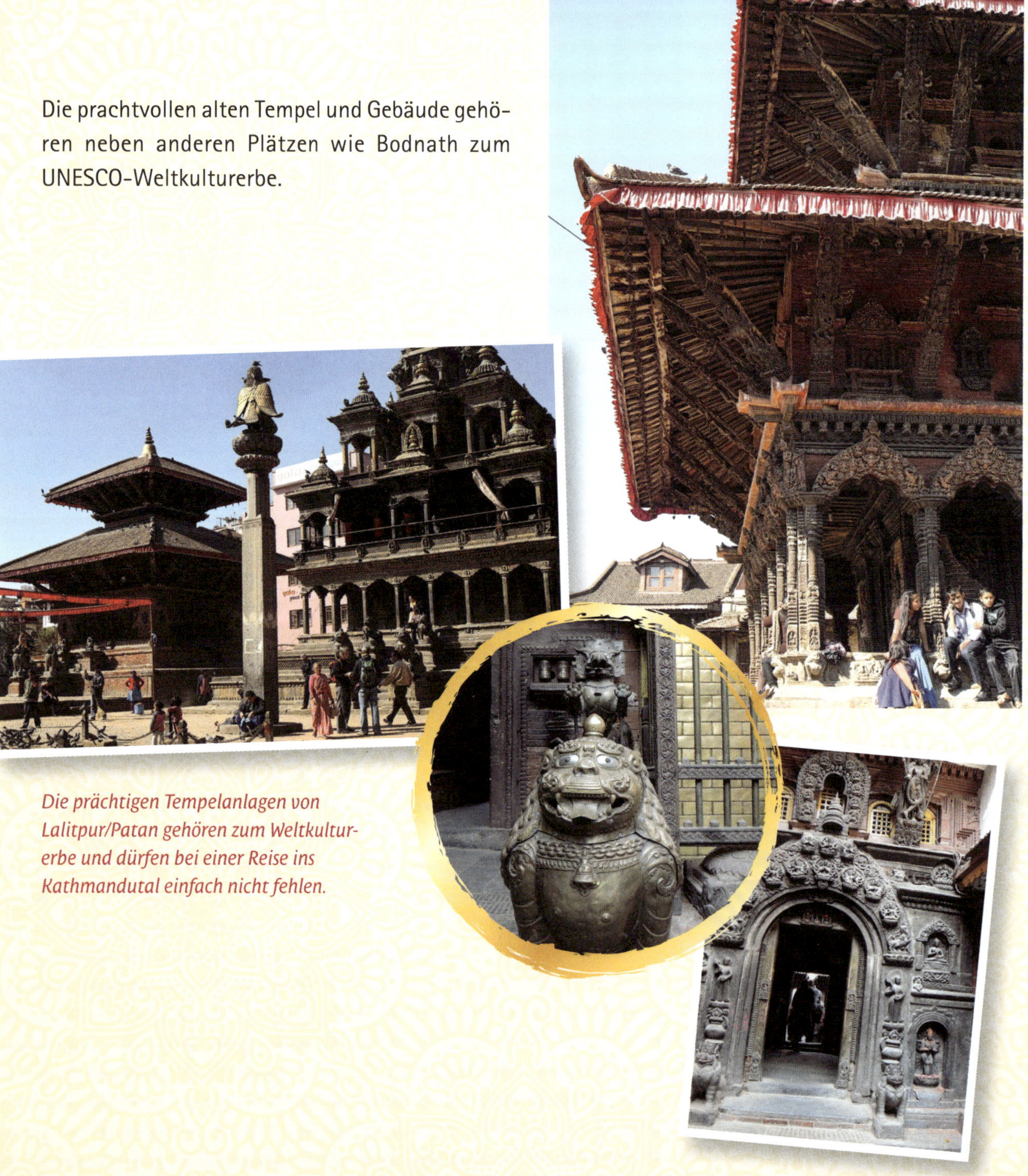

Die prächtigen Tempelanlagen von Lalitpur/Patan gehören zum Weltkulturerbe und dürfen bei einer Reise ins Kathmandutal einfach nicht fehlen.

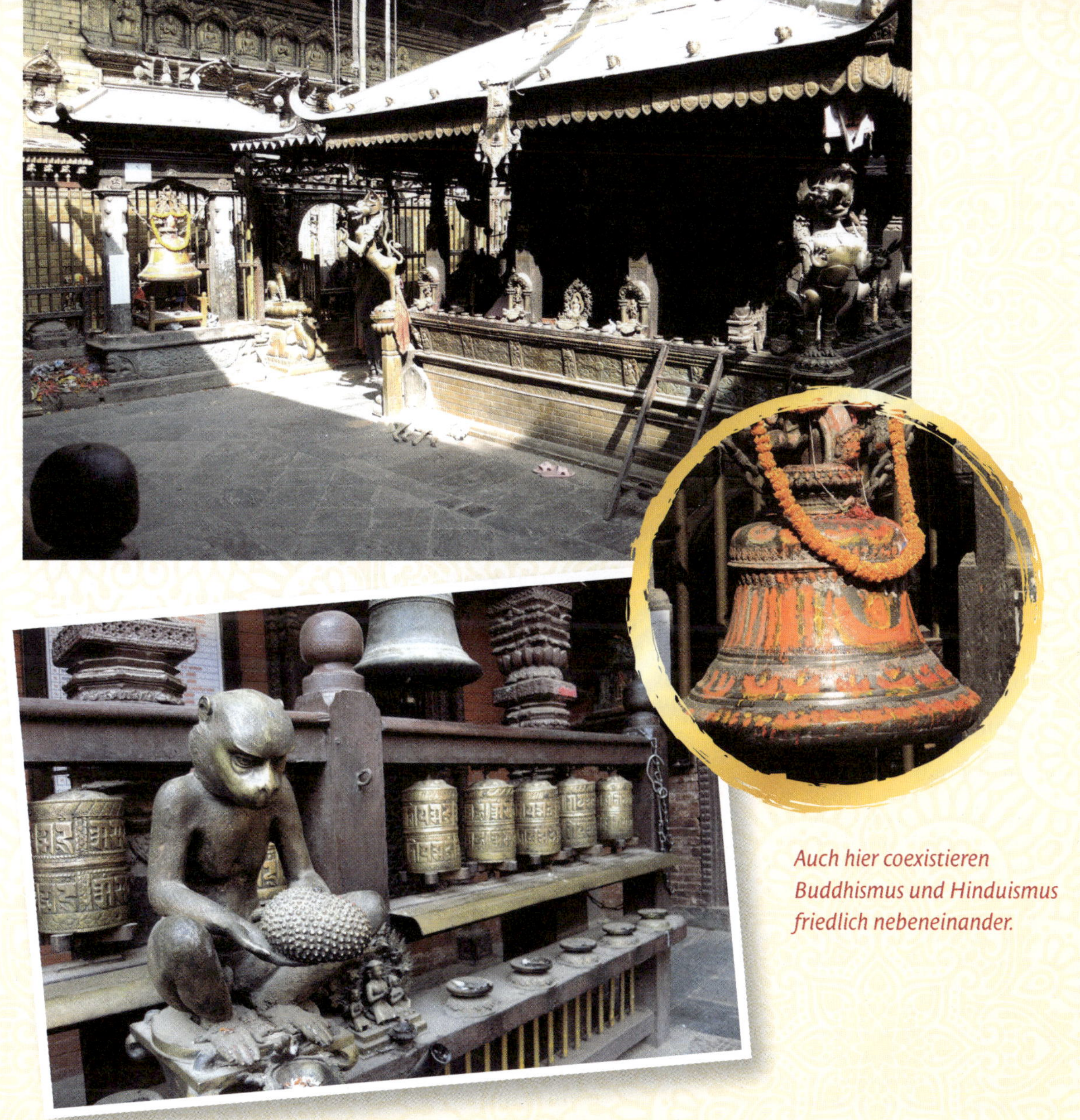

Auch hier coexistieren Buddhismus und Hinduismus friedlich nebeneinander.

Lassen Sie uns nun auf eine weitere Etappe gehen auf unserer Reise zu den Möglichkeiten der Klangschalen.

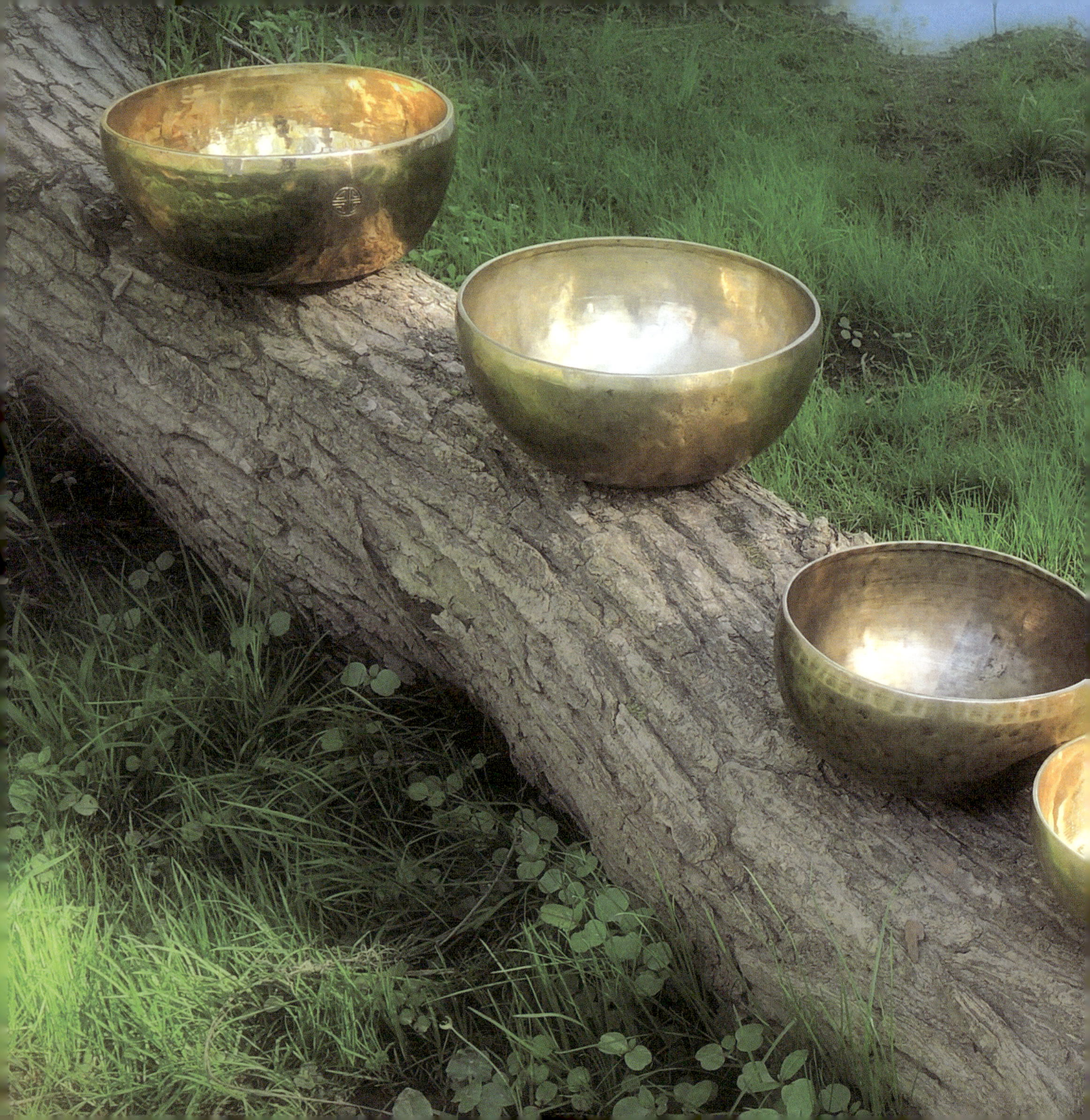

Hören und Fühlen

Der Klang – die Seele einer Klangschale

Der Klang ist eines der wesentlichen Kriterien für die Auswahl einer Schale – und er wirkt neben der Vibration direkt auf unsere Sinne. Er beeinflusst unser Unbewusstes und stellt Verbindungen zu alten Erfahrungen und Erlebnissen her.

Dass Klänge im Unterbewussten eine sehr starke Wirkung haben, ist unumstritten, denn bereits im Mutterleib ist der Herzschlag der Mutter das Erste, was ein Kind wahrnimmt. Im Alter ist das ebenso, demente Menschen erblühen bei alten Liedern, werden aktiv, erinnern sich wieder an die Texte und singen. Ein Beispiel macht dies immer wieder deutlich: Wenn Kunden eine Schale anschlagen, sprechen sie manchmal von der Erinnerung an eine Kirchenglocke, die sie in ihrer Kindheit oder Jugend in der Nachbarschaft gehört haben. Die Frage ist dann: Gibt es Assoziationen zu einer angenehmen, guten Zeit oder einem angenehmen Erlebnis – oder gibt es unangenehme Erinnerungen, z. B. die an den Zwang, in die Kirche gehen zu müssen. All dies hat unser Unterbewusstsein gespeichert und wir sollten darauf achten, was der Klang bei uns bewirkt, um in eine gute Entspannung kommen zu können.

Wofür möchte ich die Klangschale nutzen?

Wesentlich für die Auswahl einer Klangschale ist, dass der Klang für den entsprechenden Zweck geeignet ist.
Die häufigsten sind:

Aufmerksamkeit

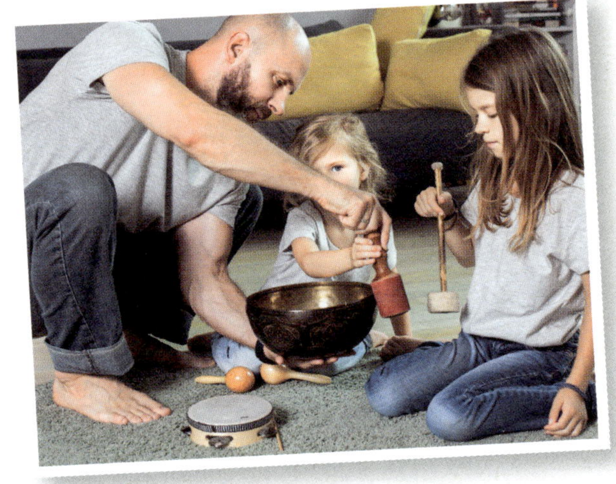

Besonders in Kindergärten und in Schulen werden Klangschalen gerne als Signal genutzt, das die Kinder rufen soll. Dafür wird meist eine gegossene Klangschale verwendet, denn der helle Klang der gegossenen Schale sorgt für mehr Aufmerksamkeit als der angenehmere, tiefere Klang einer getriebenen. Auch sind die höheren Töne der kleineren Schalen dafür besser geeignet als größere mit tieferen Tönen. Kleine Schalen werden dann auch noch mit einem Holzklöppel angeschlagen, was einen kräftigen, hellen Ton ergibt, der von jedem im Raum wahrgenommen werden kann.

Gelegentlich gehen Lehrer oder Erzieher jedoch auch andere Wege, sie bauen nicht mehr darauf, die Aufmerksamkeit mit einem hohen Ton zu erreichen, sondern sie suchen sich bewusst eine mittlere, getriebene Klangschale mit angenehmem Ton aus. Es dauert oft ein wenig länger, bis die Kinder sich an diesen Ton gewöhnt haben und darauf reagieren, aber auch diesen angenehmen Ton

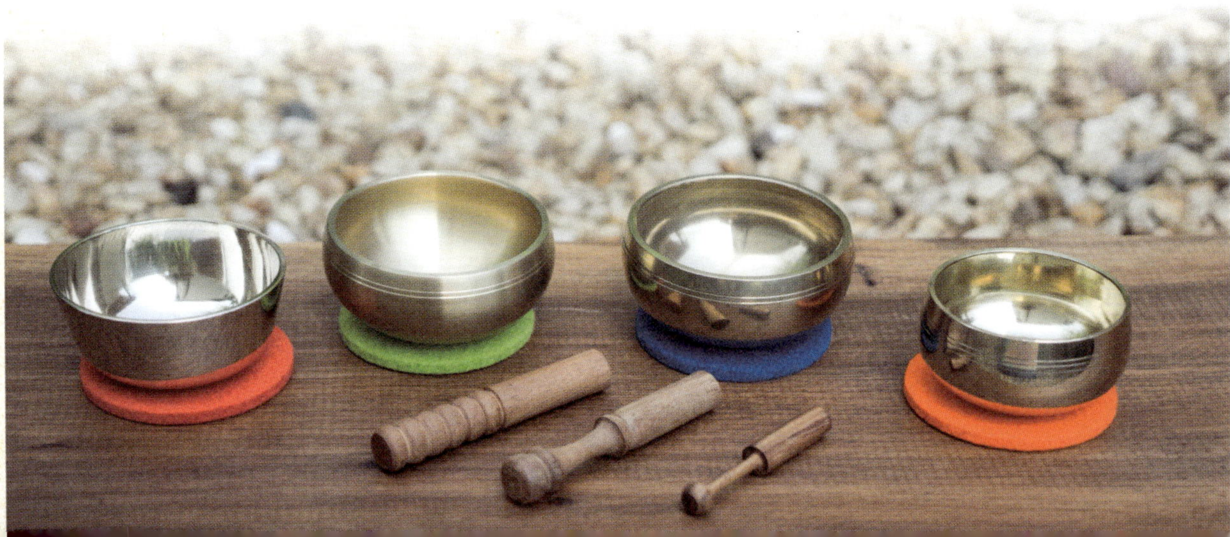

nehmen sie als Signal wahr und reagieren darauf. Er fördert die Wahrnehmung von feinen Tönen und die Achtsamkeit dafür.

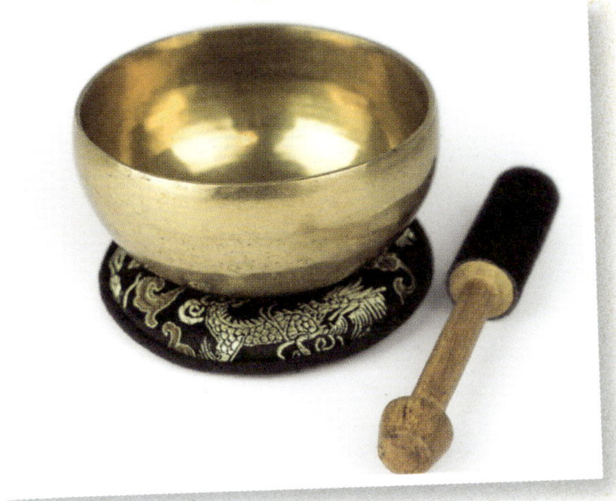

Achtsamkeit

Schon vor vielen Jahren lernte ich während einer kurzen Auszeit in einer Gemeinschaft von Thich Nhat Hanh die Aufmerksamkeitsglocke kennen. Sie sollte uns den Moment, den Augenblick bewusst machen. Einfach stehen bleiben und einige Atemzüge innehalten. Dies ist eine meiner prägendsten Erinnerungen an diesen Aufenthalt.

Das Anschlagen der Schale kann unser gegenwärtiges Tun für einige Augenblicke unterbrechen, wir halten kurz inne, um dann wieder mit einer neuen Aufmerksamkeit fortzufahren.

Assoziationen dazu sind bei mir die Wanduhr bei meinen Großeltern, die jede Stunde schlug. Sie war früher Standard in fast jedem Haushalt. Unbewusst hat sie auch eine kleine Unterbrechung in den normalen Zeitablauf eingebaut – sie bedeutete einen

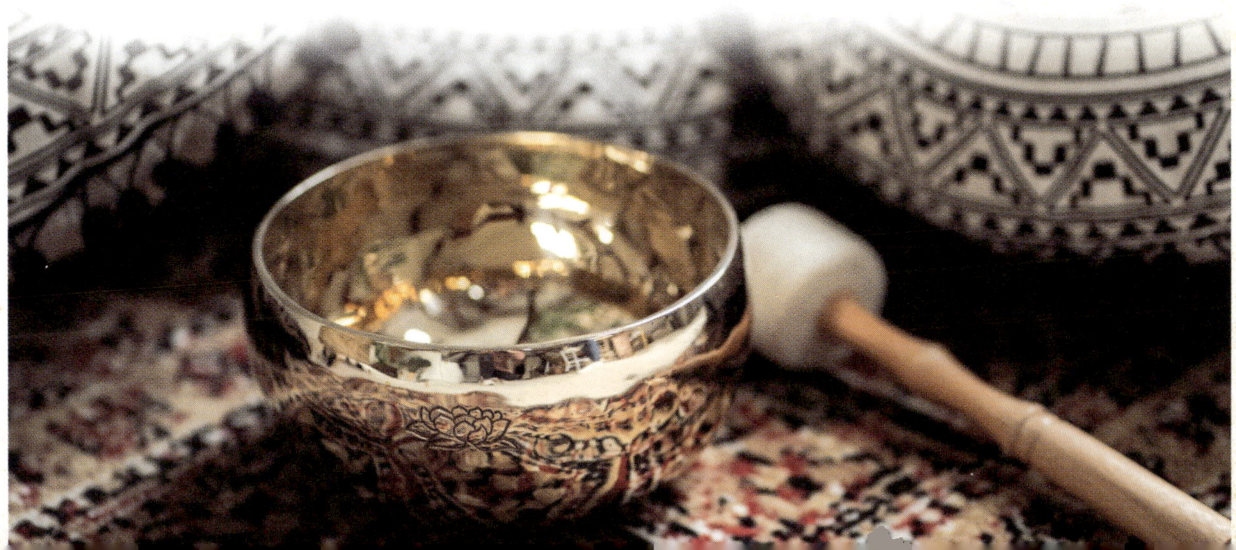

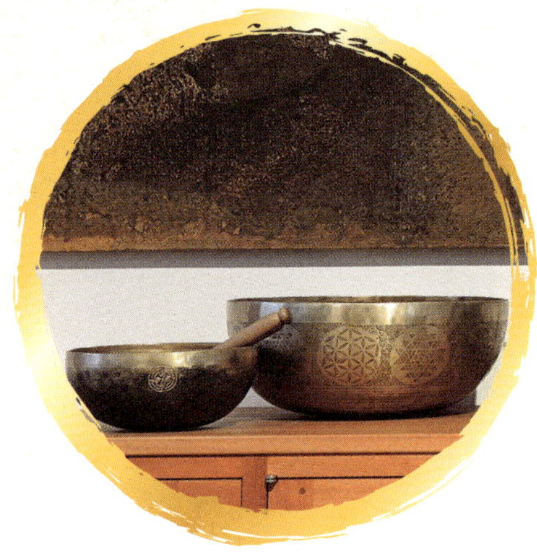

Atemzug Aufmerksamkeit und eine Unterbrechung des Alltags.

Diese kleinen Unterbrechungen schärfen unsere Achtsamkeit und tragen dazu bei, dass wir uns »neu sortieren«, sie lassen uns ein wenig dem Alltag und unserem geschäftigen Tun entfliehen. Sie geben uns die Möglichkeit, in unserer hektischen Zeit wieder bewusst einen Atemzug wahrzunehmen.

Wir wäre es, eine kleine Klangschale an einem Ort aufzustellen, sie jedes Mal im Vorbeigehen anzuschlagen und kurz zu lauschen und zu warten?

Beginn & Ende einer Übung – der Schwellenklang

Einer alten Tradition folgend werden Klänge gerne als Signal für Beginn und Ende genutzt, z. B. um eine Veranstaltung, einen Vortrag oder eine Übung mit einem Klang zu beginnen und wieder zu beenden. Hier wird gerne die Klangschale genommen, da sie leicht zu benutzen und zu transportieren ist.

Schwellenklang bei Übungen

Wenn Übungen mit einem Klang beginnen, ist dies oft wie das Überschreiten einer Schwelle, das Durchschreiten einer Tür. Man verabschiedet sich von dem, was gerade war, und wendet sich dem Neuen mit neuer Aufmerksamkeit zu. Das Anschlagen der Klangschale wird hier als Schwelle genutzt, der Klang unterbricht oder beendet das, womit man gerade beschäftigt ist. Es ist wie das Verlassen des einen Raumes und das zeitgleiche Betreten eines anderen. Der langsam verklingende Klang lässt genug Zeit, um im Neuen anzukommen.

Noch einmal: So wie der Klang zum Beginn einer Übung auffordert, so wird auch oft das Ende einer Übung damit signalisiert. Wenn die weichen Klänge der Schale langsam verklingen, hat man noch einen Moment Zeit, die Übung zu beenden und sich daraus zu verabschieden. Man kann sich jetzt wieder aufmerksam Neuem zuwenden.

So hat sich der Schwellenklang heute schon als wichtiges Element bei Meditationen, Yoga und anderen Übungselementen etabliert. Man hat sich so sehr daran gewöhnt, dass die Schwelle und die Veränderung des Bewusstseins oft nicht mehr bewusst wahrgenommen werden.

Darf ich hier ein einfaches, aber für mich äußerst beeindruckendes Beispiel einer Schwelle aus meinen Reisen mitteilen? Beim Besuch in Patan/Lalitpur besichtige ich jedes Mal wieder die Tempel, da sie von den Einheimischen immer noch für Gebete und Rituale genutzt werden. Hier herrscht durch die vielen Touristen hektische Betriebsamkeit, Reisegruppen mit Führern sind unterwegs und die Händler wollen etwas verkaufen.

Bei jedem Besuch nehme ich mir die Zeit und gehe durch das Museum in das kleine Café im hinteren Teil des Gebäudes. Dazu muss ich durch verschiedene alte Steintürrahmen gehen. Schon beim Durchschreiten werde ich innerlich immer entspannter und freue mich auf Ruhe, Stille und den wunderbaren Garten. Hier genieße ich bewusst eine kleine Auszeit an einem besonderen Ort mit leckerem Kuchen – eine entspannte Welt ohne die vor dem Museum übliche Hektik. Dies lehrt mich immer wieder: Oft wartet die Entspannung direkt hinter der nächsten Tür. Ich kann entscheiden, ob ich diesen Weg gehen möchte.

Das Fühlen ...
... spricht die Seele an

Zuerst hört sich dies ein wenig paradox an – eine Klangschale, also eine Schale, die klingt, soll man fühlen?

Tatsächlich sind Töne ja Schwingungen, und genau wie Sie die Bässe einer lauten Stereoanlage auch noch mit etwas Abstand hören können, sind die Schallwellen einer Klangschale ebenso spürbar. Eben diese Schwingungen, die wir beim Reiben einer Klangschale im Wasser sichtbar gemacht haben, kann ich auch in einer Entfernung spüren. Wenn ich die Schale auf die Hand oder den Körper stelle, kann ich sie sogar noch besser wahrnehmen.
Die Schwingungen einer angeschlagenen Klangschale sind am besten am Boden und an der Seite der Schale spürbar. Da aber auf der Seite beim Berühren sofort der Klang verstummt, ist es die beste Möglichkeit, den Boden als Schwingungsfläche zu nutzen, damit der Klang erhalten bleibt.

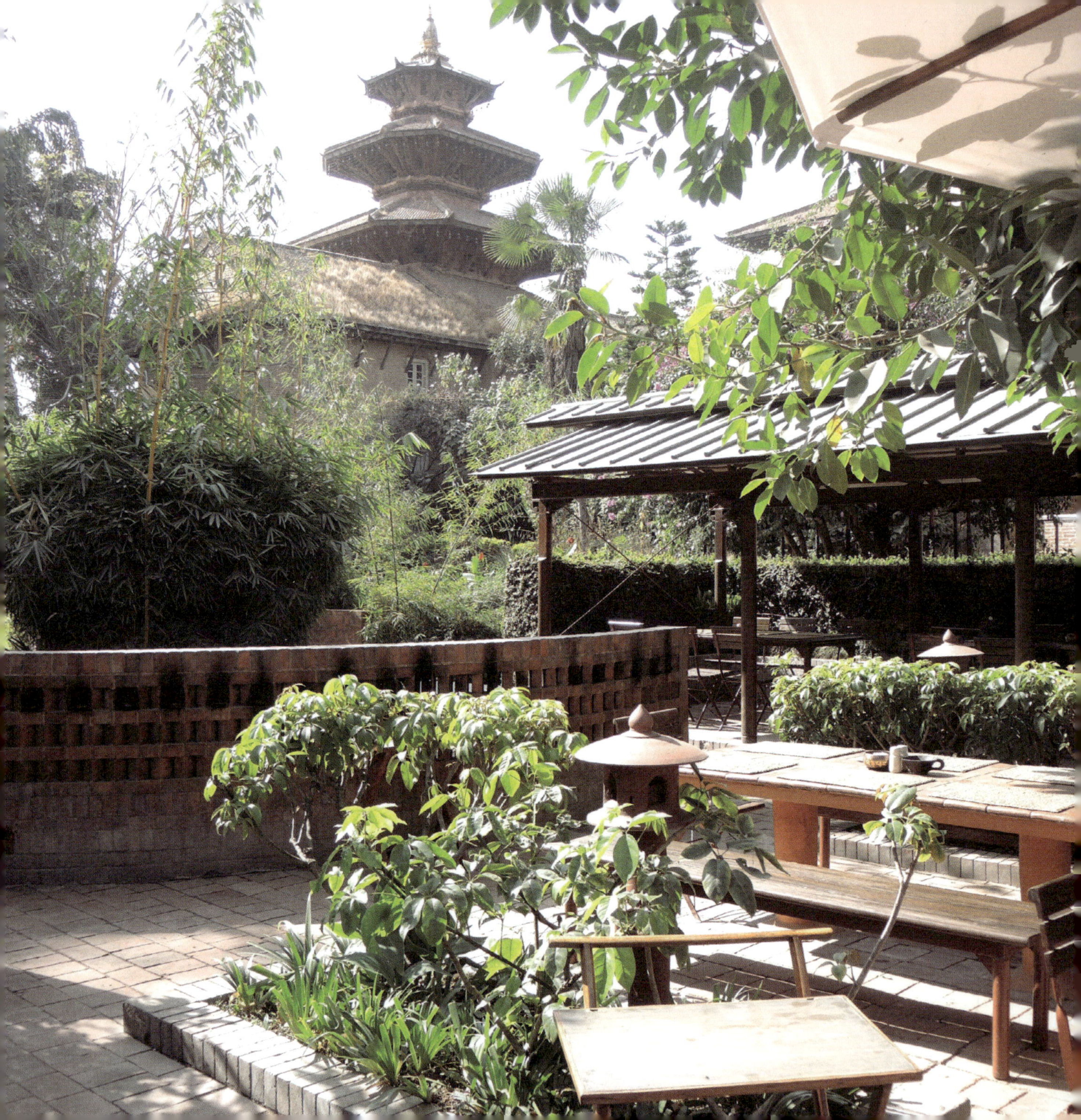

Für die weiteren Übungen gehen wir von mittleren bis größeren getriebenen oder gehämmerten Klangschalen aus, die idealerweise ein Gewicht zwischen 700 Gramm und 1,5 bis 2 Kilogramm haben. Sie haben meist eine gut spürbare Schwingung und einen angenehmen, entspannenden Ton.

Bei gegossenen Schalen sind aufgrund der Bauart und Herstellung fast keine Schwingungen am Boden zu spüren. Da sie vom Ton her auch hoch, also nicht so entspannend sind, eignen sie sich für die folgenden Übungen nicht.

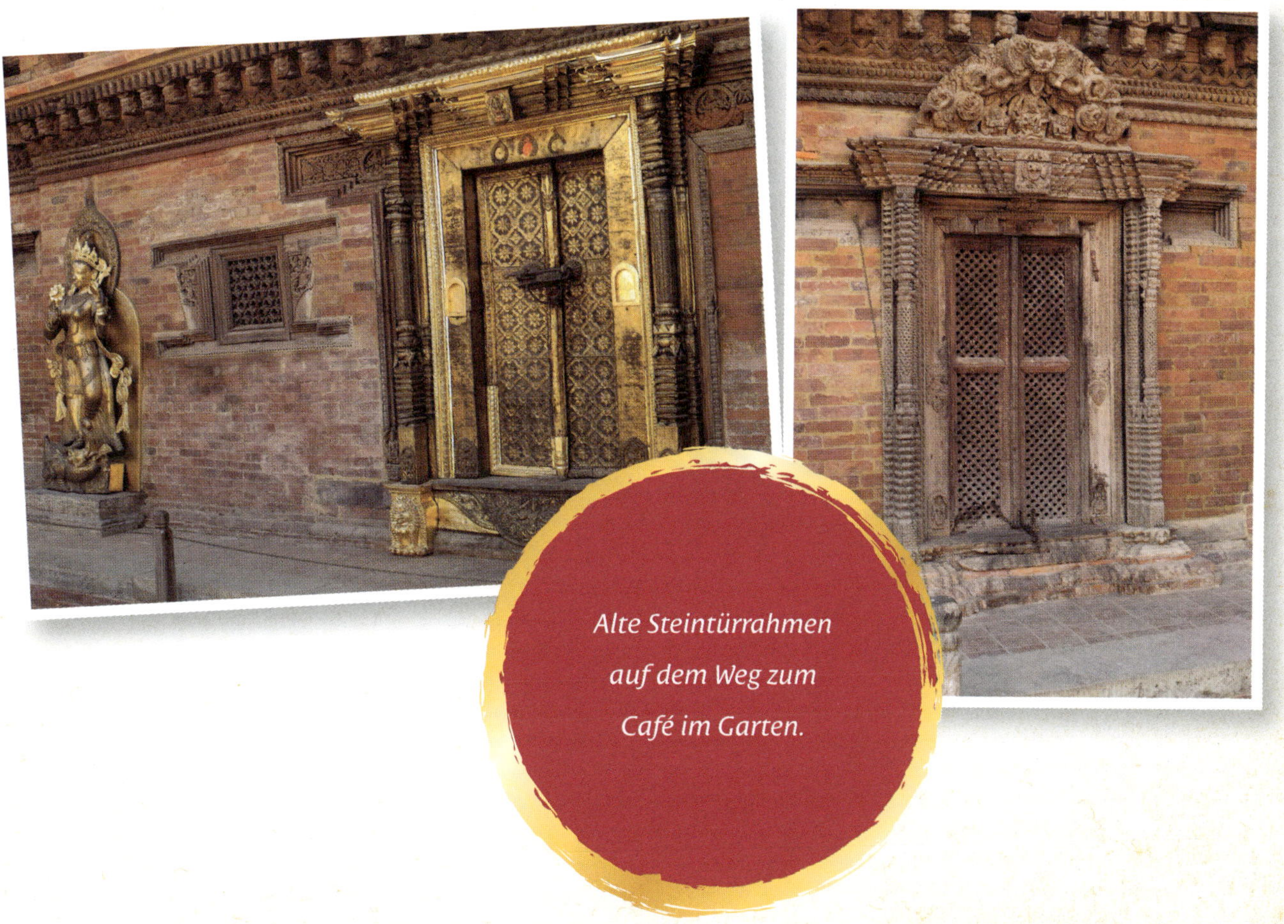

Alte Steintürrahmen auf dem Weg zum Café im Garten.

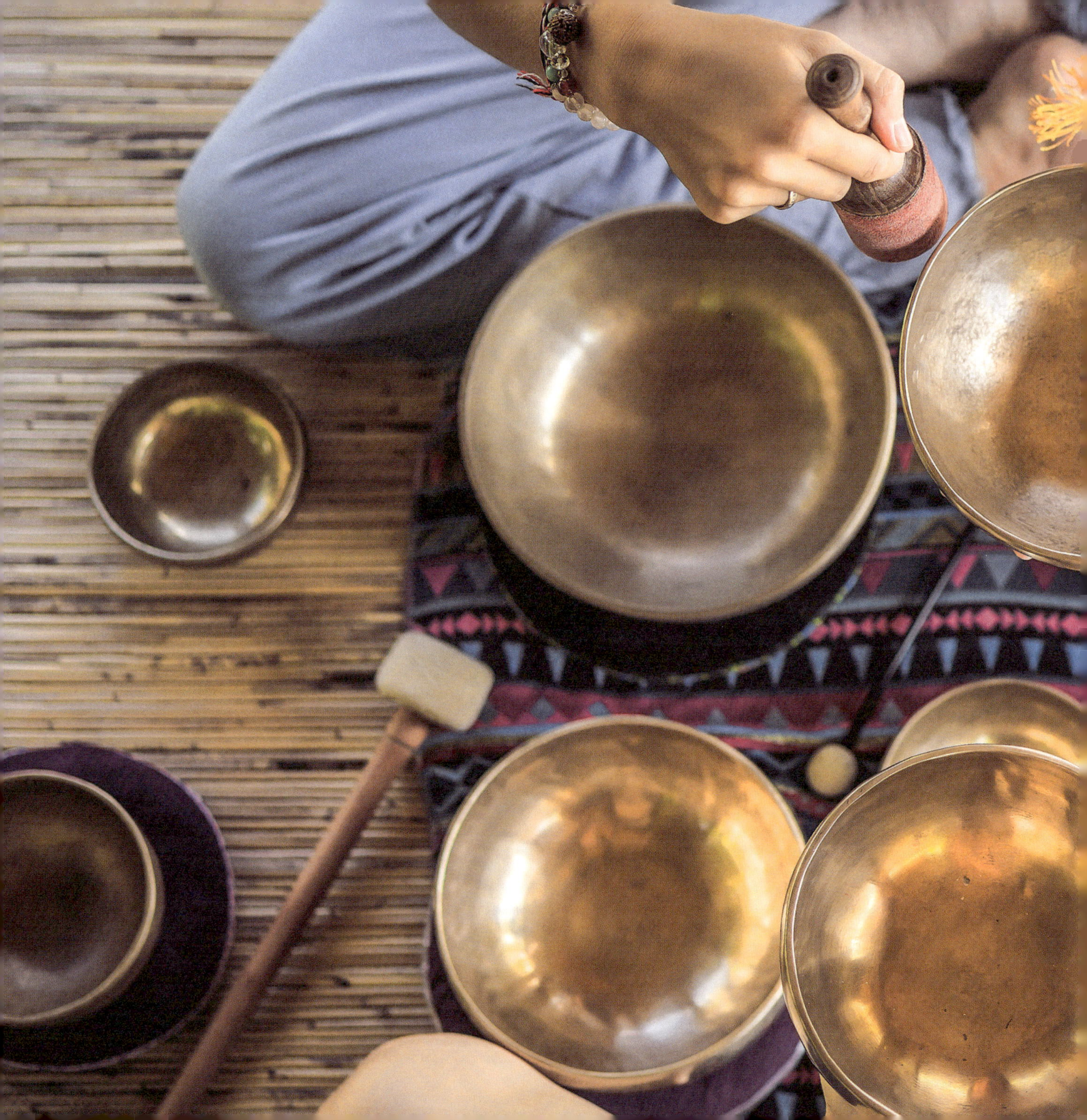

Klangschalen erleben

Klangschalen laden ein zum Hören, Fühlen und Spüren. Um diese geheimnisvolle Welt näher zu erkunden, lade ich Sie zu einigen weiteren Übungen mit vielleicht einigen neuen Wahrnehmungen ein.

Ich werde Ihnen im Folgenden die Übungen beschreiben, für die ich Ihnen empfehle, sie einfach mitzumachen und zu schauen, was Sie hören und fühlen – und was Sie mit und in Ihrem Körper sonst noch Interessantes wahrnehmen.

Es geht mir darum, Sie für neue Erlebnisse und Wahrnehmungen zu sensibilisieren, damit Sie neue und umfassende eigene Erfahrungen mit Ihren Klangschalen machen und auch weitergeben können.

»Warum?«, fragen Sie. Nun, je mehr neue Erfahrungen Sie machen, umso mehr Gespür bekommen Sie für all die Möglichkeiten in der Anwendung von Klangschalen. Wenn Ihnen neue Variationen und Anwendungen einfallen, versuchen Sie es! Achten Sie auf die Wirkung – vielleicht wirkt ja Ihre Variante besonders gut. Im Endeffekt wird aus dieser Freiheit der Nutzung Ihre persönliche Note geboren, IHR Umgang mit den Schalen.

Nichts finde ich langweiliger als Standardanwendungen aus durchstrukturierten 08/15-Seminaren, die nur gezwungene Schritt-für-Schritt-Anleitungen anbieten und den Hinweis, diesen Weg ja nicht zu verlassen. Nicht dass wir uns falsch verstehen, es ist wichtig, zuerst die Grundlagen zu kennen, damit ich überhaupt weiß, was ich tun kann, und damit ich Erfahrungen sammle. Aber irgendwann kommt der Zeitpunkt, diese Grundlagen zu modifizieren und Raum für die Entwicklung eigener Ideen und Erfahrungen zu lassen. Das Ziel dieses Buches ist es, dass Sie über die Beschäftigung mit den Grundlagen genug Sicherheit gewinnen, damit sich für Sie der Raum der individuellen Möglichkeiten öffnet!

Gerade in der heutigen Zeit, die von häufigen und teils heftigen Veränderungen durchzogen ist, wird uns immer wieder bewusst, dass die bisher geglaubten Grenzen keinen Bestand mehr haben, dass es ein Mehr und eine andere Möglichkeit gibt. Ist es daher nicht auch eine Möglichkeit, die Standards der Klangschalenanwendung zu verlassen und intuitiv neue Wege zu beschreiten? Ist es nicht auch möglich, damit neue Ergebnisse zu erzielen, die einfach »anders« sind?

Mittlere Klangschale mit Filzklöppel für die Basisübungen

Beachten Sie aber immer Ihre Grenzen – wenn es sich für Sie unangenehm anfühlt, stoppen Sie. Wenn es für Sie körperliche, medizinische oder psychische Grenzen zu beachten gibt, achten Sie darauf.

Ideal ist es, wenn Sie die ganze Übung jeweils zuerst durchlesen und dann praktisch umsetzen. Wenn etwas nicht sofort passen sollte, versuchen Sie es einfach noch einmal oder suchen Sie nach einer leichteren, für Sie passenderen Variante.

Übungen mit einer Klangschale vor dem Körper

Vielleicht haben Sie eine Klangschale geschenkt bekommen oder haben sich eine gekauft, die Sie spontan irgendwie angesprochen hat? Vielleicht steht diese schon seit Jahren ungenutzt als Deko im Raum herum? Die Frage ist dann – was mache ich jetzt damit? Wie kann ich die Schale nutzen? Und wie kann ich mein Wissen hierzu erweitern?

Basisübung – den Klang spüren

Wir benötigen bei den folgenden Übungen eine mittlere Klangschale und einen passenden Filzklöppel. Der Filzklöppel ist für diese Übungen besser geeignet, da er einen sanfteren Klang erzeugt. Es geht ja vorrangig um das Spüren und Fühlen, weniger darum, den Klang zu hören.

Setzen Sie sich aufrecht und entspannt hin, stellen Sie die Schale vor Ihren Oberkörper auf die flache Hand, ohne dass die Schale jedoch Ihre Kleidung berührt. Nehmen Sie den Filzklöppel in die andere Hand, so dass Sie die Schale entspannt anschlagen können.
Achten Sie nochmals darauf, dass Ihr Körper und speziell Ihre Schultern entspannt sind.

Schlagen Sie die Schale am Rand an. Spüren Sie die Schwingung der Schale?

Versuchen Sie jetzt die folgenden Variationen:

- Wie stark muss ich die Schale anschlagen, damit ich sie spüre?
- Wie nah muss ich die Schale halten, damit ich sie direkt körperlich spüre?
- Kann ich weniger stark anschlagen und dafür näher an den Körper gehen?
- Wie verändert sich der Ton dabei?
- Was spüre ich in meinem Oberkörper – wie nehme ich die unterschiedlichen Klänge der verschieden stark angeschlagenen Schale wahr?

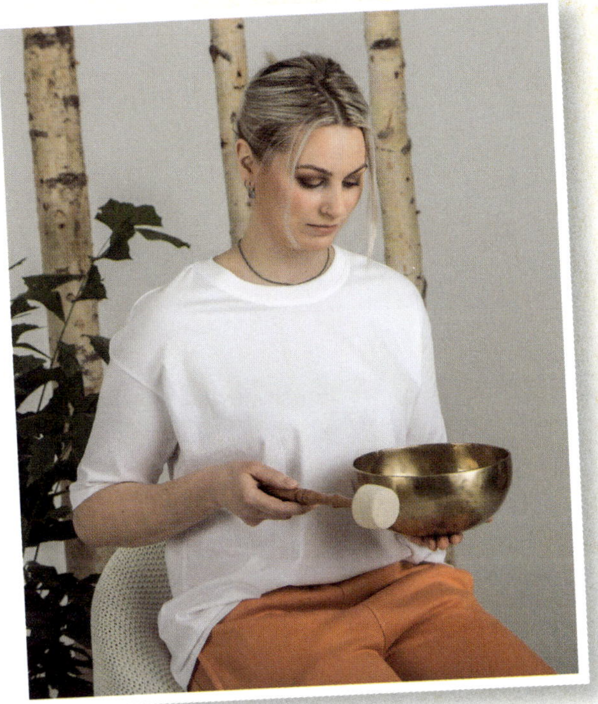

- Wo nehme ich die Schwingung wahr, mit welcher Intensität?
- Nehme ich die Schwingung unangenehm oder angenehm wahr? Können Sie sagen, warum?

Achten Sie auch auf Ihre Körperhaltung:

- Ist der Arm mit der Klangschale angespannt oder entspannt?
- Ist der Arm mit dem Klöppel angespannt oder entspannt?

- Was könnten Sie verändern, damit die Situation noch entspannter wird?
- Wie sind Ihre Schulter bzw. ist die Kopfhaltung?
- Was könnten Sie verändern, damit es noch entspannter wird?

Ebenfalls wichtig:

- Wie tief kann ich mich auf den Klang einlassen?
- Kann ich ihn entspannt wahrnehmen?
- Wie wirkt er auf mich?
- Kann ich die Alltagsgedanken gehen lassen und mich voll auf die Übung konzentrieren – oder beschäftigen sie mich noch intensiv?
- Nehme ich die Übung als entspannend wahr?
- Was kann ich tun, damit sie noch entspannender wird?
- Wie ist der Klang für mich – destruktiv, neutral oder aufbauend? Bedrohlich, mächtig, entspannend, sanft?
- Wie würde ich den Klang der Schale umschreiben, welche Eigenschaften hat er?
- Wenn ich eine alternative Schale habe, welche würde ich bevorzugen? Und warum? Welchen Ton muss meine ideale Schale haben?

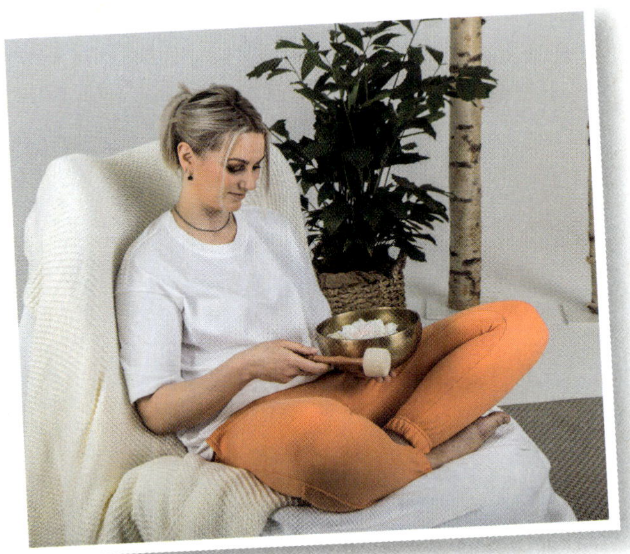

Übung mit einer Lotosblüte

Um die vielleicht noch nüchterne Basisübung ein wenig aufzulockern, möchte ich Ihnen die Lotosübung vorstellen.

Nehmen Sie ein paar tiefe Atemzüge und stellen Sie sich vor, Sie könnten eine wunderschöne Lotosblüte in die Klangschale legen. Ein Freund hat sie Ihnen aus dem Urlaub mitgebracht. Sie sind stolz auf diese wunderschöne Blüte und lächeln. Versuchen Sie, sich das wirklich bildlich vorzustellen.

Schlagen Sie die Schale erneut an.
Wie nehmen Sie den Klang jetzt wahr?
Was verändert sich, wenn Sie die Schale jetzt vor dem Oberkörper anschlagen?
Sitzen Sie einfach in Ruhe da und genießen Sie den Klang, die Blüte und das Dasein. Was hat sich verändert?

Positionen der Schale verändern

Gehen Sie mit der Schale wieder in den Brustbereich und schlagen Sie sie an. Führen Sie sie dann langsam an der Vorderseite über den Hals zum Kopf über das Gesicht, so weit nach oben, wie dies entspannt möglich ist. Schlagen Sie die Schale, wenn nötig, dazwischen nochmals ganz sanft an.

Was verändert sich – ist es angenehm oder unangenehm?

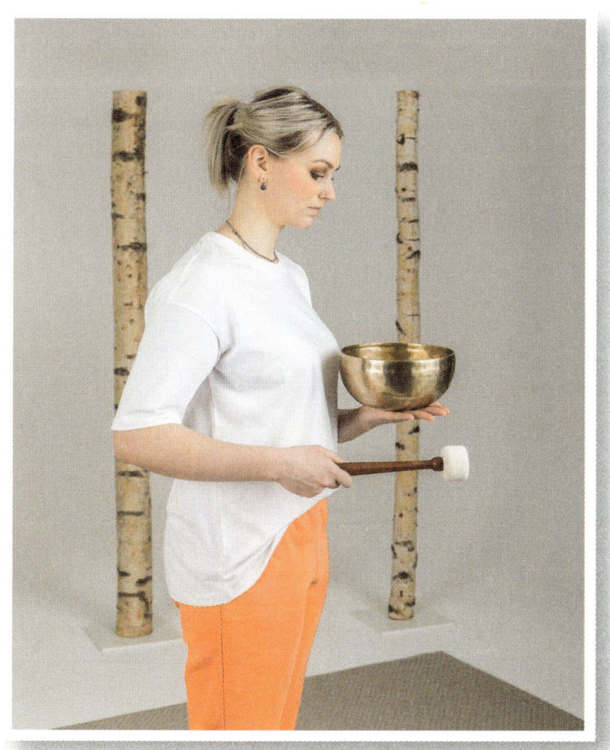

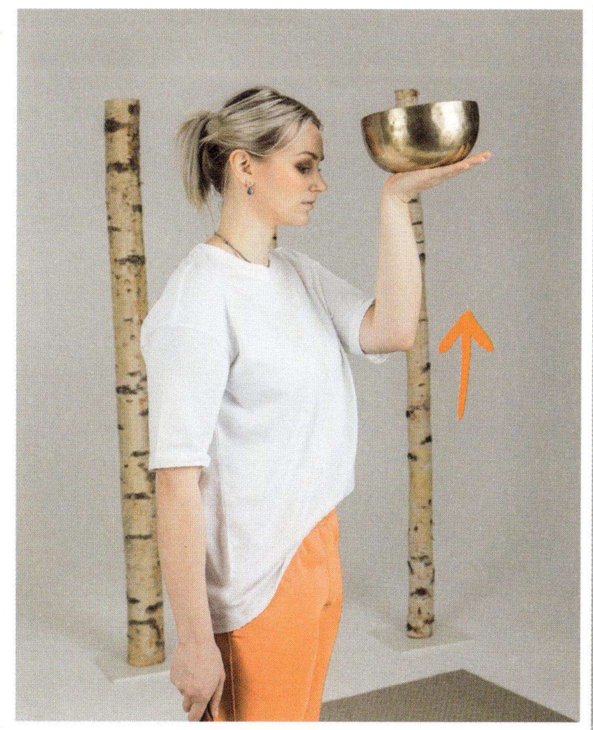

Gehen Sie nun langsam mit der Schale, die sie immer wieder anschlagen, vom Kopfbereich über den Brustbereich bis zum Becken, zu den Beinen und wieder zurück zum Bauchbereich.
Wie sind Ihre Empfindung jetzt, wo spüren Sie die Schwingung, was verändert sich ...?

Wo spüren Sie die Schwingung?
Spüren Sie die Schwingung an der Wirbelsäule aufsteigen?
Wie weit nach oben können Sie das spüren?
Was verändert sich, wenn Sie sich nochmals bewusst aufrecht hinsetzen und die Übung wiederholen?

Schlagen Sie die Schale an und führen Sie sie an Ihren Rücken. Vielleicht ist dazu ein wenig Übung nötig – aber versuchen Sie es ... (siehe Fotos S. 78)

Ahnen im Rücken

Im Rücken haben in verschiedenen alten Kulturen »die Ahnen« ihren Platz.

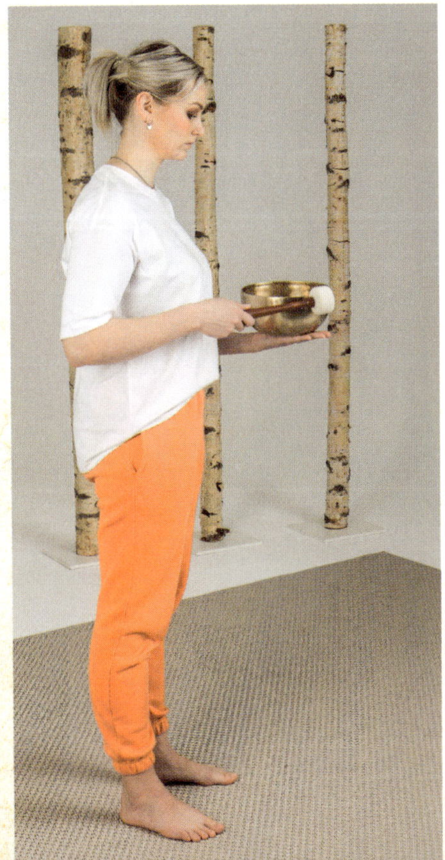

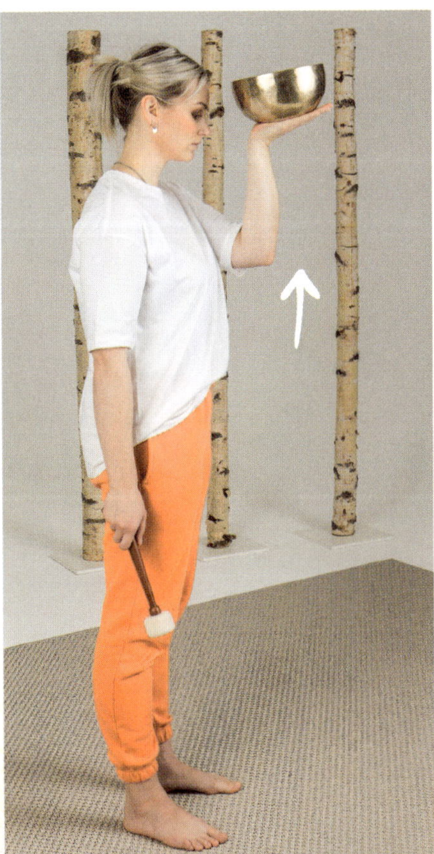

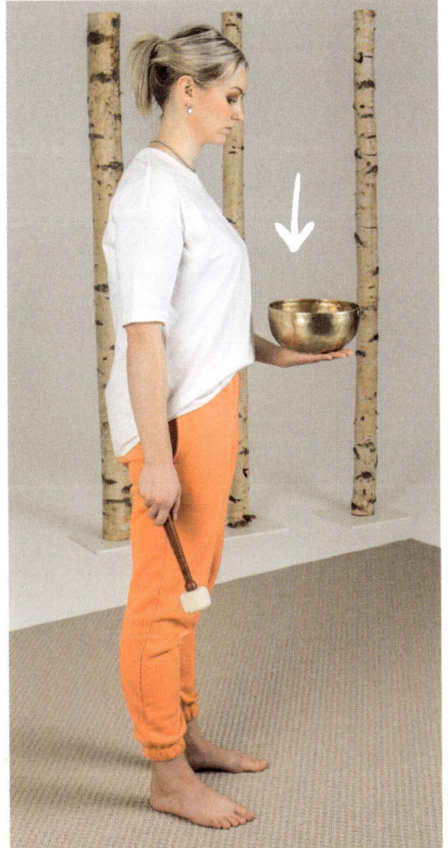

Wenn Sie mögen, können Sie beim Anschlagen im Rücken nachfühlen, was dieser Gedanke bei Ihnen bewirkt. Stellen sie sich vor, wie Ihre Eltern und Großeltern, die ganze Ahnenreihe oder auch alle Männer oder Frauen der Familienlinie hinter Ihnen und Ihrem Tun stehen und Sie unterstützen.

Wie ist dieses Erlebnis für Sie?

Wie verändert sich Ihre Haltung, wie verändern sich Ihre Gesichtszüge? Wie müsste es sein, damit die Ahnen für Sie eine Unterstützung darstellen? Wie könnte dieses Erleben Ihnen in der Zukunft helfen, wenn Sie Unterstützung benötigen?

Beenden der Übung

Was würde Ihnen als Verabschiedung aus dieser Übung guttun? Wo müssten Sie die Schale dann nochmals anschlagen, um sie sanft und mit viel Ruhe ausklingen zu lassen?

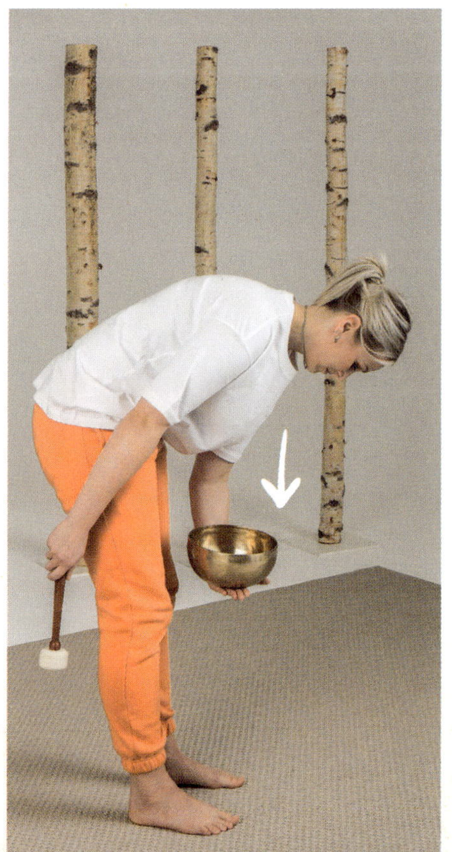

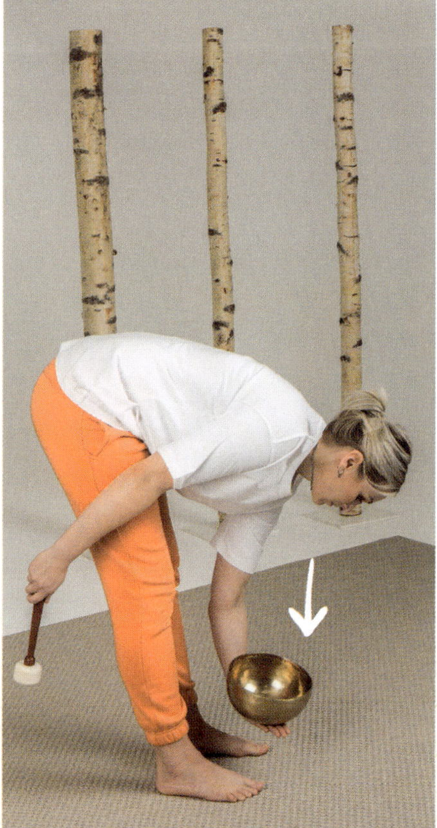

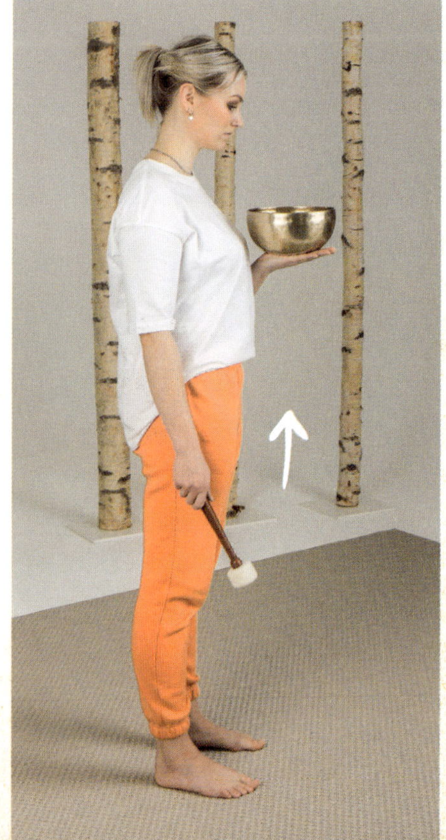

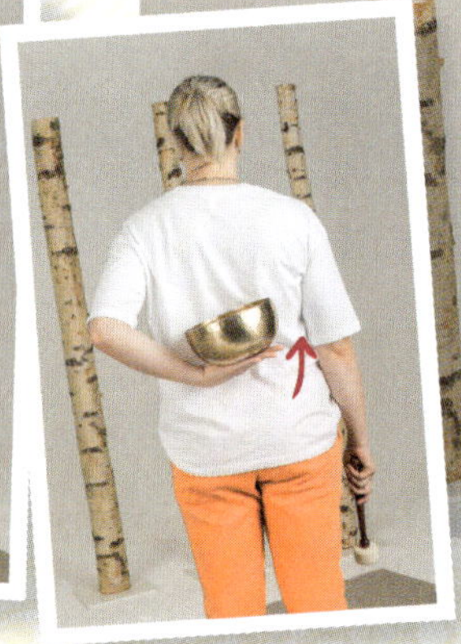

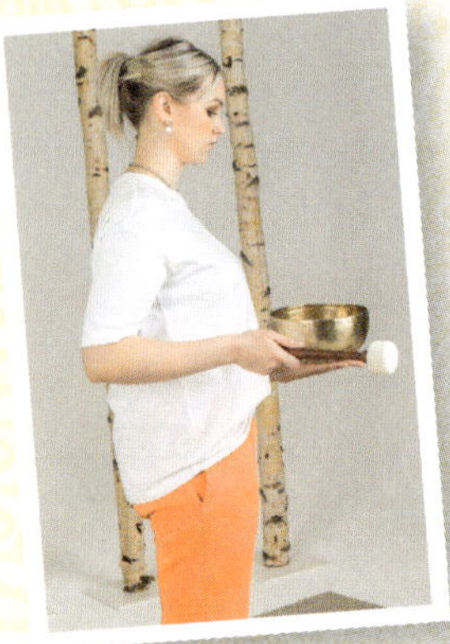

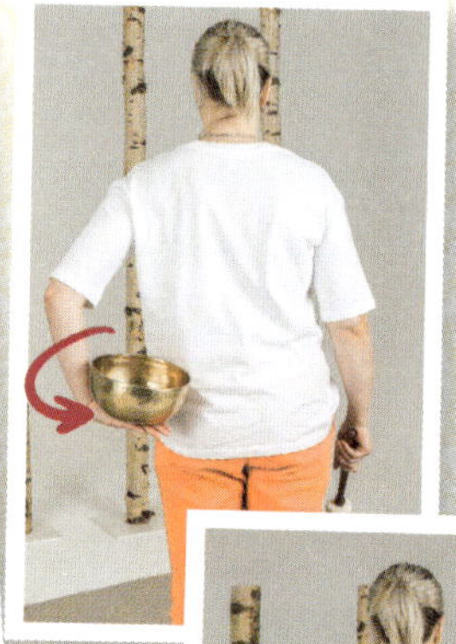

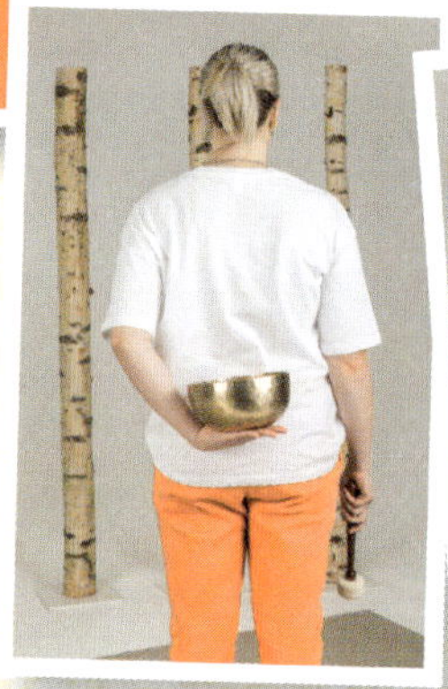

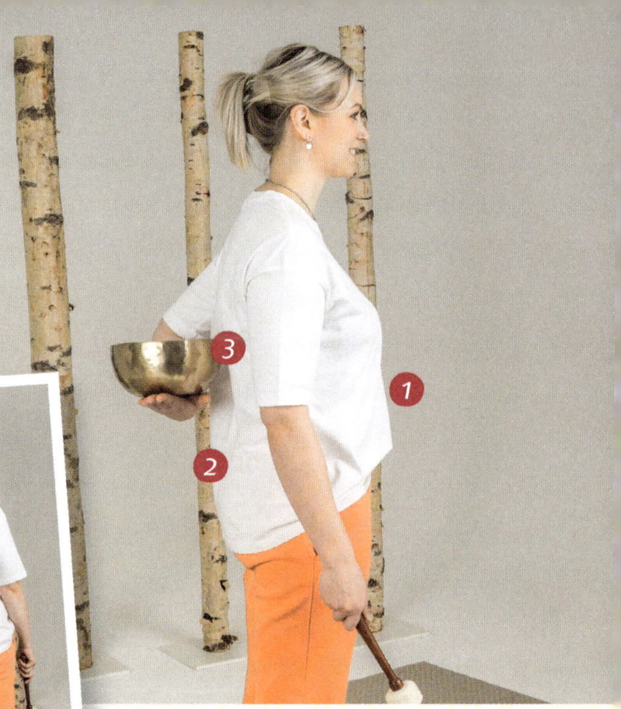

Den Klang im Rücken spüren. Der Bewegungsablauf kann etwas Übung erfordern.

Ruheinsel: Schaffen Sie sich einen Ort zum Entspannen.

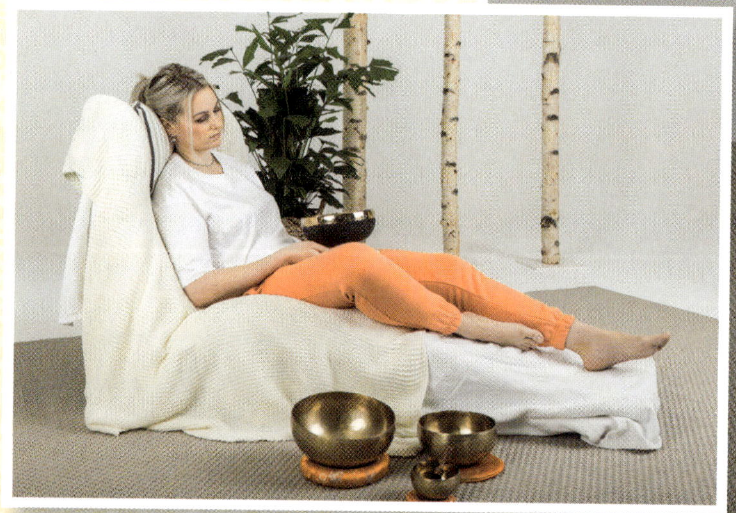

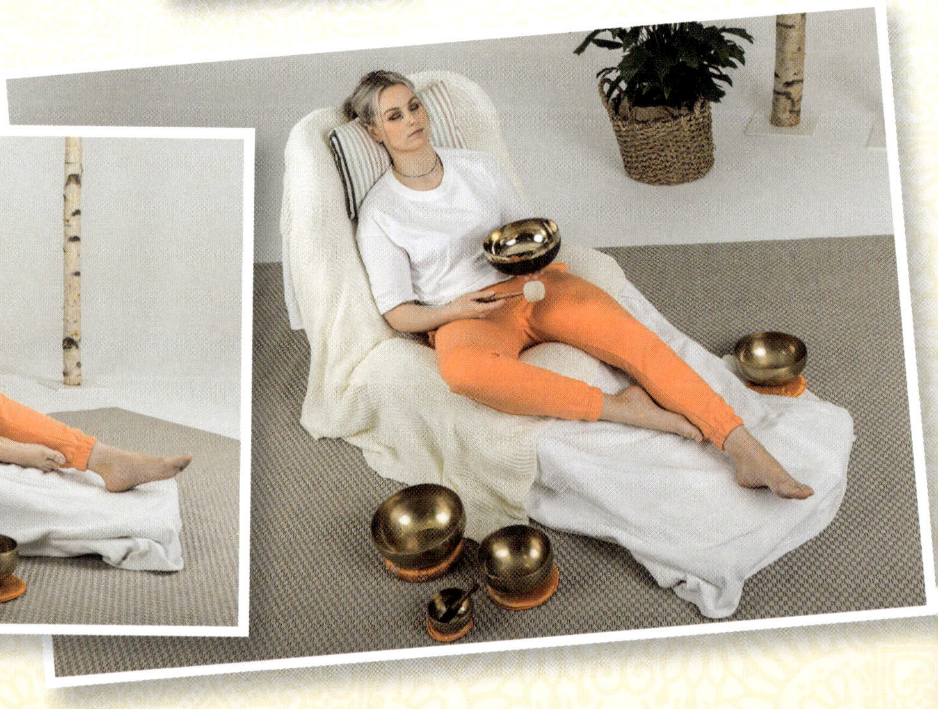

Wie wäre es, die Schale achtsam in Ihre Hände zu nehmen und ein stilles »Danke« an die Menschen zu sagen, die Ihnen gerade einfallen.

Variation: Ruheinsel finden

Falls Sie die vorherige Übung in Ruhe und Entspannung sowie mit Ihrer Konzentration auf Klang und Empfinden durchführen konnten, wäre auch die folgende Variation interessant für Sie ...

In einem ruhigen Umfeld lässt sich sehr gut den Klängen, Schwingungen und Empfindungen folgen. Aber was ist mit dem Lärm des Alltags, der uns ständig belastet? Selbst hier bei mir in einer eigentlich ruhigen Wohngegend laufen jetzt Rasenmäher und einer der Nachbarn probiert seine neue Motorsäge aus.
Es ist einen Versuch wert, ob wir uns auch bei diesem Lärm unsere Insel schaffen können, die wir vorher bei den einzelnen Übungen bereits erreicht hatten, einfach durch das Spüren der Klangschale in verschiedenen Positionen.

Konzentrieren Sie sich dazu auf Ihre bewusste Atmung, den Klang und das Spüren der Schale. Verändern Sie die Position der Schale nach Belieben, wie es Ihnen guttut. Wenn Ihre Gedanken abschweifen, kehren Sie bewusst, aber entspannt zu dieser Übung zurück und nehmen die Empfindungen wieder wahr.

Wenn dies gelingen sollte ... dann hätten Sie Ihr persönliches Rückzugsprogramm gefunden, um bei Lärm in der Umgebung, nach einem hektischen Tag oder bei Anspannung Ihre kleine Insel zu betreten und einfach darauf zu entspannen. Ich glaube, es braucht dazu nur den Mut, diese Insel zu betreten, sich diesem Raum zu öffnen mit der Konzentration auf die Klänge, die Schwingungen und wohltuenden Empfindungen. Mit dieser selbst geschaffenen Insel können wir es schaffen, belastende Dinge auszublenden und uns zurückzuziehen.

Vielleicht benötigen wir dazu ein wenig Übung, aber es liegt in Ihrer eigenen Freiheit, Ihren eigenen Raum und Ihre persönliche Insel zu betreten. Ich finde es spannend, einen persönlichen Rückzugsraum zu haben, den ich immer wieder aktiv nutzen kann.

Übungen mit einer Klangschale auf dem Körper

Gehen wir nun einen Schritt weiter zu dem Erlebnis, die Klangschale direkt auf dem Körper zu spüren und ihre Schwingung zu erleben.

Zur Vorbereitung ist Folgendes sinnvoll:

Sie benötigen eine Klangschale, bei der auch die Schwingung auf dem Boden gut zu spüren ist. Hierfür eigenen sich, wie oben bereits beschrieben, getriebene Schalen mit einem Gewicht zwischen 0,7 und 1,5 bis max. 2 Kilogramm. Ein für Sie angenehmer Klang ist ebenfalls wichtig, dies ist die Grundlage für eine Entspannung.

Wenn die Schale kalt ist, können Sie sie während der Vorbereitung einige Minuten mit warmem Wasser oder auf der Heizung anwärmen.

Sie brauchen daneben einen Filzklöppel, um einen sanften, angenehmen Klang entstehen zu lassen. Wählen Sie einen geeigneten Ort, an dem Sie sich entspannt möglichst flach hinlegen können und an dem links und rechts von Ihnen noch ein wenig Platz ist, um die Schale bei Bedarf abzustellen. Ob Ihnen ein kleines Kissen unter dem Kopf oder den Knien zum entspannten Liegen guttut, können Sie selbst entscheiden.

Ruhe ist essenziell, Sie müssen ungestört sein. Nehmen Sie sich dafür die Zeit und schalten Sie alle störenden Geräusche sowie das Handy aus. Entspannte, lockere und möglichst dünne Kleidung ist sinnvoll, damit Sie die Schale auch spüren können, möglichst ohne Gürtel, der sie sonst einengt. Ringe, Schmuck usw. nehmen Sie am besten ab.

Ankommen:

Legen Sie sich entspannt auf den Rücken, stellen Sie die Klangschale griffbereit mit dem Klöppel neben sich und schließen Sie für ein paar tiefe Atemzüge die Augen.
Spüren Sie, wie Ihr Körper auf der Liegefläche aufliegt, wo er die Liegefläche berührt.
Bewegen Sie Ihren Körper leicht hin und her, bis er angenehm entspannt aufliegt.

1. Übung: Der Beginn auf dem Bauchbereich

Greifen Sie zu Ihrer Klangschale und stellen Sie sie auf Ihren Bauch, etwas unterhalb der Rippenbögen. Die Schale sollte einen guten und sicheren Stand haben.

Nehmen Sie die Schale beim Atmen wahr – »Hier steht eine Schale auf meinem Bauch« –, die Schale steht sicher und behindert Sie nicht beim Atmen.

Schlagen Sie die Schale knapp unter dem oberen Rand leicht von außen an und spüren Sie, wie sich die entstehenden Schwingungen im Bauchraum

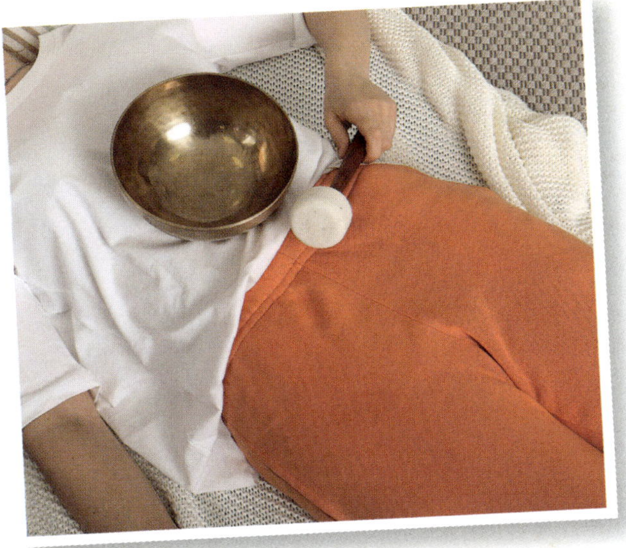

ausbreiten. Zuerst nur wahrnehmen, den Atem und die Bewegung spüren, die Schwingung spüren. Verlängern Sie die Abstände des Anschlagens und spüren Sie tiefer in sich hinein.
Wie lange spüren Sie die Schwingungen?

Nach einer kleinen Pause schlagen Sie die Schale erneut an und fühlen nach, wie weit und wo Sie die Schwingung spüren können. Achten Sie auf entspanntes Atmen, das mit jedem Atemzug entspannter werden darf. Beachten Sie auch, wo Ihr Körper noch angespannt ist und wie sich dies nach dem nächsten Anschlagen eventuell verändert.

Variieren Sie mit der Stärke des Anschlages – zuerst stärker, dann sanfter. Wie nehmen Sie diese Veränderung wahr? Wie weit nehmen Sie die Schwingung wahr? Was ist für Sie angenehm?

Achten Sie auch darauf, dass Sie möglichst entspannt liegen und den Arm beim Anschlagen ebenfalls möglichst entspannt halten und wieder ablegen können.
Durch die Veränderung der Anschlagstärke finden Sie mehr und mehr den Unterschied zwischen Hören und Spüren heraus. Denn das, was Sie manchmal fast nicht mehr hören, können Sie vielleicht doch noch sehr gut spüren. Dies können Sie besonders beim Ausklingen einer Schale nach dem Anschlagen wahrnehmen.

2. Übung: Veränderungen der Positionen

Verlagern Sie nun die Position der Schale langsam in Richtung Beckenbereich und schlagen Sie sie an. Versuchen Sie vor dem nächsten Anschlagen einen Rhythmus von

anschlagen • spüren • wahrnehmen
• kleine Pause mit bewusstem Atmen

einzuhalten und zu wiederholen, um auch ein wenig Zeit zwischen den einzelnen Schlägen zu haben

und somit auch mehr Zeit für die Wahrnehmung der Veränderung.
Variieren Sie auf der gleichen Position auch mit der Anschlagstärke, um die Unterschiede bewusst wahrzunehmen. Bei späteren Übungen nehmen Sie dann die Anschlagstärke, die Ihnen guttut.

Verändern Sie nun die Position erneut in Richtung Beckenbereich, bis Sie am Becken angelangt sind – immer mit einer kleinen Pause, dem Anschlagen, Spüren und Wahrnehmen.

Gehen Sie nun in kleinen Schritten wieder nach oben bis zum Brustbereich:

anschlagen • spüren • wahrnehmen
• kleine Pause mit bewusstem Atmen.

Dann weiter bis zum Halsbereich. Hier werden Sie vielleicht bemerken, dass Ihnen der Klang, die Schwingung unangenehm bzw. bedrohlich vorkommt. Erfahrungsgemäß sind wir in Richtung Hals/Kopf sehr sensibel. Hier ist ein noch bewussteres und sanfteres Anschlagen sinnvoll. Oder Sie nehmen wahr, dass hier einfach eine Grenze ist, die zu überschreiten Ihnen nicht mehr guttun würde. Auch dies ist eine sehr wichtige Erfahrung.

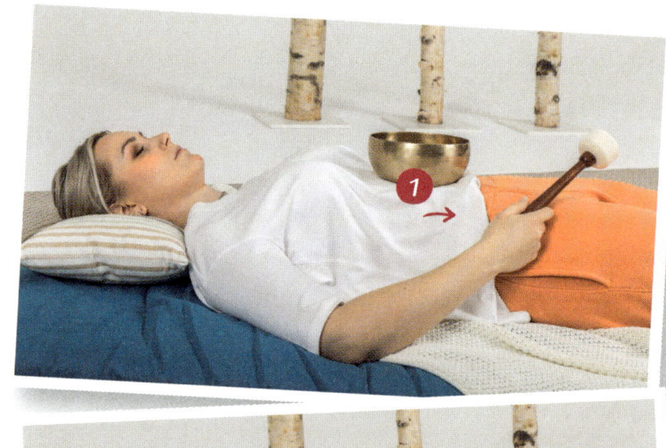

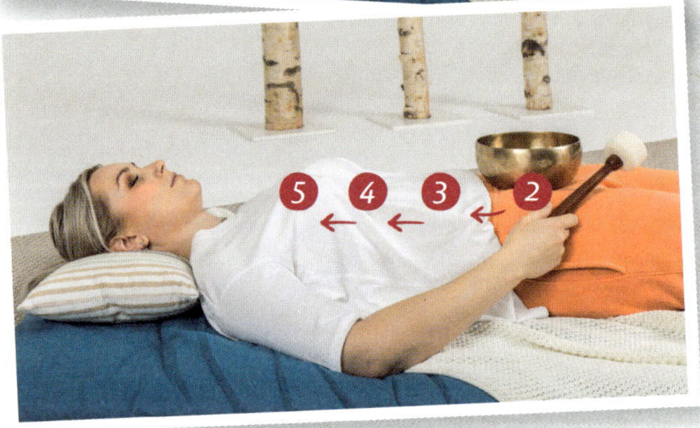

Überlegen Sie: An welcher Stelle war die Übung für Sie am intensivsten?
Können Sie sagen, warum? Wo haben Sie die Schwingung am angenehmsten gespürt und was hat dies bewirkt? An welcher Stelle war es für Sie unangenehm? Warum?
Wie empfanden Sie das bewusste Ein- und Ausatmen vor dem erneuten Anschlagen?

Stellen Sie die Schale nochmals auf die angenehmste Stelle und gönnen Sie sich einen kleinen Ausklang der Übung mit einem erneuten bewussten Anschlagen und dem Wahrnehmen der wohltuenden Schwingung.

Oberkörper-Kreis-Übung

Legen Sie sich wieder an einen angenehmen Ort. Dieses Mal sollten Sie auch wieder darauf achten, dass Sie möglichst viel Raum neben Ihrem Körper haben, damit Sie die Schale neben sich aufstellen können.

Sie können mit der Klangschale rund um den Oberkörper eine weitere Übung an verschiedenen Stellen und im Uhrzeigersinn durchführen.

Der Kreis sollte wieder in der Mitte des Oberkörpers, leicht unter dem Brustraum beginnen. Dann finden Sie einen Platz zwischen Ihrem rechten Arm und dem Körper, wobei Sie den Arm seitlich ausstrecken sollten, damit die Seitenwände der Klangschale nicht Ihren Körper berühren. Das Anschlagen sollten Sie nun mit der gegenüberliegenden Hand durchführen.

Die nächste Position ist auf dem Handteller der rechten Hand, dazu den Arm wieder ein wenig näher am Körper platzieren und die Schale in die flache Hand stellen – nicht festhalten. Anschlagen mit der gegenüberliegenden Hand.

Darauf folgt die Position über der Schulter, zwischen Ohr und Schulter. Achten Sie hierbei auf ein sanftes Anschlagen wegen der Nähe zum Ohr.

Dann platzieren Sie die Schale, wenn möglich, hinter dem Kopf – wieder mit sanftem Anschlagen.

Weiter zur linken Seite zwischen Ohr und Schulter. Dann die Schale auf den Handteller der linken Hand stellen.
Danach unter den abgewinkelten linken Arm. Abschließend stellen Sie die Schale nochmals auf den Bauchraum.

Ich schlage Ihnen vor, die Übung in zwei Teilen durchzuführen. Im ersten Teil sollte es nur darum gehen, wo die Schale steht und wie sie angeschlagen wird – also eine »Trockenübung«. Wenn dies klar ist, sollten Sie die Übung noch drei bis vier Mal wiederholen, um dann auch entspannter auf die Wahrnehmung des Klangs und der Schwingungen achten zu können. Mit jeder Übung wird es einfacher werden, die Positionen zu verändern und sich auf die Schwingung einzulassen.

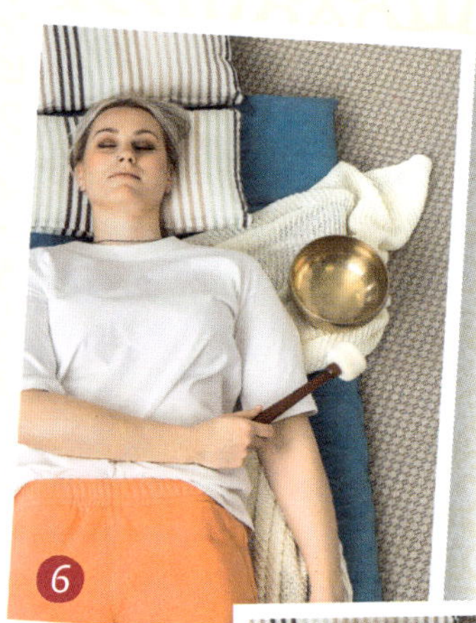

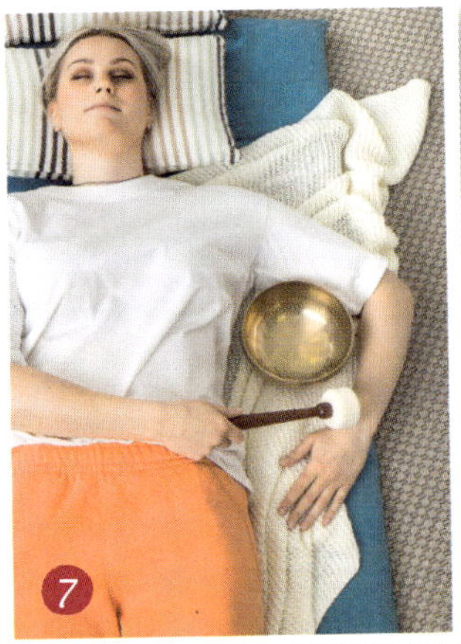

Klangschalen-Positionen zur Oberkörper-Kreis-Übung

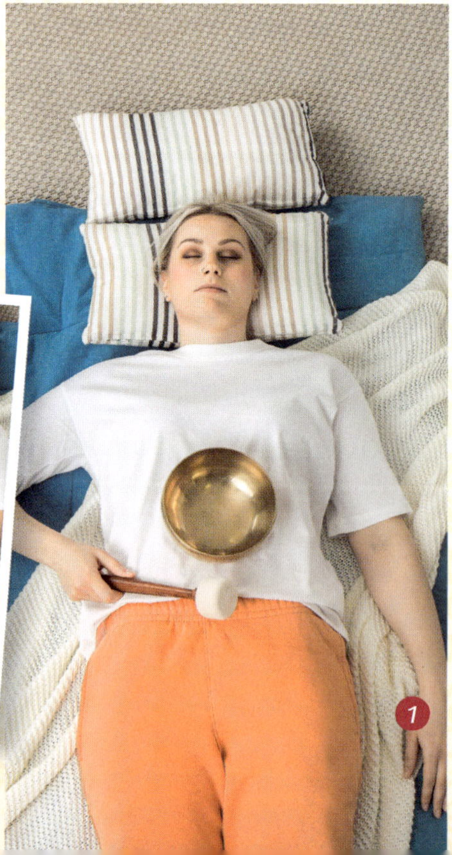

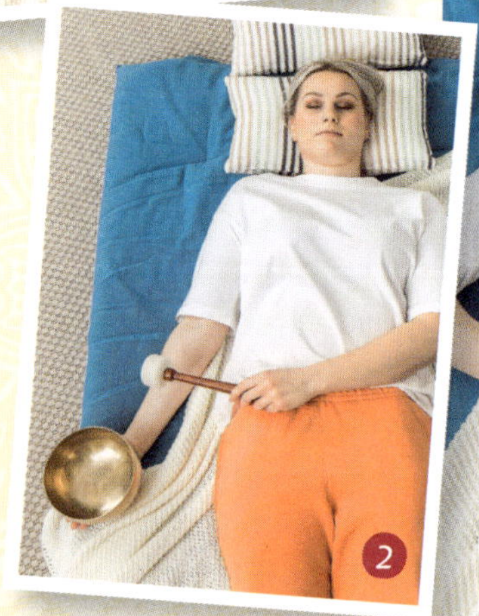

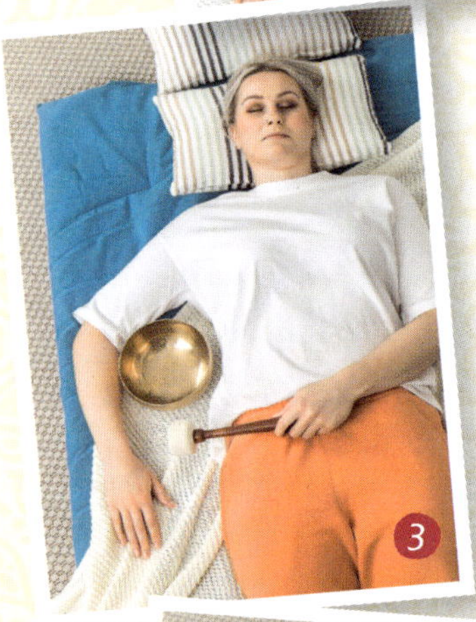

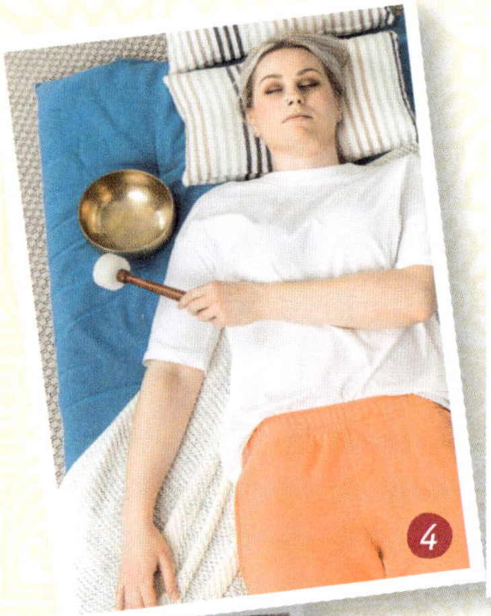

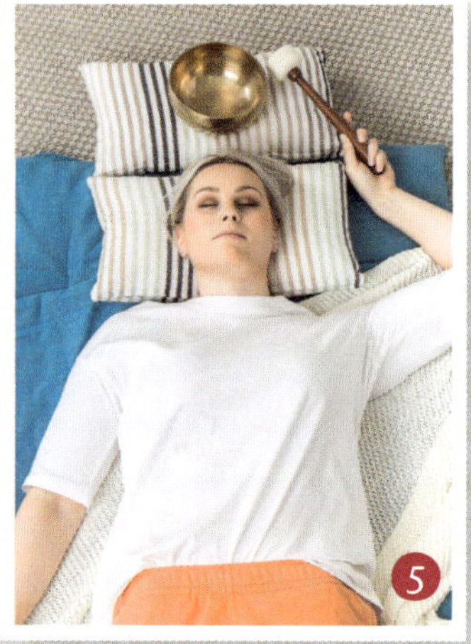

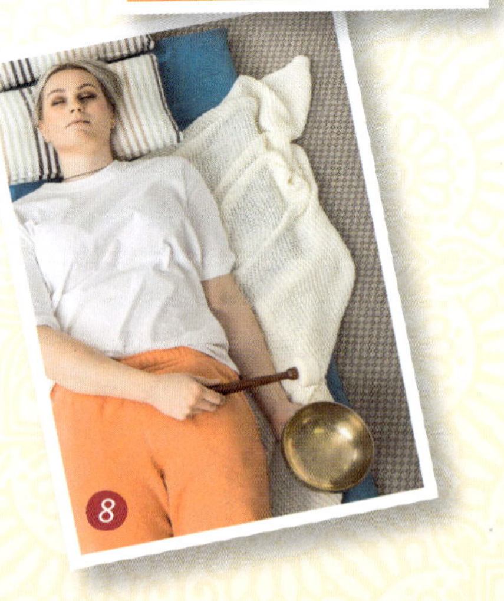

Falls einige Positionen zu kompliziert sind für Sie, lassen Sie sie einfach weg und übernehmen Sie nur die Positionen, die für Sie angenehm und einfach anzuschlagen sind oder wo Sie einen guten Platz für die Schale finden.

Achten Sie bei jeder Position wieder auf

anschlagen • spüren • wahrnehmen
• kleine Pause mit bewusstem Atmen,

bevor Sie zur nächsten Position weitergehen. Die kleine Atempause ist wichtig, um sich die Zeit für das richtige Spüren beim Ausklingen der Schale zu gönnen. Manchmal ist weniger einfach mehr ...

Große Körper-Kreis-Übung

Die Übung mit dem Oberkörper-Kreis können Sie nun noch erweitern (siehe Fotos Seite 86).

- Starten Sie beim Oberbauchbereich und wandern Sie langsam zum Beckenbereich,
- dann die Schale rechts neben den Oberschenkel stellen, so weit, dass Sie sie noch entspannt anschlagen können,
- dann weiter zur Handfläche,
- danach steht die Schale an der Seite des rechten Oberarms,
- dann über der rechten Schulter,
- hinter dem Kopf – falls möglich –,
- über der linken Schulter,
- an der Seite des linken Oberarms,
- auf der Handfläche der linken Hand,
- neben dem linken Oberschenkel und
- schließlich gehen Sie über den Beckenbereich langsam zurück bis zum Oberbauch.

Wie bei der vorherigen Übung empfehle ich zuerst eine »Trockenübung«, bei der Sie die Schale, ohne sie anzuschlagen, auf die verschiedenen Positionen stellen, damit die spätere Übung entspannter ablaufen kann.

Falls Sie weitere »Zwischenschritte« einfügen möchten – probieren Sie es aus, ebenso können Sie die Standorte der Schale variieren, falls Ihnen einer als zu umständlich erscheint. Wie vorher beschrieben, sind die Übungen nur Vorschläge und Ideen, damit Sie die Möglichkeiten ausprobieren können und so Ihren eigenen Ablauf finden.

Anregung, um mögliche Positionen zu üben

Da wir immer wieder davon sprechen, dass SIE Ihr Eigenes finden sollten, habe ich Ihnen nun einen Vorschlag über mögliche Positionen erstellt, wo

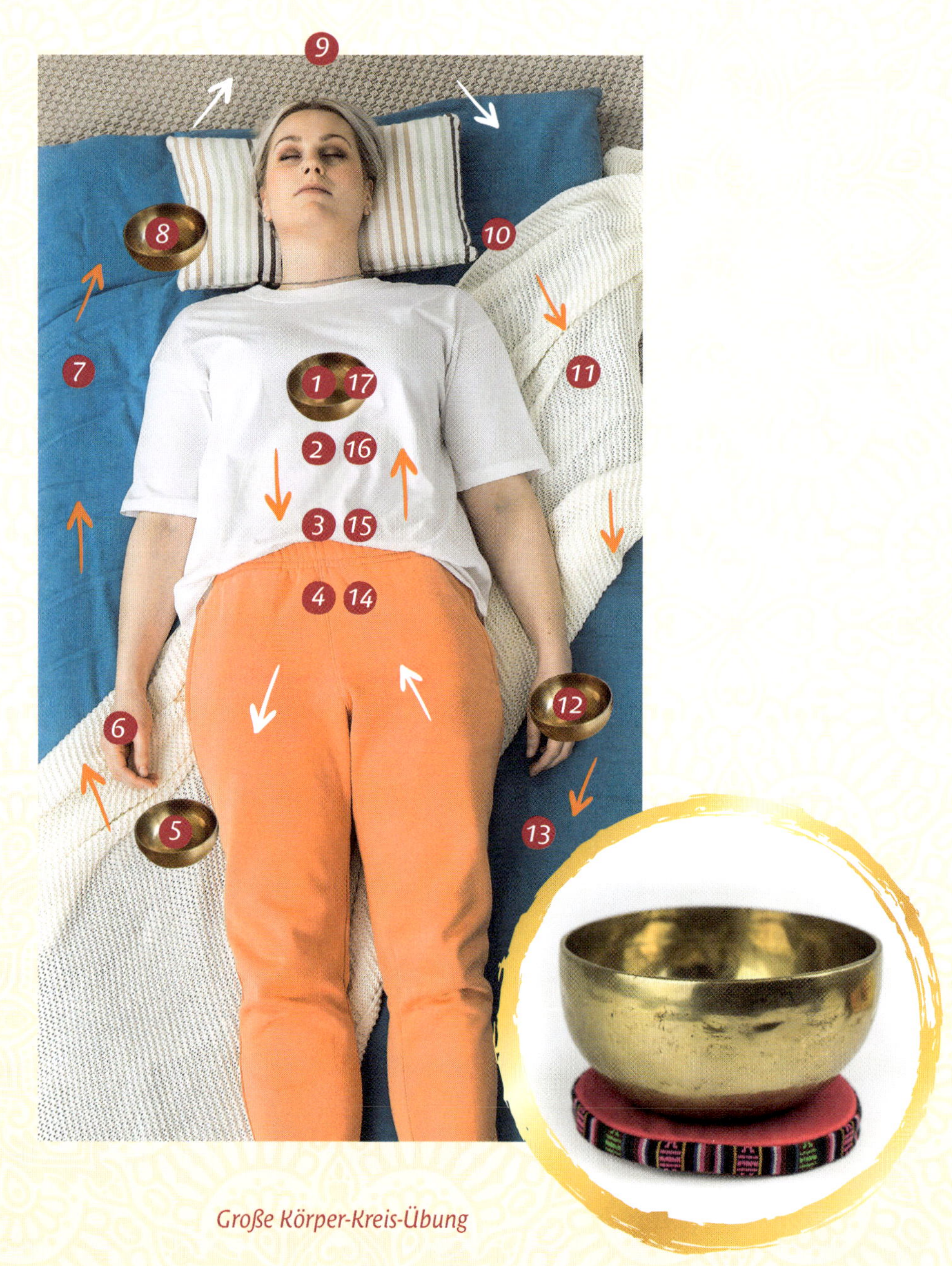

Große Körper-Kreis-Übung

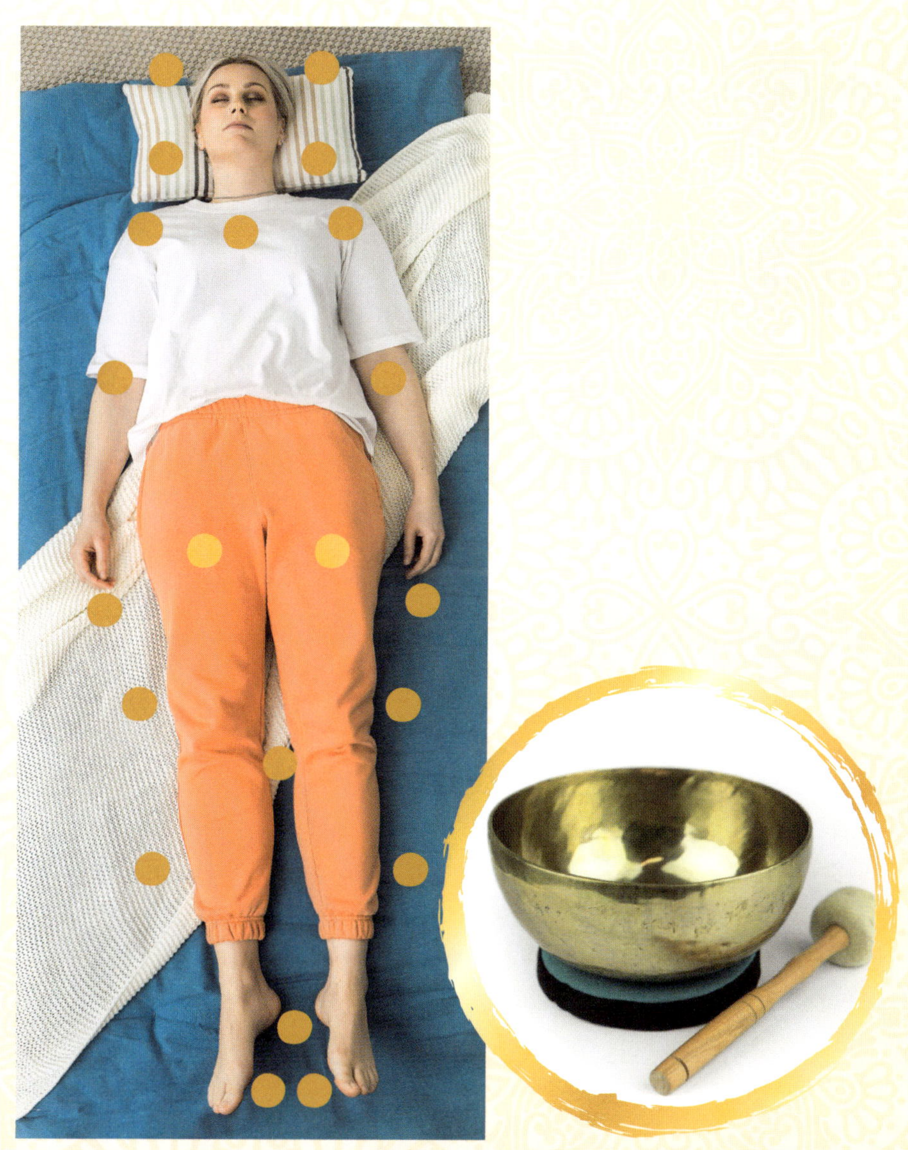

Mögliche Positionen zum Anschlagen der Klangschalen

Sie eine Klangschale aufstellen könnten, um die Schwingung zu spüren. Wenn Sie mögen, testen Sie spielerisch die Standorte und die Wirkung, um selbst zu erfahren, was für Sie passen könnte.

»Nun ja«, werden Sie sagen, »warum brauche ich das?«
Ja – da haben Sie Recht, vielleicht brauchen Sie diese Skizze und das Ausprobieren wirklich nicht, aber ich denke, Sie erweitern Ihren Horizont und bieten Ihnen neue Möglichkeiten. Vielleicht machen Sie an dieser Stelle noch besondere, für Sie neue Erfahrungen.

Den »unsicheren Stand« der Klangschale festigen

Es gibt zwei wesentliche Gründe, die eine Schale verrutschen lassen.
Der einfachste Grund ist, dass die Oberfläche Ihrer Kleidung der Schale keinen richtigen Halt beim Anschlagen bietet, das heißt, der Stoff ist sehr glatt. Wenn dem so ist, versuchen Sie es mit anderer Kleidung – oder stellen Sie die Schale direkt auf die Haut, dann hat sie den besten Stand, so rutscht sie fast gar nicht. Sie können auch ein kleines Tuch aus rauerem Material benutzen, um das Rutschen zu verhindern.

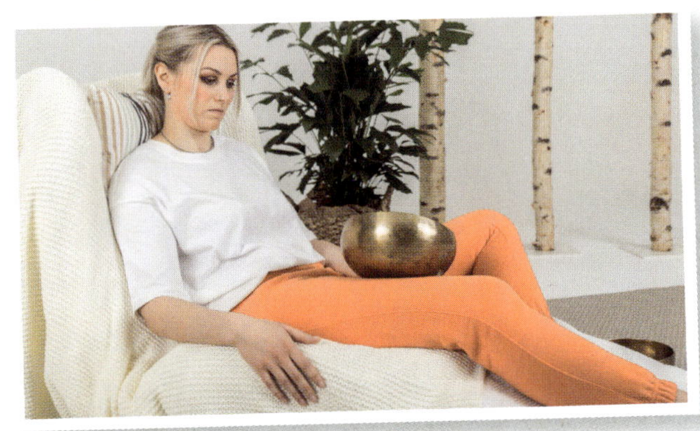

Unsicherer Stand z. B. auf dem Oberschenkel

Ein weiterer Grund, warum die Schale verrutschen kann, ist, dass der Standort auf weichem Körpergewebe keinen festen oder flachen Untergrund bietet, wie z. B. auf dem Bauchraum, der sich auch noch durch unseren Atem ständig hebt und senkt.

Das führt zu Unsicherheiten und lenkt nicht nur den Behandelten ab. Man achtet nebenbei immer darauf, was die Schale macht, ob sie kippelt, wackelt. Darum sollten Sie sich nicht kümmern müssen. Ein sicherer und ruhiger Stand der Schale ist somit ein entscheidender Punkt für ein entspanntes Wahrnehmen der Schwingungen.

Ich möchte Ihnen nun einige Anregungen geben, wie Sie den Stand der Klangschale »sicherer« machen können.

Beispiel Schulter:

Wenn Sie z. B. Schmerzen in der Schulter haben, kann die entspannende Schwingung der Klangschale hier besonders guttun. Idealerweise würde man die Schale auf der Schulter aufstellen. Je nach Standort wackelt die Schale jedoch. Hier haben sich gerollte Tücher, ein kleines festeres Kissen oder gefaltete Handtücher bewährt. Die Schale steht jetzt zur Hälfte oder mit einem Teil des Bodens auf dem gefalteten Handtuch, mit der anderen Hälfte auf der Schulter. So können Sie die Schale nun entspannt anschlagen und sie kann auch gut schwingen, da die schwingenden Seiten ja frei sind.

Auf die gleiche Weise kann ich eine Schale auf einem Oberschenkel zum Schwingen bringen.

Wenn ich nur eine kleinere Unebenheit auszugleichen habe oder die Klangschale bei einer schrägen Position abzurutschen droht, reicht oft ein kleines Tuch, ein Gästehandtuch oder eine gerollte Klangschalenunterlage. Die gerollte Variante zeigt oft mehr Festigkeit und bleibt leichter an der platzierten Stelle.

Wie bereits erwähnt, sollte die Schale auf der Unterlage stehen und seitlich nicht dadurch begrenzt werden. Die Schale sollte ebenso nicht in ein weiches Kissen einsinken, da dies den Klang dämpft.

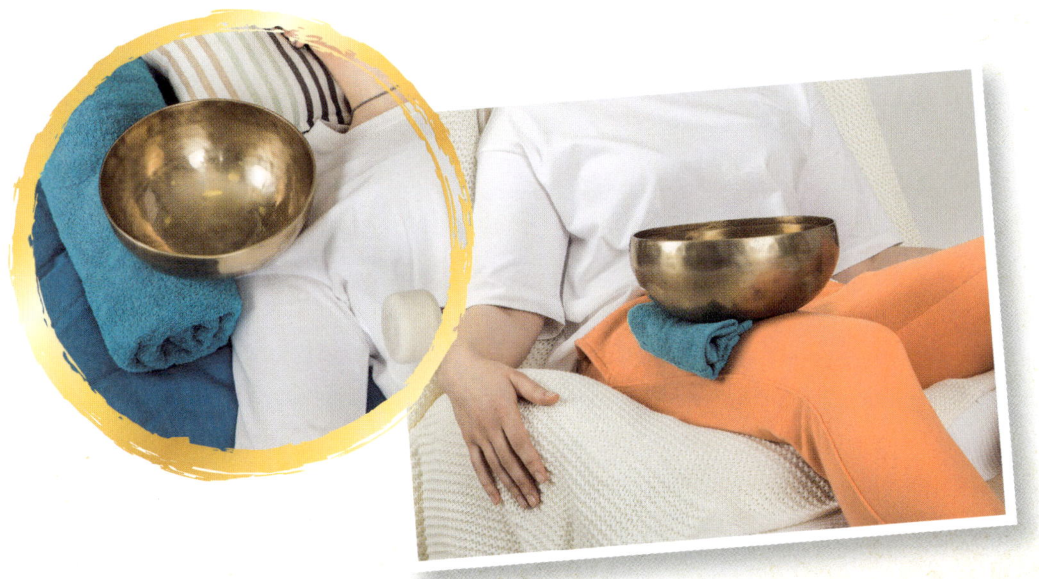

Ein gerolltes Tuch festigt den Stand der Klangschale

Klangschale auf dem Rücken in Bauchlage

Nun wird es ein wenig aufwendiger – doch das Ergebnis wird sich auf jeden Fall lohnen. Wir haben ja als letzten Punkt den »unsicheren« Standort angesprochen. Unser Körper hat auf der leicht zugänglichen Vorderseite leider viele »unsichere« Standorte für eine Klangschale. Gerade wenn z. B. »ein wenig Bauch« vorhanden ist – oder im Brustbereich –, ist ein sicherer Stand der Klangschale oft sehr schwierig zu erreichen. Meist haben wir das Gefühl, die Schale könnte verrutschen oder vom Körper herunterfallen.

Als Alternative bietet sich der Rücken an. Der Rücken bietet mit der Wirbelsäule einen guten Standort – vom Becken bis zum Halsbereich. Die Schwingungen können wir hier auch sehr gut im ganzen Körper spüren, sie werden über die starke Muskulatur und die Wirbelsäule oft sogar noch besser weitergeleitet.

Die Herausforderung besteht nun im Anschlagen der Schale, die wir auf dem Rücken nicht sehen können. Daher ist ein wenig Übung nötig, wenn man alleine ist.
Aber dafür können wir nach dem Anschlagen wirklich entspannt die Schwingungen bis zum letzten Ton wahrnehmen und, da die Schale sicher steht, auch noch sehr gut nachspüren. Dafür lohnt sich das Üben wirklich.

Sehr einfach kann diese Übung natürlich mit einem Freund/Partner/Bekannten durchgeführt werden – dann ist sie natürlich noch entspannender, da Sie selbst die Schale nicht anschlagen müssen, sondern einfach entspannt genießen können.

Fangen wir nun mit der Vorbereitung an. Legen Sie sich entspannt auf den Bauch. Eine etwas rauere Oberfläche der Kleidung möchte ich nochmals empfehlen, damit die Schale auch auf dem Rücken sicher stehen kann.

Nun stellen Sie Ihre Schale direkt auf die Wirbelsäule im unteren Rücken. Das Anschlagen ist ein wenig schwierig, es mag am Anfang auch danebengehen, aber mit ein wenig Übung klappt es sehr schnell.

Jetzt können Sie zwischen folgenden beiden Alternativen wählen. Entweder Sie legen den Arm direkt neben dem Körper ab und schlagen die Schale nur aus dem Handgelenk an – oder Sie nehmen den ganzen Arm zu Hilfe. Versuchen Sie beide Varianten einige Male und schauen Sie, was einfacher für Sie ist.

Die Wirbelsäule bietet einen sicheren Standort.

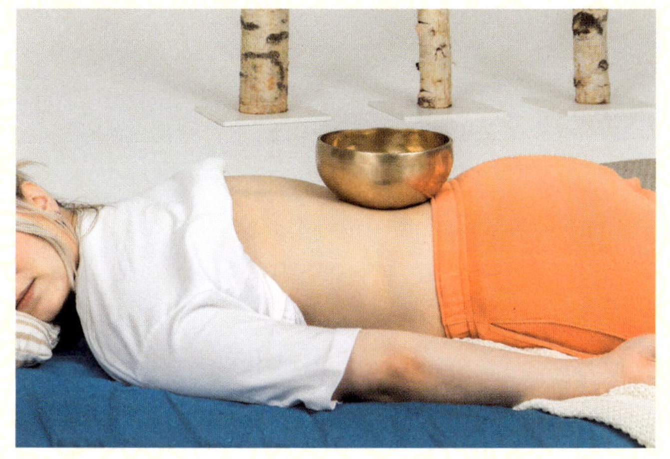

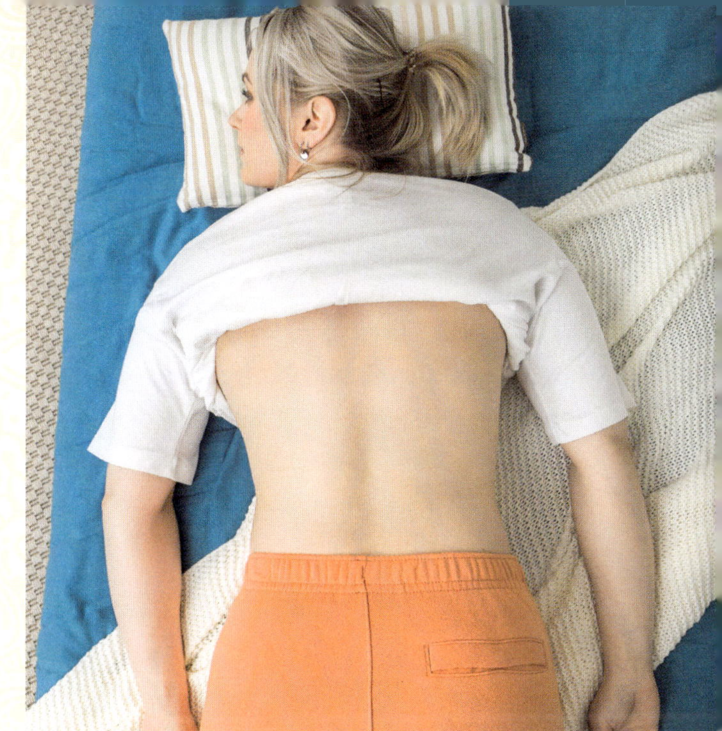

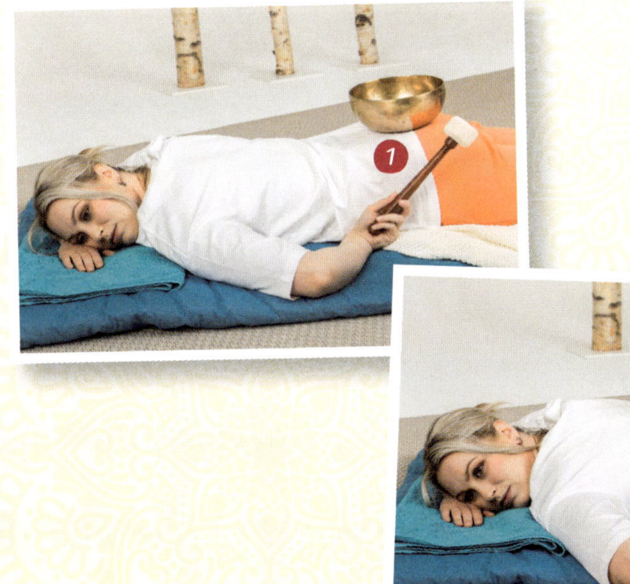

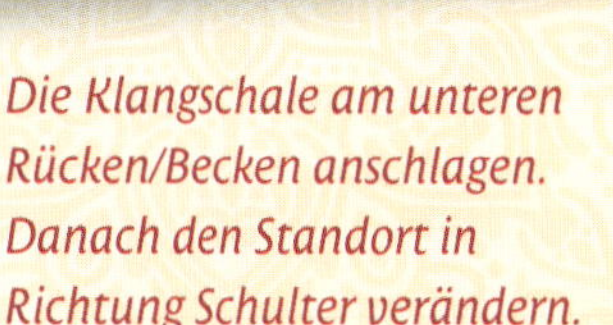

Die Klangschale am unteren Rücken/Becken anschlagen. Danach den Standort in Richtung Schulter verändern.

Wie gesagt, die ersten Schläge werden noch nicht genau an der richtigen Stelle der Schale landen, einige gehen bestimmt auch daneben – geben Sie aber nicht gleich auf. Die Erfahrung hat gezeigt, dass es meist sehr schnell gelingt, die Schale gut zu treffen und ihr einen entspannenden Klang zu entlocken. Legen Sie anschließend den Arm entspannt ab und genießen Sie die Schwingungen.

Nachdem dies hoffentlich gut geklappt hat, gehen wir zur eigentlichen Übung weiter.

Legen Sie sich wieder entspannt hin, stellen Sie die Schale zuerst auf den unteren Rücken und schlagen Sie sie einmal an.

Anschlagen • spüren • wahrnehmen • kleine Pause mit bewusstem Atmen.

Der untere Rücken ist der Bereich, der neben dem Nacken sehr oft verspannt ist. Hier wirken die Schwingungen oft entspannend auf die Muskulatur und werden daher als sehr wohltuend empfunden.

Wiederholen Sie diese Übung einige Male und lassen Sie sie bewusst lange nachschwingen. Sie werden sehen, dass die entspannende Wirkung sich von Mal zu Mal verbessert, dass Sie immer entspannter werden.

Wenn Sie möchten, können Sie jetzt den Standort der Schale verändern. Versuchen Sie es zuerst in Richtung Becken, dann in Richtung Schulter. Im Schulterbereich sollte das Anschlagen nochmals geübt werden, denn der Klöppel wird nun über/neben dem Kopf bewegt. Doch gerade im Nackenbereich ist die Schwingung einer Klangschale eine sehr wohltuende Erfahrung.

Übungen mit zwei Klangschalen

Gehen wir nach diesen Übungen einen Schritt weiter auf unserer Reise ... Wechseln wir die Gegend, das Umfeld, die Eindrücke. Bisher haben wir angefangen, die schier endlosen Möglichkeiten einer einzelnen Klangschale zu erkunden – nun wollen wir eine neue Reisebegleitung einladen und mit ihr neues, unbekanntes Terrain erkunden. Starten wir die Reise mit zwei oder mehreren Klangschalen.

Ich wurde schon oft gefragt, warum man überhaupt mehr als eine Klangschale verwenden sollte, wenn doch die Möglichkeiten mit einer schon so umfassend sind. Aus meiner Sicht sollte die Frage lauten: Was möchte ich mit den Klangschalen tun? Manche Kunden genießen »ihre« Klangschale – da braucht es nicht mehr, das ist genug. Doch eine zweite Klangschale kann nicht nur für sich einen anderen Eindruck hinterlassen, sie kann auch mit der ersten Klangschale gemeinsam wirken.

Starten wir mit dem Klang. Eine der beiden Klangschalen klingt meist etwas tiefer – die andere höher. Wenn wir nun diese Töne nacheinander anschlagen, haben wir nicht nur den Klang und die Schwingung jeder einzelnen Schale – es ergibt sich auch zusätzlich ein neues gemeinsames Klang- und Schwingungsbild.

Der Klang von zwei Klangschalen ist mehr als nur die Summe jeder einzelnen Schale, sie erschaffen ein neues gemeinsames Gesamtbild (also 1 + 1 = 3). Aber nicht nur dies, denn wenn wir die zwei Schalen in umgekehrter Reihenfolge anschlagen, erscheint und wirkt wieder ein neues Klangbild – denn die Reihenfolge und der Tonaufbau des Gesamtbildes ist wieder anders.

Wenn Sie nun die Möglichkeit haben, dies mit zwei Klangschalen auszuprobieren, versuchen Sie es. Schlagen Sie Schale 1 an, und nachdem Schale 1 verklungen ist, Schale 2. Schlagen Sie nun erneut Schale 1 an und, noch während sie klingt, die Schale 2. Können Sie wahrnehmen, wie sich das Klangbild der Schale 2 verändert hat und ein neues Gesamtbild

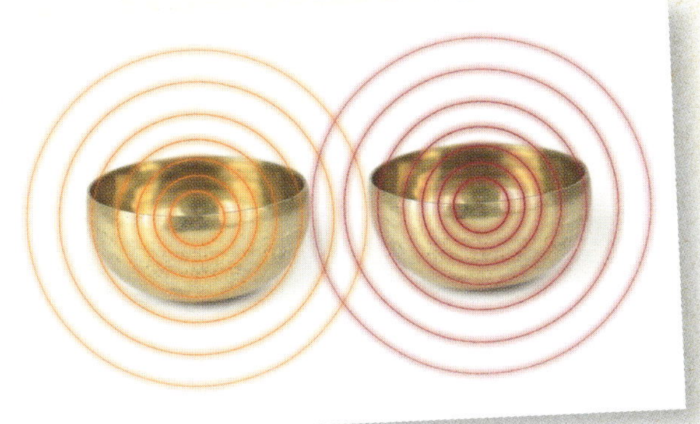

Beide Schwingungskreise überlagern einander.

beider Schalen entsteht? Verändern Sie nun die Reihenfolge – zuerst Schale 2, dann Schale 1 – um den gemeinsamen Klang wahrnehmen.

Bitte beachten Sie, es geht hier nicht nur um den reinen Klang, es geht auch um Ihre Sensibilisierung für die klanglichen Feinheiten und Nuancen jeder Schale. Wenn Sie diese Details erst einmal hören und spüren, könnte sich für Sie ein weites Feld an neuen Wahrnehmungen eröffnen.

Wahrscheinlich hatten Sie die beiden Klangschalen eher zufällig ausgewählt. Spannender ist es jedoch, zwei Schalen auszuwählen, die gemeinsam ein harmonisches Bild ergeben.
Spannend ist schon allein die Frage: Was genau ist bei den beiden harmonisch? Sind alle Details

harmonisch oder gibt es auch Teile, die vielleicht beim ersten Hören nicht zur Harmonie beitragen? Und doch gehören sie zum gemeinsamen harmonischen Gesamtbild ...

Hier einzutauchen und im Laufe der Zeit Details und Hintergründe zu erforschen, ist ein wirklich interessantes Projekt, das ihre Sensibilität enorm stärkt.

Bei der Auswahl von zwei Schalen ist auch die Frage zu beachten, was Sie als Basis nehmen, was ist der tiefere Ton? Und da Klangschalen oft unterschiedliche Töne in sich vereinen, ist diese Frage gar nicht so leicht zu beantworten – das Finden der Antwort dafür aber umso spannender.

Möchten Sie neben dem reinen Klang noch das Spüren einbeziehen, eröffnet sich wieder eine neue, tiefere Ebene. So wie der Klang der einzelnen Schalen sich zu einem gemeinsamen Gesamtbild verbindet, so verbinden sich auch die Schwingungen zu einem spürbaren Gesamtbild, das ebenfalls wieder mehr ist als die Summe der Einzelschwingungen.

Verdeutlichen können Sie sich dies sehr gut, wenn Sie sich vorstellen, Sie stehen an einem stillen See und werfen zwei Steine mit ein paar Metern Abstand in das ruhige Wasser. Die sich bildenden Ringe breiten sich einzeln aus – überlagern einander jedoch auch irgendwann. Mit diesem Bild können Sie sich auch gut vorstellen, wie die Flüssigkeit im Körper reagiert, wenn zwei Klangschalen angeschlagen werden. Die feinen Schwingungen jeder Schale beginnen sich von der Schale weg zu entfalten – und treffen dann irgendwann auf die Schwingungen der anderen Schale. Jetzt überlagern und ergänzen sich beide Schwingungen. Das bedeutet aber auch, dass die Körperflüssigkeit aus verschiedenen Richtungen mit unterschiedlichen Schwingungen in Bewegung versetzt wird.

Nachdem die Theorie nun klar ist, sind Sie bestimmt gespannt auf die Umsetzung. Wir benötigen dazu zwei Klangschalen und einen Filzklöppel. Idealerweise legen Sie sich bequem flach auf eine Unterlage und stellen die Schalen griffbereit neben sich. Die Schale mit dem tieferen Ton – meist die größere – stellen Sie auf den Unterbauch, in die Nähe des Beckens, die kleinere Schale stellen Sie unterhalb des Brustbereiches auf den Oberbauch.

Gehen Sie nun bewusst langsam und in kleinen Schritten vor, um die Entwicklung und Veränderung während der Übung auch wahrzunehmen.

Schlagen Sie zuerst die Schale mit dem tieferen Ton an – spüren Sie die Schwingung und lassen

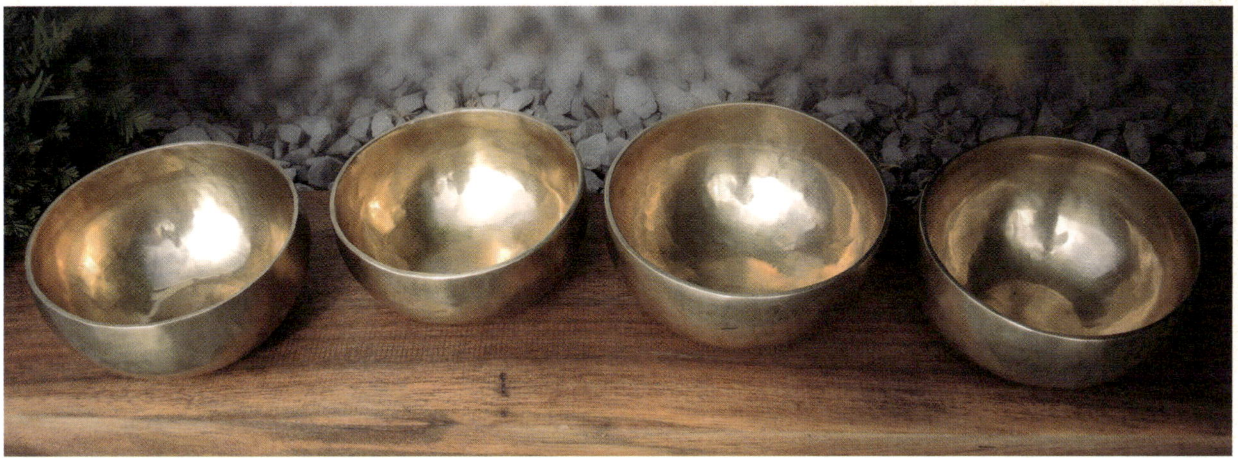

Sie sie vollständig ausklingen. Wiederholen Sie dies, vielleicht mit einem noch sanfteren, leichteren Anschlag, um die Schwingungen noch intensiver wahrzunehmen.
Wenn die Schale schwingt, können Sie auch gerne die Augen schließen, dies fördert die Konzentration auf die Schwingung, besonders beim Ausklingen.

Wie bereits gesagt: Gehen Sie Schritt für Schritt, sehr langsam und mit bewusster Atmung vor.

Schlagen Sie nun die obere Schale sanft an – langsam, entspannt, mit tiefer Wahrnehmung. Wiederholen Sie dies, wenn die Schwingung der Schale nicht mehr spürbar ist.

Im nächsten Schritt schlagen Sie nun die tiefere Schale an – spüren die Schwingung – und mit ein wenig zeitlichem Abstand folgt die höher gelegene Schale.

Was spüren Sie?
Die einzelnen Schalen und ihre Schwingung – sowie ihre Verbindung zueinander?
Können Sie die Verbindung zwischen den beiden Schalen, in denen die Schwingungen sich begegnen, wahrnehmen? Wie ist hier das Gefühl, wie nehmen Sie es wahr? Wie würden Sie dieses Gefühl beschreiben?

Wichtig: Lassen Sie die Schalen ausklingen, bevor Sie sie nochmals anschlagen.

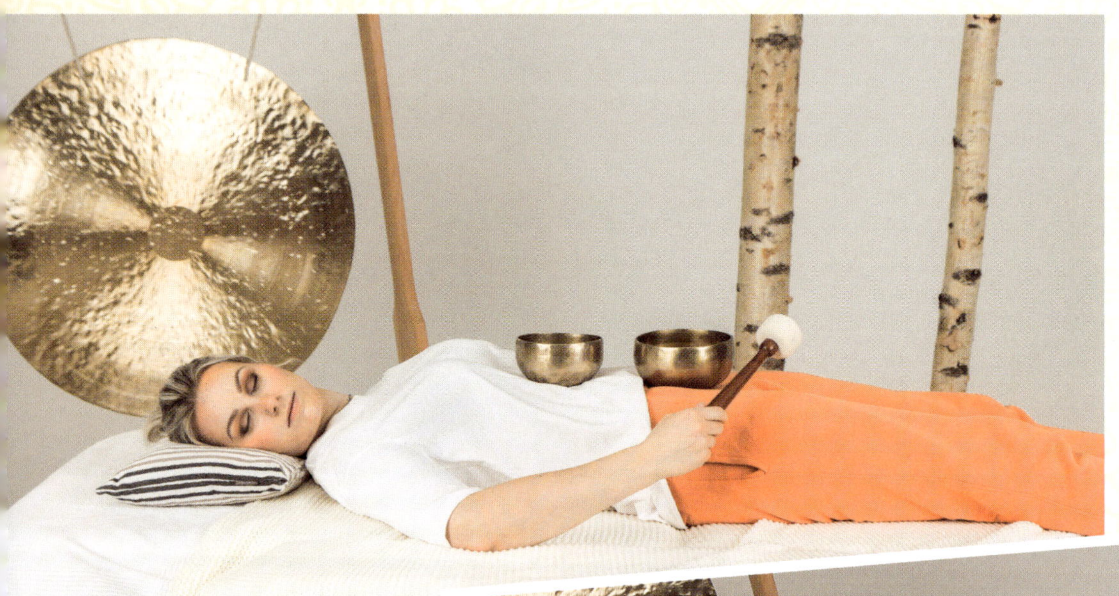

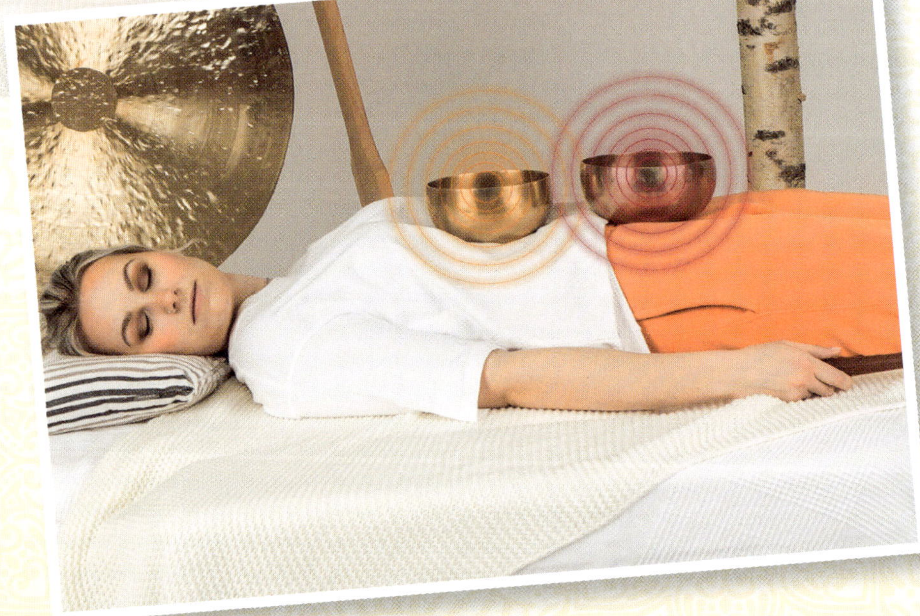

Entspanntes Wahrnehmen der Schwingungen:

- *jede Schale einzeln*
- *beide Schalen gemeinsam*

Nach einer kleinen Atempause wiederholen Sie die Übung – vielleicht noch ein wenig sanfter – vielleicht nur mit einem Hauch von Berührung, um ganz konzentriert in die intensive Wahrnehmung zu gelangen. Weniger ist mehr ...

Wiederholen Sie diese kleine Übung noch einige Male, bevor Sie zum nächsten Schritt übergehen. Dieses Mal schlagen Sie die obere Schale zuerst an – und nach ein bis zwei Atemzügen die untere Schale. Wahrnehmen – einfach wahrnehmen, was Sie spüren, empfinden und innerlich erleben ...

Sie können in einem weiteren Schritt die beiden Kombinationen vergleichen: Zuerst die Schale mit dem tieferem Ton, dann die Schale mit dem höheren Ton anschlagen – einige Atemzüge Pause – dann umgekehrt zuerst die Schale mit dem höheren Ton, gefolgt von dem tieferen Ton.

Variationen mit zwei Schalen

Sie können nun weitere Stellen auf dem Körper ausprobieren. Suchen Sie sich verschiedene Standorte auf oder neben dem Körper, an denen Sie die Schalen anschlagen können. Vertrauen Sie darauf, dass Sie nur immer neue Erfahrungen damit machen – kein Standort ist falsch. Jede Wahrnehmung hat ihre eigene Besonderheit, ihre eigene Wirkung. Versuchen Sie, dies wahrzunehmen, um Ihre Sensibilität zu steigern.

Gehen Sie auf Entdeckungsreise, wie Sie die Schalen noch entspannter anschlagen können bzw. wie Sie auf sichere oder unsichere Standorte reagieren und wie Sie das ändern können.

Hier einige Vorschläge – die allein der Inspiration dienen sollen ...

1. KS auf dem Unterbauch –
2. KS auf dem Brustbereich

1. KS links neben dem Becken –
2. KS rechts neben dem Becken

1. KS an der linken Schulter –
2. KS an der rechten Schulter

1. KS auf dem linken Oberschenkel –
2. KS auf dem rechten Oberschenkel

1. KS vor den linken Fuß –
2. KS vor den rechten Fuß

Welche Standorte sprechen Sie spontan noch an? Welche könnten noch interessant für Sie sein? Vielleicht gibt es auch »verspannte« Körperregionen, die Sie behandeln wollen? Spielen Sie mit Ihrer Kreativität und den Möglichkeiten!

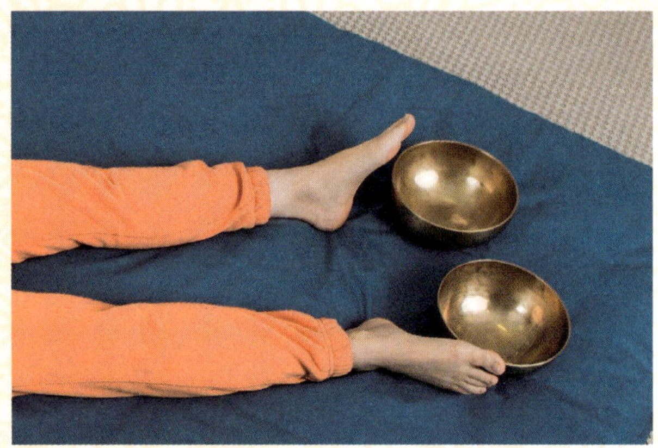

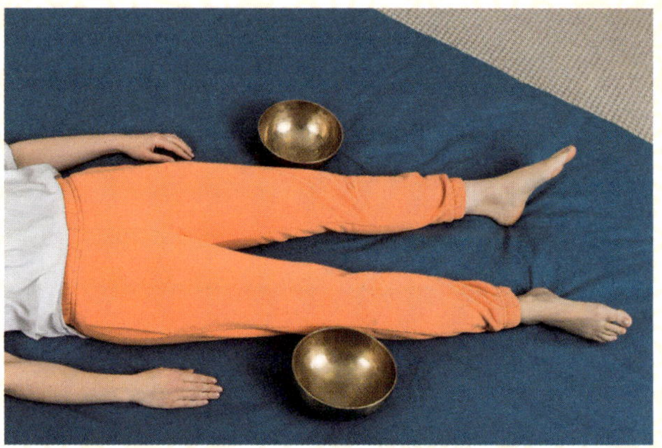

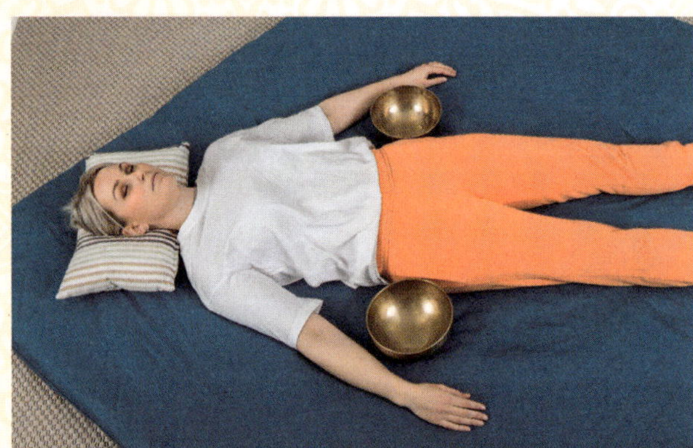

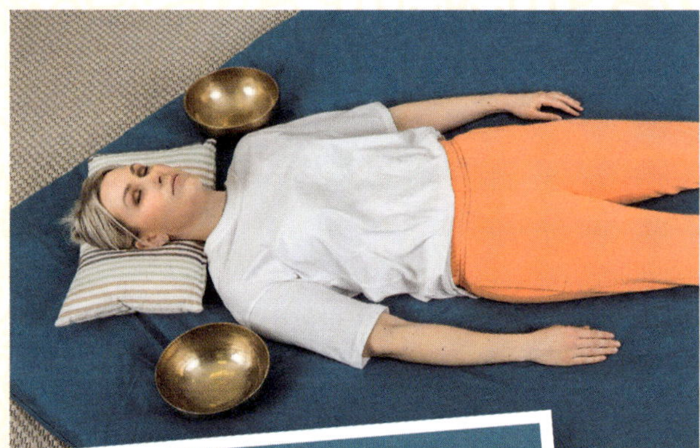

Variationsmöglichkeiten mit zwei Klangschalen

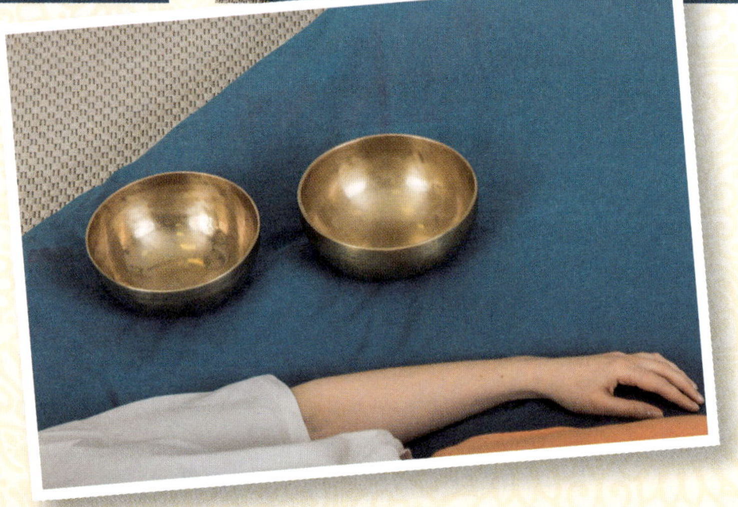

Nach dem Erleben der verschiedenen Variationen ist die spannende Frage natürlich: Wo war es am angenehmsten? Und können Sie sagen, warum? Oder wo war es am unangenehmsten? Und können Sie auch erläutern, warum?

Welche Veränderungen wären möglich, um aus der unangenehmen eine angenehmere oder angenehme Empfindung werden zu lassen? Wenn Sie möchten, versuchen Sie, diesen Gedanken jetzt umzusetzen ...

Ich weiß nicht, ob Sie all diese Fragen beantworten können oder ob es überhaupt eine Antwort darauf gibt. Das Bewusstmachen der feinen Unterschiede und Empfindungen ist jedoch ein wertvoller Schritt für die intuitive Arbeit mit Klangschalen.

Übungsumfang – Schritt für Schritt

Ich möchte hier kurz über den Übungsumfang sprechen. Ich finde es besser, nicht zu viele Übungen hintereinander an einem Tag zu machen, denn die Schwingungen wirken auch nach der Übung noch lange Zeit nach. Mit zu vielen aufeinander folgenden Übungen nehmen Sie sich auch die Möglichkeit, jede einzelne Position und die Wirkung wirklich intensiv spüren zu können, allem nachspüren zu können.

Von daher könnte es besser sein, wenn Sie die oben aufgeführten Übungen über eine Woche verteilen und täglich ein paar Minuten üben, um wirklich die Unterschiede und Veränderungen beobachten zu können – auch die feinen Veränderungen in Ihrer Wahrnehmung.

Partnerübungen: Wahrnehmen. Spüren. Entspannen.

Eine Reise lässt sich gut alleine genießen. Etwas Besonderes ist es jedoch, einen Begleiter zu haben und mit ihm die Eindrücke zu teilen, sich auszutauschen. Die eigenen Empfindungen werden einem beim Aussprechen bewusster und klarer.

Bei den Übungen haben Sie bestimmt bemerkt, dass Sie viele Übungen alleine durchführen können. Vielleicht ist jedoch auch der Wunsch bei Ihnen aufgekommen, sich nicht um das Anschlagen kümmern zu müssen, sondern nur spüren zu wollen – einfach spüren – wahrnehmen und sich entspannt in diese Gefühle fallen lassen. Spätestens wenn Sie zur Klangschalenmassage kommen, ist ein Partner ohnehin Voraussetzung.

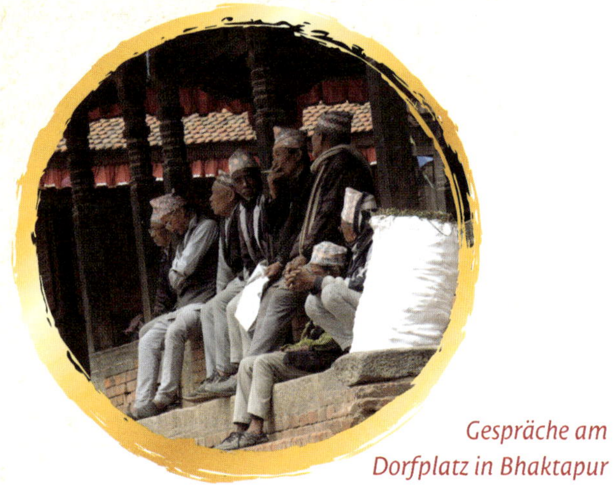

Gespräche am Dorfplatz in Bhaktapur

Ich beschreibe dies hier bewusst als Partnerübungen. Partner deshalb, weil es eine gemeinsame Erfahrung ist – von demjenigen, der die Schale anschlägt, und von demjenigen, der fühlen, spüren und entspannen kann.

Partner sind aus meiner Sicht mehr als Mann/Frau – es können auch Freunde, Bekannte oder auch Kursteilnehmer sein. Bei einer schönen Übung hat jeder etwas davon, denn es ist ein Genuss, zu geben und wahrzunehmen, wenn der andere entspannt.

Natürlich können bereits die Übungen mit einer Schale auch mit Partnern durchgeführt werden, spätestens bei zwei Klangschalen wird das Erlebnis jedoch umfassender und kann besser ausgebaut werden. Falls Sie keine Erfahrung haben, starten Sie einfach Schritt für Schritt mit einer und dann zwei Klangschalen in das Abenteuer des gegenseitigen Erlebens.

Grundsätzliches zur gemeinsamen Arbeit

Meist startet dieses Thema mit der Frage: Muss ich denn eine spezielle Schale für denjenigen haben, den ich behandle? Muss die Schale für ihn passen? Das ist eine sehr gute Frage! Wir können sie aus unterschiedlichen Richtungen betrachten.

Die eine Sichtweise ist, dass die Schale zum Behandelten passen sollte. Das würde aber bedeuten, dass Sie als Behandelnder mit einer Schale arbeiten, die Ihnen womöglich nicht gefällt, dass Sie sich nicht wohlfühlen bei der Behandlung.

Die andere Sicht ist, dass Sie als Behandelnder mit Ihren vertrauten Schalen und in der Art und Weise arbeiten, wie Sie es für richtig halten. Das heißt aber auch, dass der Kunde jeden Ton oder jede Behandlung akzeptieren muss, auch wenn es für ihn unangenehm ist.

Ich glaube, weder das eine noch das andere wäre eine gute Wahl. Könnte es nicht besser etwas Gemeinsames sein? Ein gegenseitiges Sicheinlassen auf das, was ist. Man ist offen für das, was stattfinden will.

Der Klient ...

... akzeptiert zunächst die Schalen, die der Behandelnde vorgibt, und schaut, wie es sich entwickelt.

... lässt sich auf die Behandlungsart ein.

... nimmt zwar wahr, wenn ihn etwas herausfordert, gibt sich aber Zeit, um damit umzugehen, dem nachzuspüren.

... kann zuerst Reaktionen, Emotionen und Gefühle für sich feststellen – und entscheidet dann, ob er sie anspricht.

... spricht Störendes an, um dann entspannt weiter der Behandlung folgen zu können.

Der Behandelnde ...

... geht sehr achtsam mit seinem Klienten um, d. h. er konzentriert sich voll auf das, was gerade stattfindet und auf die Reaktionen seines Klienten.

... fragt den Klienten, ob etwas in Ordnung ist und ändert ggf. seine Behandlungsmethode.

... besteht nicht auf seinem Konzept der Behandlung, sondern ist offen für Variationen und Entwicklungen, um gemeinsam etwas zu erreichen.

... lässt sich auf den Klienten ein, um zu fühlen und zu spüren, was die nächsten Schritte sind oder was in der Behandlung gerade notwendig sein könnte.

... lässt zu, auch selbst Neues zu erfahren.

Einfach gesagt, ist ein wohlwollender und achtsamer Umgang wichtig sowie eine gewisse Offenheit für Veränderungen.

Veränderungen wahrnehmen. Oder: »Übung macht den Meister«

Von Mal zu Mal werden Sie sensibler für den Klang, d. h. Sie nehmen die Eindrücke mehr und tiefer wahr. Sie spüren, wie sich der Klang und auch die feinen Schwingungen entwickeln, nehmen auch mehr Zwischentöne und Reaktionen wahr.

Diese feinen Wahrnehmungen können Sie mehr und mehr dazu nutzen, um festzustellen, ob es Blockaden und körperliche Probleme gibt, in denen die Energie nicht so richtig fließt. Eine Blockade, welcher Art auch immer, könnte den Energiefluss behindert, doch durch den Klang kann diese Blockade verändert, aufgelöst oder sogar beseitigt werden.

Versuchen Sie, sich diesem Thema Schritt für Schritt zu nähern und es mit Ihren eigenen Wahrnehmungen auszubauen. Interessant ist auch, Ihre eigenen Wahrnehmungen mit den Empfindungen Ihres Partners/Kunden zu vergleichen.

Die Klangschalenmassage

Die Klangschalenmassage ist neben dem Einsatz der Schalen bei Meditationen oder Yogaübungen die wohl bekannteste Art der Verwendung von Klangschalen. Die Klangschalenmassage wird meist mit drei, manchmal auch mit vier oder mehr Klangschalen durchgeführt und dauert meist zwischen 30 bis 90 Minuten.

Sequenz »Einstimmen« im Liegen

Mit der Einstimmung nehmen Sie einen ersten Kontakt zu Ihrem Partner auf und stimmen dessen Körper auf die sanften Schwingungen und die kommende Behandlung ein.

Sie nehmen zunächst die Klangschale in die Hand, schlagen Sie sanft an und verweilen einige Momente mit wenig Abstand zu den Fußsohlen (nicht berühren!).
Gehen Sie dann mit der sanft schwingenden Schale von den Füßen in etwa zehn Zentimeter Abstand zum Körper bis zum Brustraum.

Lassen Sie die Einstimmung nach oben mit mehr Abstand zum Körper ausklingen, indem Sie über den Kopf nach oben gehen.

Diese Einstimmung können Sie zwei bis drei Mal wiederholen; dies bewirkt ein erstes Gefühl des Ankommens und Wohlfühlens.
Diese Übung kann auch an anderer Stelle genutzt werden. Wir haben diese Übung viele Jahre auf einer Messe auf einem leicht zurück geneigten Kosmetikstuhl praktiziert, ähnlich wie auf einem Liegestuhl. Die Ergebnisse und die in kürzester Zeit erreichte Entspannung waren für viele so überraschend, das einige Kosmetikerinnen die Übung in ihr Programm aufgenommen haben. Innerhalb von 2 bis 3 Minuten hatten die Kundinnen die Alltagsgedanken vergessen. Dies ermöglichte eine entspanntere weitere Behandlung.

Sequenz »Beenden« im Liegen

Mit der »Einstimmung« haben Sie die Behandlung begonnen, mit der Sequenz »Beenden« schließen Sie die Behandlung ab.

Dazu nehmen Sie zunächst die Klangschale in die Hand. Schlagen Sie sie sanft an, und verweilen Sie damit einige Momente mit wenig Abstand an den Fußsohlen (nicht berühren!).

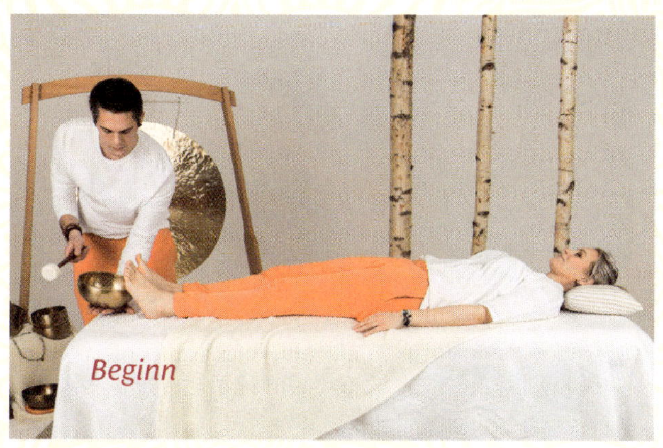

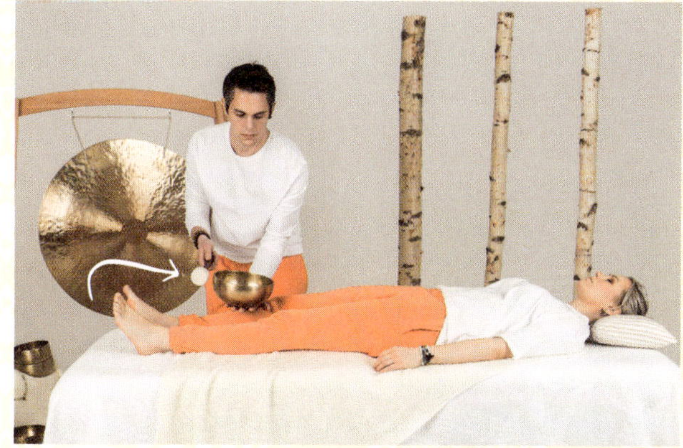

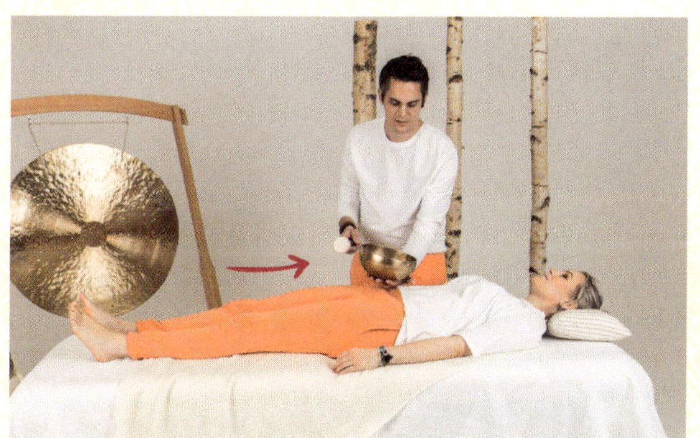

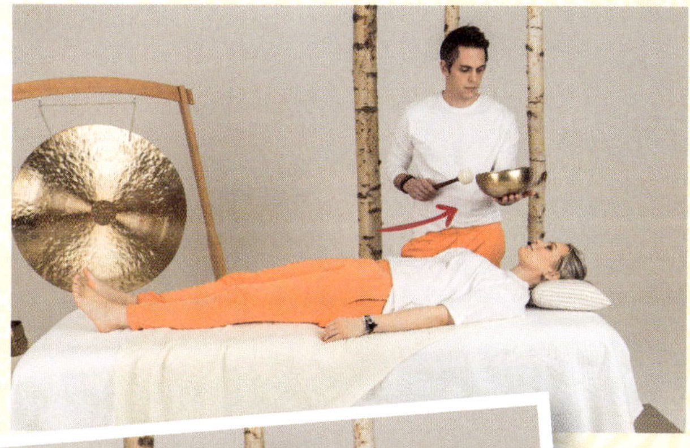

»Einstimmen« auf die Klangschalenmassage: Die Klangschale nah über den Körper führen; im Kopfbereich den Abstand vergrößern.

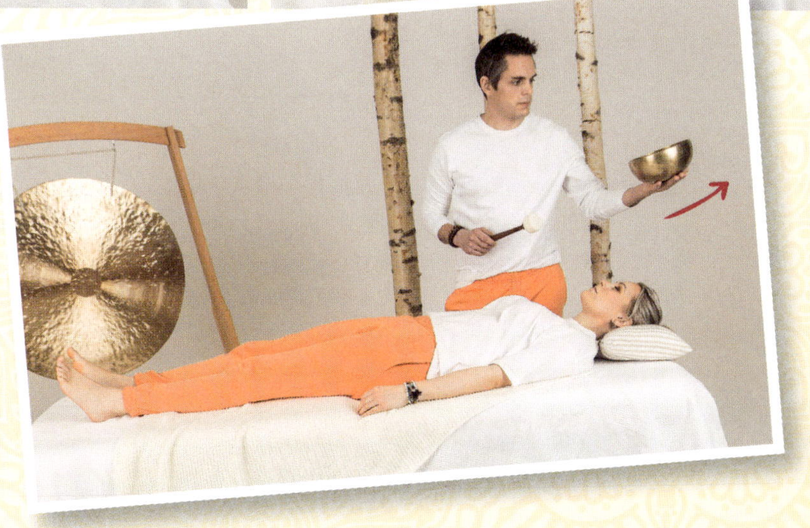

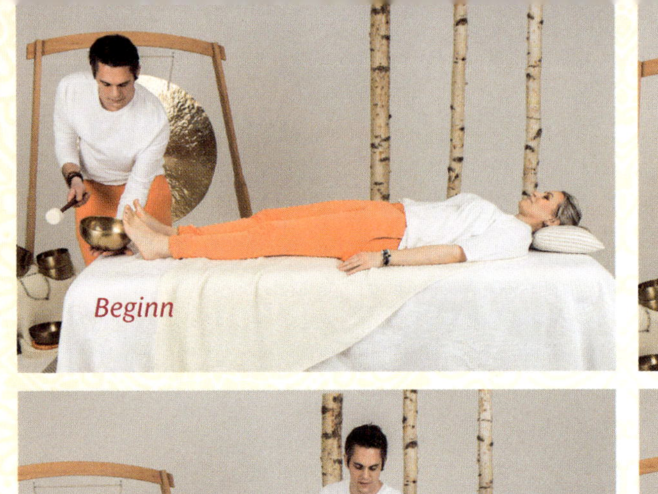

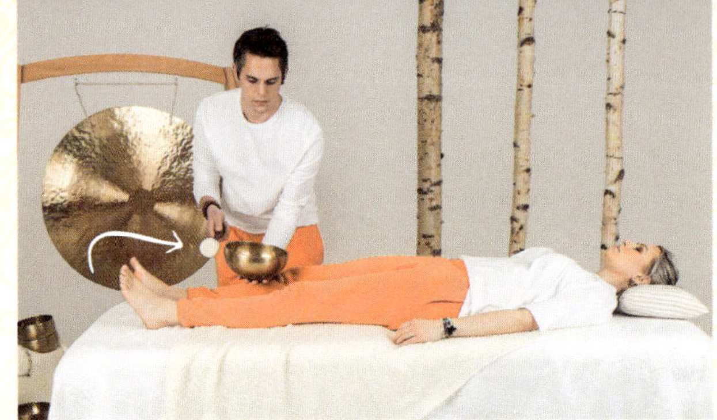

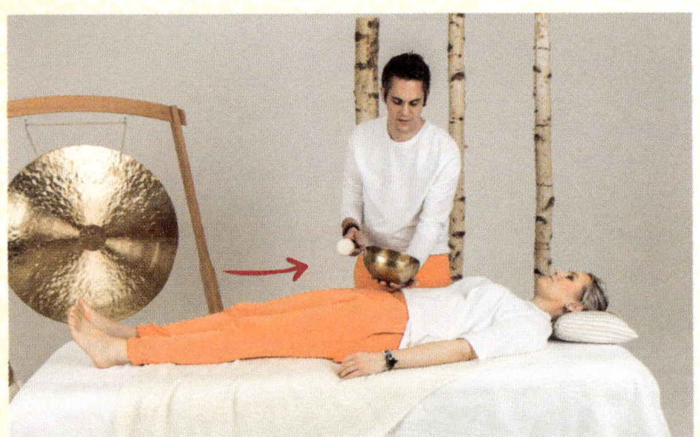

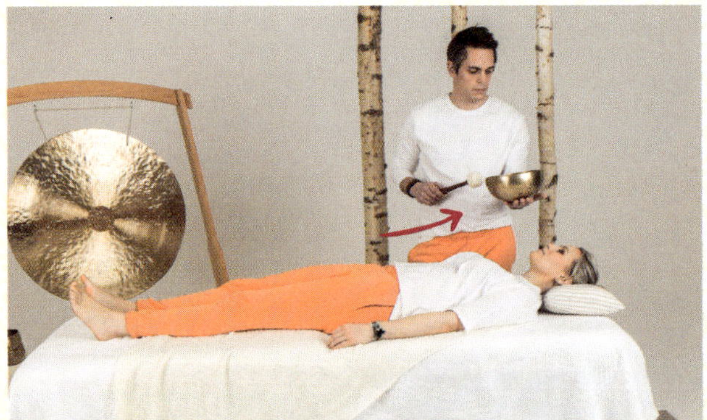

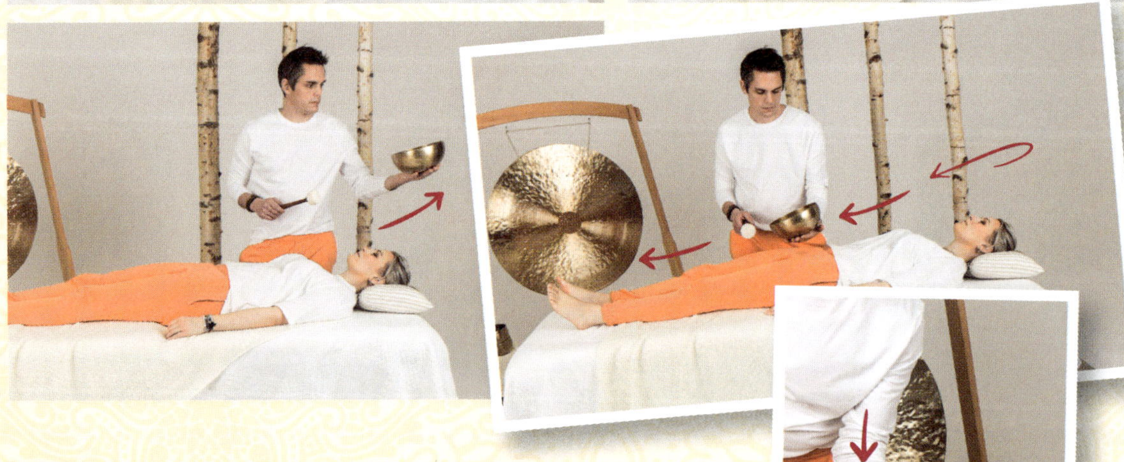

»Beenden« der Klangschalenmassage: Nach dem Führen der Klangschale über den Körper schlagen Sie die Schale weit über dem Kopf erneut an und gehen mit etwas Abstand über den Brustbereich langsam zurück zu den Füßen.

Gehen Sie dann von den Füßen kommend in etwa zehn Zentimetern Abstand zum Körper mit der sanft schwingenden Schale über den Körper bis zum Brustraum – wenn nötig schlagen Sie die Schale immer wieder sanft an.

Lassen Sie diese nach oben mit mehr Abstand zum Körper ausklingen, indem Sie über den Kopf nach oben gehen.

Als Ergänzung schlagen Sie die Klangschale nun weit über dem Körper erneut an und gehen mit etwas Abstand über den Brustbereich wieder langsam zurück zu den Füßen.

Schlagen Sie die Schale nun ein wenig stärker an, und halten Sie sie vor die Fußsohle, »streicheln« Sie die Fußsohlen ein wenig von unten nach oben zu den Zehen, wobei Sie die Klangschale wiederum in geringer Entfernung zum Fuß halten, jedoch ohne den Fuß zu berühren. Wiederholen Sie das »Streicheln« der Füße drei bis vier Mal.

Entfernen Sie die schwingende Klangschale nun bewusst von den Füßen – so als ob Sie den Energiefaden nach unten wegziehen würden.

Lassen Sie dem Behandelten einige Minuten Zeit, um nachzuspüren und nachzuschwingen. Am besten setzen Sie sich entspannt neben den Behandelten und genießen ebenfalls die Ruhe und Stille.

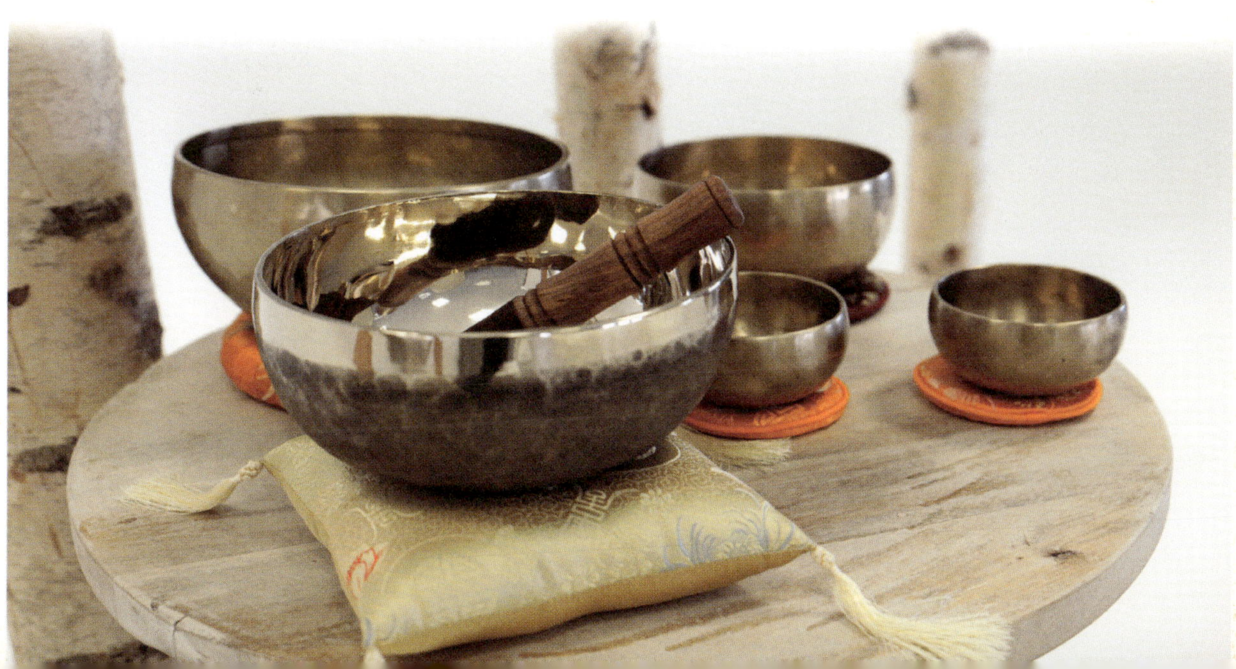

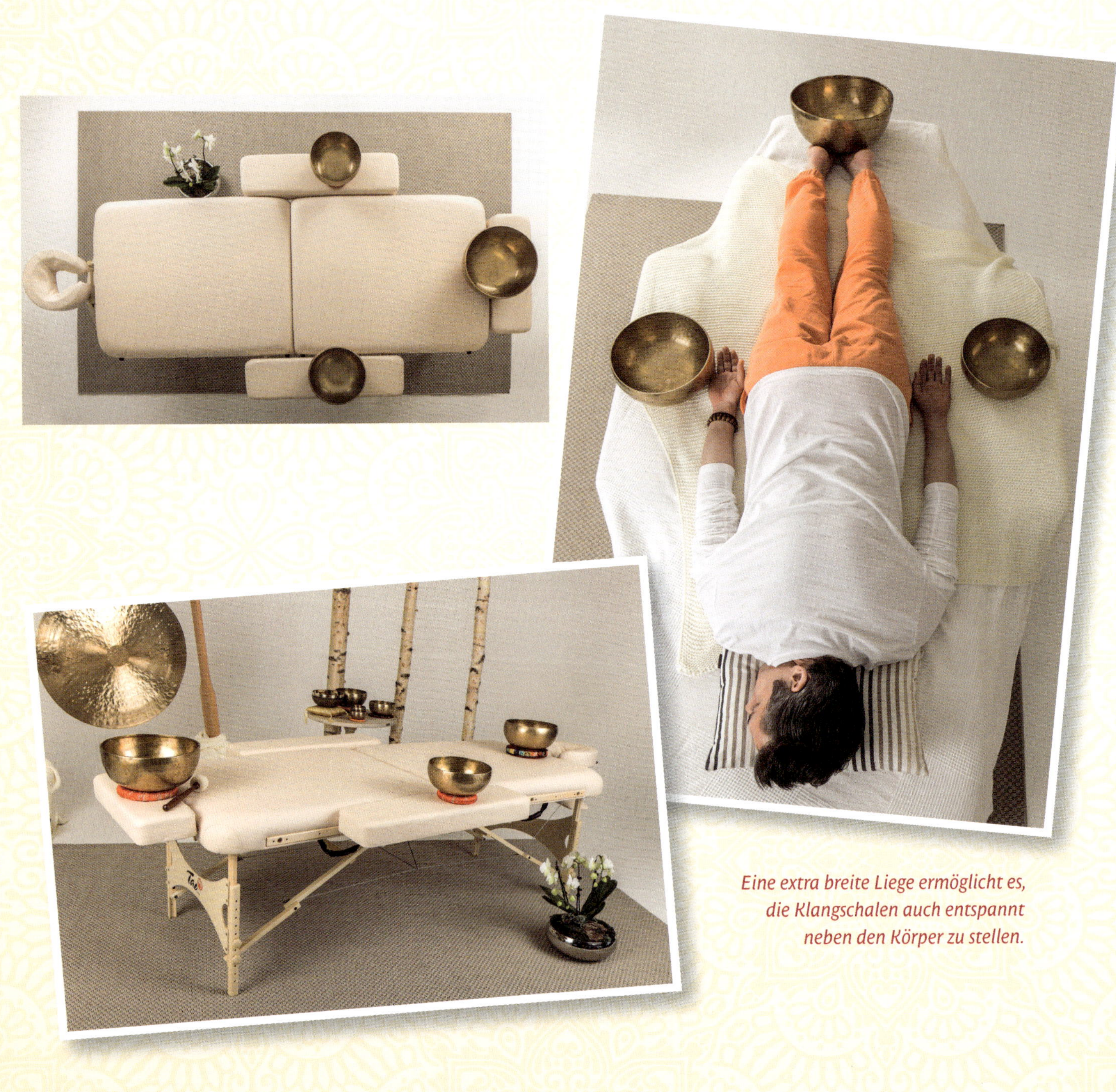

Eine extra breite Liege ermöglicht es, die Klangschalen auch entspannt neben den Körper zu stellen.

Die Klangschalen, das Umfeld und die Vorbereitungen

Vorbereitung:

Die Vorbereitung der Klangschalenmassage ist auch ein Einstimmen auf die Behandlung. Es ist auch für den Behandelnden gut, wenn er weiß: Alles passt – alles ist stimmig.

Für die Durchführung der Anwendung sollte ein ruhiger Raum mit angenehmer Atmosphäre zur Verfügung stehen, um eine ungestörte Behandlung zu ermöglichen. Ein angenehmes Licht, vielleicht ein leichter Duft von Essenzen oder Räucherstäbchen, vielleicht eine brennende Kerze – so wie Sie persönlich es als passend erachten, um einem Besucher eine angenehme Zeit zu ermöglichen.
Eine angenehme Raumtemperatur, bei der man nicht friert, aber auch nicht schwitzt, ist ebenfalls wichtig.
Schauen Sie sich Ihren Raum ruhig auch einmal kritisch an, ist er aufgeräumt und einladend?

Idealerweise können Sie die Massage auf einer breiteren Massageliege mit erweitertem Kopf- und Fußteil durchführen, damit die Schalen neben dem Körper schwingen können. Falls Sie keine passende Massageliege haben, eignen sich auch alle sonstigen Liegen oder Sofas.

In einem Vorgespräch bei einem Glas Tee können Sie den Ablauf und Problematiken besprechen. Es ist immer vorteilhaft, wenn dem Besucher vorher schon im Groben klar ist, wie die einzelnen Schritte sind und wann und wie Sie ihn gegebenenfalls berühren werden oder »wie das mit den Klangschalen« allgemein funktioniert. Dies schafft Vertrauen und eine entspannte Atmosphäre. Gesundheitliche Einschränkungen und Wünsche des Besuchers sollten unbedingt abgefragt werden. Entsprechende notwendige Frage- und Erhebungsbögen sind im Internet verfügbar.

Die Auswahl der Klangschalen

Für die Klangschalenmassage gibt es bereits fertig zusammengestellte Sets zu kaufen. Ich persönlich rate jedoch dazu, sich die Schalen, wenn möglich, selbst auszusuchen und zu kombinieren, denn dann passen die Töne und die Schalen auch zu Ihnen – es sind »Ihre« Töne und »Ihre« Schalen. Die Auswahl »Ihrer« Schalen erfordert dann natürlich ein wenig Zeit, um die richtige Kombination zu finden, aber es lohnt sich.

Allein schon die Frage, welche Schale ich für was nutzen möchte, ist nicht so einfach zu entscheiden. Einfacher ist es daher anfangs, drei klanglich aufeinander abgestimmte Schalen zu finden, die eine

harmonische Klangfolge ergeben. Ob Sie hierbei mit einer mittleren Herzschale oder einer großen Beckenschale beginnen, ist aus meiner Sicht nicht relevant, gut ist es einfach, wenn Sie schon einen Favoriten haben – eine Schale, die Sie wirklich begeistert und berührt. Berührt deshalb, da es ja vorrangig um die Schwingungen geht, die dann später in der Massage wirken sollen. Um diesen Favoriten herum findet man dann oft leichter dazu passende Schalen, und meist entwickelt sich das Bild, wie die Wunschschale klanglich zu sein hat. Ob es dann drei, vier oder mehr Schalen sind, ist aus meiner Sicht am Anfang eher unwichtig – wichtig ist, dass die Schalen und Klänge zu Ihnen passen.
Ich nenne hier bewusst keine erforderlichen Durchschnittsmaße oder Gewichte, die oft zur Standardisierung bei großen Firmen genutzt werden. Denn der Klang z. B. einer 700 g-Schale kann sehr unterschiedlich sein, mal sehr hoch – mal sehr tief.

Oft kommen auch Kunden zu uns in die Firma, die bereits eine oder zwei Schalen besitzen und ihr Set um neue Schalen ergänzen wollen. Ich finde diese langsame Vorgehensweise ideal, denn die Wünsche oder Vorstellungen von einer weiteren Klangschale wachsen langsam, die Kunden kommen meist mit einer konkreten Vorstellung, wie die nächste Schale in Klang und Schwingung sein sollte.

Auf jeden Fall sollten Sie nicht mit Schalen arbeiten, deren Ton Ihnen nicht liegt, denn dann wird es schwierig, in die eigene Entspannung zu kommen und sie bei der Behandlung an den Partner weiterzuleiten.

Gut ist es, wenn Sie Ihrem Partner oder dem Kunden die Schalen vor der Behandlung vorspielen und danach fragen, ob für ihn unangenehme Töne zu hören sind. Dann können Sie die Schalen bei Bedarf noch austauschen oder reduzieren, denn wirklich unangenehme Töne stören die Entspannung des Kunden.

Noch etwas ganz Praktisches: Die Schalen sollten – vor allem im Winter – angewärmt werden, damit der Kunde nicht erschrickt, wenn eine kalte Schale aufgestellt wird. Dies kann einfach mit warmen Wasser geschehen, das man vorher in die Schale füllt, oder man stellt sie vor der Behandlung kurze Zeit auf die Heizung.

Die einzelnen Schritte der Klangschalenmassage

Die Vorgehensweise bei einer Klangschalenmassage ist nicht einheitlich. Wie bereits erwähnt, haben einige Lehrer verschiedene oder spezielle Vorgehensweisen entwickelt, die sich sowohl in der Art der verwendeten Schalen als auch in der Reihenfolge innerhalb der Anwendung unterscheiden. Die eine Wahrheit gibt es aber auch bei der Behandlung mit Klangschalen nicht.

Da die wirkungsvolle Durchführung der Klangschalenmassage auch sehr viel mit eigenen Erfahrungen und Intuition zu tun hat, möchte ich hier nur eine erste Einstimmung in dieses Thema geben. Es empfiehlt sich, zum Erlernen der Klangschalenmassage ein Seminar zu besuchen, da besonders die eigenen Erfahrungen, die Sie bei den Übungen erfahren, sehr wertvoll sind. Sie verstärken die Sensibilität, die Ihre spätere Arbeit mit Ihrem Partner oder mit Kunden wertvoller macht. Ob Sie die Klangschalenmassage wie hier durchführen oder so, wie Sie Ihnen in einem Seminar gezeigt wurde, sollten Sie selbst entscheiden. Sie sollten sich immer frei fühlen, den Ablauf nach Ihrem Gefühl zu variieren und zu gestalten. Sehen Sie all dies nur als eine erste Anleitung oder Grundlage, die Sie weiterentwickeln können.

Die Position des zu Behandelnden – Rücken- oder Bauchlage?

Wir gehen von folgender Lage des Klienten aus: Er liegt auf einer Massageliege flach auf dem Bauch. Meist sehen Sie zwar auch Behandlungen, bei denen der Behandelte auf dem Rücken liegt und die

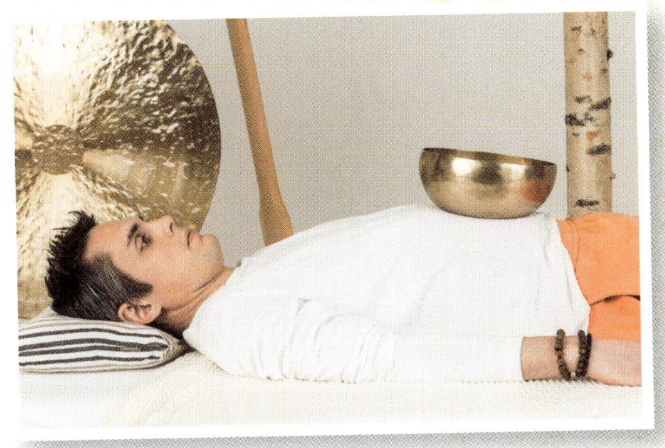

»Unsicherer« Stand der Klangschale auf dem Bauch

Klangschalen auf die Vorderseite des Körpers gestellt werden, und manchmal erlauben es gesundheitliche Einschränkungen dem Kunden nicht, auf dem Rücken zu liegen, dann passen Sie sich bitte den Kundenwünschen bzw. Möglichkeiten an. Doch falls möglich favorisiere ich das Aufstellen der Klangschalen auf den Rücken. Die Gründe dafür sind folgende:

Auf der Körpervorder-/Brustseite ist es an manchen Stellen schwierig, eine Klangschale aufzustellen, ob dies nun an einem etwas fülligen Bauch liegt oder an der Wölbung der Brust. Gerade auf einem etwas fülligen Bauch kommt zudem leicht das Gefühl auf, dass die Klangschale abrutschen könnte. Somit kann der Behandelte die Atmung nicht frei

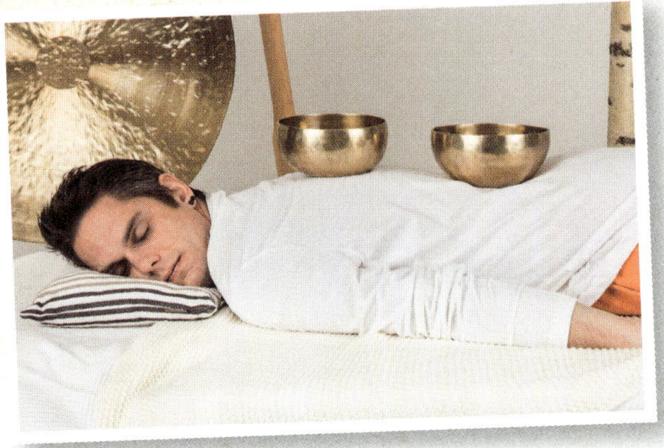

Gute Auflageflächen im Rückenbereich

Der Klang und die Schwingungen gehen auch vom Rücken durch den Körper.
Die sensiblen Stellen rund um die Wirbelsäule werden direkt angesprochen.
Zusätzlich kann die Schale in der Rückenlage auch auf die Fußsohlen gestellt werden.

Bitte probieren Sie beide Seiten (Rücken- und Vorderpartie) aus, und bilden Sie sich selbst ein Urteil. Die Durchführung einer Klangschalenmassage ist auf beiden Seiten möglich.

fließen lassen. Das Erleben ist nicht entspannt, da immer wieder innerlich überprüft wird, ob die Schale nicht doch ins Rutschen kommt.

Der Behandelnde kann im Brustbereich leicht Grenzen überschreiten. Bei der Positionierung der Klangschalen auf dem Rücken gibt es diese Probleme nicht, im Gegenteil:

Der Rücken bildet vom Becken bis zum Hals eine sehr gute Auflagefläche für eine oder mehrere Klangschalen.
Die Atmung kann auch in der Bauchlage ungehindert fließen.
Die Grenzbereiche, wie zum Beispiel der Brustbereich bei Frauen, werden nicht berührt.

Alternativen des Aufstellens mit Anschlag

Sie können bei dieser Behandlung entscheiden, ob Sie die Schale in der Hand anschlagen und langsam auf den Körper aufstellen – oder ob Sie die Schale ganz sanft aufstellen und erst dann anschlagen. Beides ist möglich und sollte sanft und achtsam erfolgen.

Es ist natürlich auch eine Frage der Übung, denn eine angeschlagene Schale auf den Körper aufzustellen, ohne dass der Klang verloren geht, ist nicht ganz einfach. Sie können die Schalen mit einiger Übung auch auf dem Körper bewegen, ohne dass die Schwingung abreißt. Dies können Sie im Vorfeld »trocken« sehr gut üben, damit es später gelingt.

Die eigentliche Klangschalenmassage

Ich gehe hier von einer Behandlung in Bauchlage aus – d. h. die Schalen werden auf dem Rückenbereich aufgestellt.

Wählen Sie eine größere Klangschale mit dem tiefsten Ton für den unteren Bereich Füße/Beine (Klangschale A), eine Klangschale für den mittleren Bereich (Klangschale B) und eine Klangschale für den oberen Bereich mit höherem Ton (Klangschale C) aus.

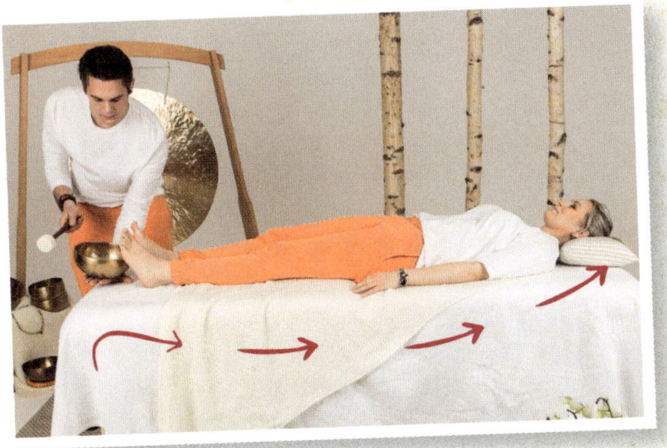

Sequenz »Einstimmung« auf die Klangschalenmassage

Führen Sie zunächst eine Sequenz zur »Einstimmung« durch, wie sie bereits im vorherigen Teil beschrieben wurde. Hier nochmals in Kürze, damit die Klangschalenmassage zusammenhängend für Sie dargestellt wird:
Anfangs nehmen Sie am besten die Klangschale im mittleren Bereich mit einem nicht zu tiefen, aber harmonischen Ton (Klangschale B). Mit der angeschlagenen, schwingenden Klangschale gehen Sie – von den Füßen herkommend – mit nur einigen Zentimetern Abstand über den Körper zum Kopfbereich, ohne jedoch den Körper zu berühren. Im sensiblen

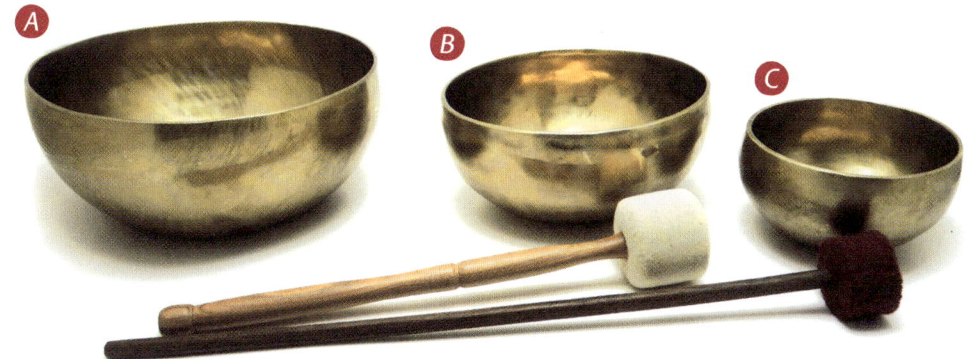

Kopfbereich sollte der Abstand ein wenig größer oder der Klang sehr sanft sein. Dieses Ritual, das auch als Willkommensgruß gesehen werden kann, können Sie je nach Gefühl noch zwei- bis dreimal wiederholen.

Zuerst wird nun die größte Schale A für den unteren Bereich sanft auf die Fußsohlen gestellt.

Leicht anschlagen in Richtung des Körpers – und gut ausklingen lassen.

Das Anschlagen zwei Mal wiederholen und die Schale wiederum gut ausklingen lassen. Das eigene entspannte Atmen dabei bitte nicht vergessen.

Dann stellen Sie Klangschale A langsam und sanft auf die beiden Unterschenkel – auf die unterste mögliche Position, also einige Zentimeter über den Fersen.

Wieder drei Mal mit kleinen Pausen sanft anschlagen und gut ausklingen lassen.

Langsam nun Klangschale A Stück für Stück in Richtung Rücken bewegen und immer wieder wie beschrieben anschlagen. Lassen Sie sich hierfür viel Zeit!

Wesentlich bei der Klangschalenmassage ist, dass alles mit sehr viel Zeit und Ruhe stattfindet, damit die Schwingungen auch entspannt aufgenommen werden können. Schön ist es, wenn die Schwingung nicht zu lange unterbrochen wird und die Schalen selbst bei Positionsänderungen gerade erst ausgeklungen sind, so dass alles »fließend« erfolgen kann.

Die letzte Position mit Klangschale A ist auf dem Becken.

Nun wechseln Sie sanft und vorsichtig die Klangschale; die bereits benutzte Schale A stellen Sie zuerst an den Fußbereich und schlagen sie dort an. Dort bleibt die Schale auch für die nächste Zeit stehen.

Schale B für den mittleren Bereich stellen Sie auf das Becken. Wie bereits erwähnt, können Sie sie über dem Körper anschlagen und schwingend vorsichtig auf der richtigen Stelle platzieren.

Schlagen Sie Schale B langsam und entspannt drei Mal mit kleinen Pausen an und lassen Sie sie nahezu ausklingen.

Zur Harmonisierung schlagen Sie Schale A am Fußbereich immer wieder sanft an, bevor Sie die mittlere

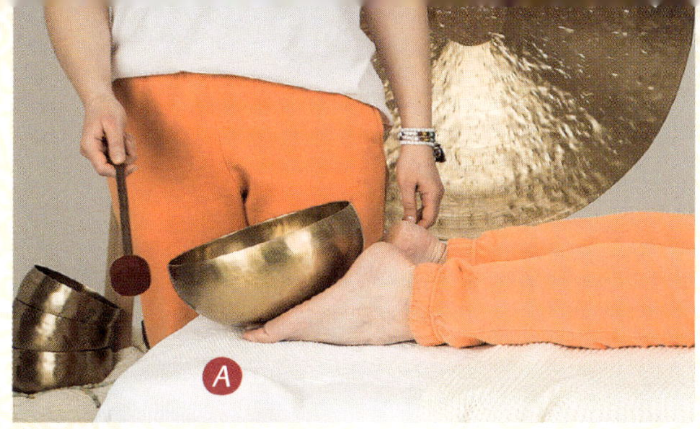

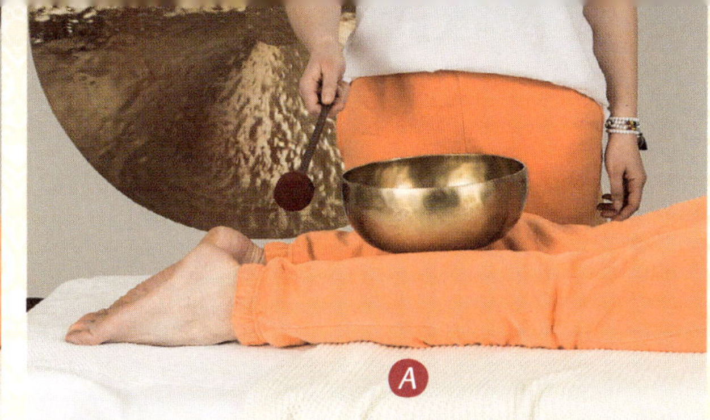

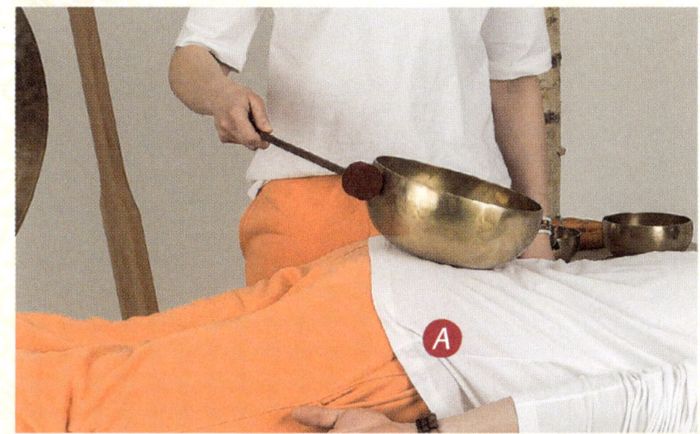

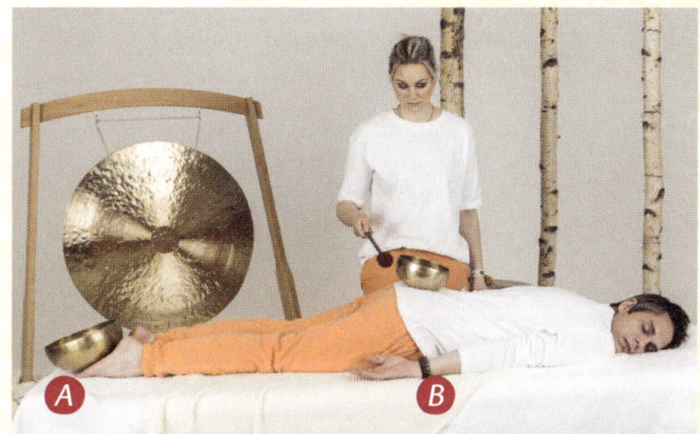

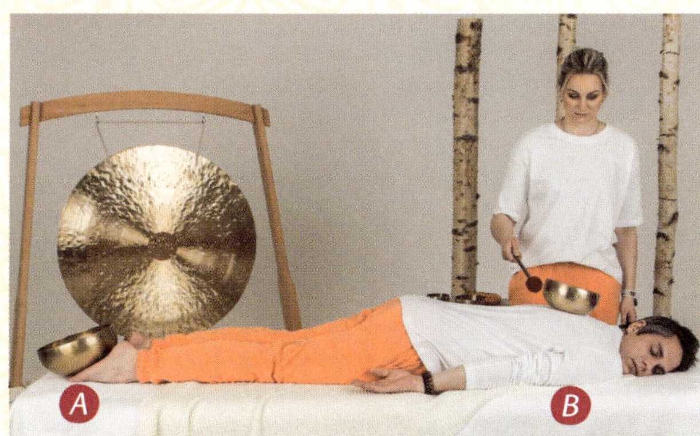

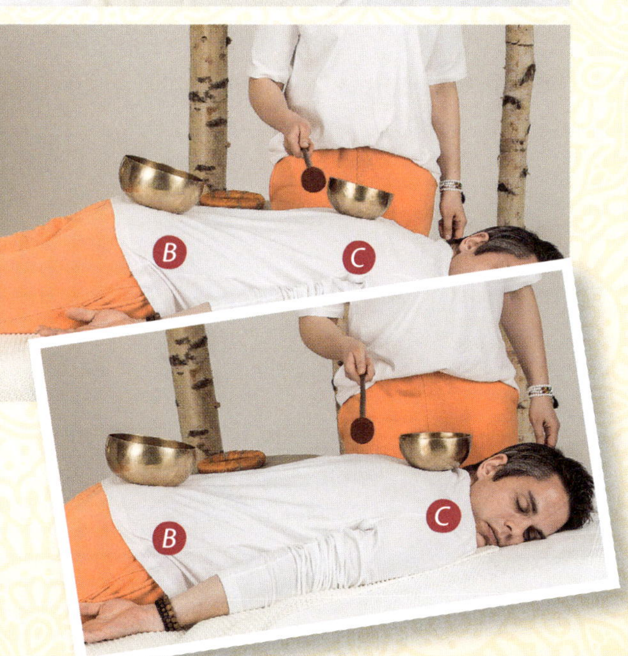

Die einzelnen Schritte der Klangschalenmassage

Klangschale B anschlagen. Der Klang kann sich hier leicht überlappen, das heißt, die Fußschale kann noch ein wenig nachklingen, wenn die mittlere Schale B angeschlagen wird. All dies sollte sehr entspannt und mit viel Zeit erfolgen.

Analog zur Vorgehensweise mit Schale A wird Schale B in kleinen Schritten bis zu den Schulterblättern weitergeführt. Sie wird dabei sanft im Wechsel mit der am Ausgangspunkt stehenden Schale A angeschlagen.

Im nächsten Schritt wird nun Schale C für den oberen Bereich sanft klingend eingesetzt. Dazu wird Schale B für den mittleren Bereich zurück auf den unteren Rücken gestellt, so dass sie dort gut und frei schwingen kann.

Die neue Schale C auf dem Bereich zwischen den Schultern wird drei Mal sehr sanft mit Pausen angeschlagen.

Nun wird zuerst Schale A, dann die mittlere Schale B und schließlich die obere Schale C angeschlagen. Die Klänge/Schwingungen von Schale A sowie Schale B können noch leicht nachschwingen, bevor Schale C angeschlagen wird. Sie sollten sich jedoch nicht zu stark überlappen.

Bewegen Sie in diesem Rhythmus die obere Schale C Stück für Stück, wenn möglich noch schwingend, bis zum Halswirbel. Bitte beachten Sie, dass im oberen Bereich nur sehr, sehr sanft angeschlagen werden sollte, da die Vibrationen am Kopf sehr stark wahrgenommen werden – auch die Klänge sind in der Nähe des Ohres sehr intensiv zu hören.

Im nächsten Schritt stellen Sie die obere Klangschale C über den Kopf, falls es möglich ist, bereits mit einer leichten Schwingung. Alternativ können Sie sie auch am oberen Hals stehen lassen.

Nun schlagen Sie alle drei Schalen – bei Schale A beginnend – einige Male an. Vergessen Sie nicht die Pausen zwischen dem Anschlagen – und dass der Anschlag selbst sehr sanft sein sollte! Achten Sie auf Ihr Gefühl, wie oft Sie die Klangschalen anschlagen sollten und wie es dem Behandelten geht. Achten Sie auch immer wieder auf Ihren Atem und dass Sie selbst sowohl innerlich wie auch körperlich entspannt sind.

Wenn Sie das Gefühl haben, dass es genug ist, entfernen Sie die obere Schale C, und schlagen Sie die unteren Schalen A und B drei Mal in Folge entspannt mit leicht überlappendem Klang an.

Platzieren Sie dann die Schale A wieder auf der Fußsohle und schlagen Sie sie dort noch zwei Mal zusammen mit der Schale B leicht an.

Nun entfernen Sie die mittlere Schale B sanft und schlagen die übrig gebliebene Schale A am Fuß drei Mal mit leichten Pausen an.

Beenden Sie die Behandlung, wie in der vorher beschriebenen »Sequenz Beenden« erklärt. Schlagen Sie die Klangschale sanft in der Hand an, und verweilen Sie damit einige Momente mit wenig Abstand zu den Fußsohlen (nicht berühren!).

Gehen Sie dann von den Füßen kommend mit etwa zehn Zentimetern Abstand zum Körper nach oben, wobei Sie die sanft schwingende Schale über den Körper des Behandelten bis zum Brustraum führen. Lassen Sie dies nach oben mit mehr Abstand zum Körper ausklingen, indem Sie über den Kopf nach oben gehen. Von oben kommend gehen Sie mit der schwingenden Schale nochmals in Körpernähe bis an die Füße.

Zum »Verabschieden« schlagen Sie die Schale nochmals in Nähe der Fußsohlen drei Mal an, beim Ausklingen die Schale jeweils vom den Füßen entfernen.

Decken Sie den Behandelten mit einer leichten Decke zu, und lassen Sie ihn mindestens zehn bis fünfzehn Minuten nachruhen.

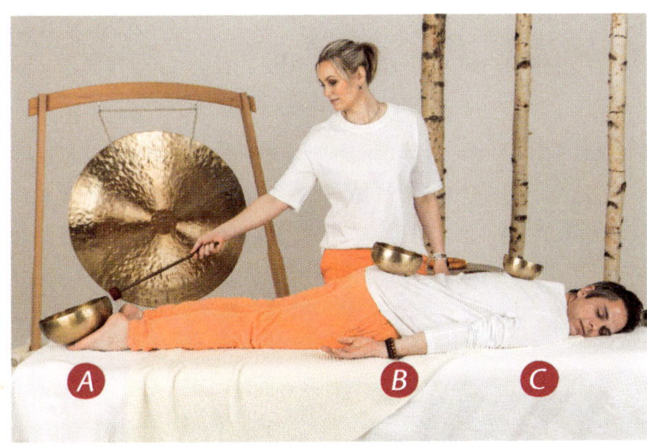

Anschlagen aller drei Klangschalen

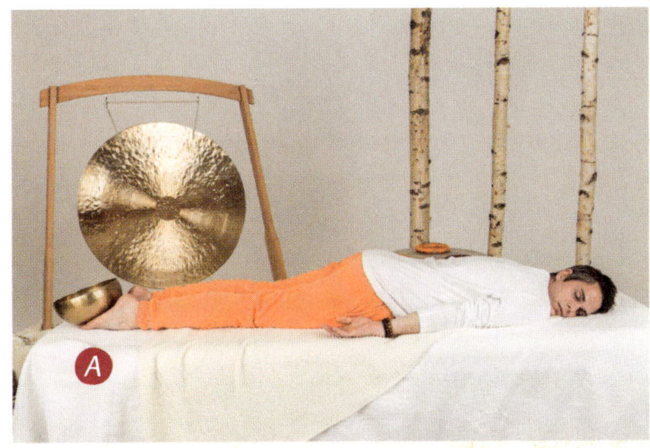

Am Ende Klangschale A an den Füßen ausklingen lassen

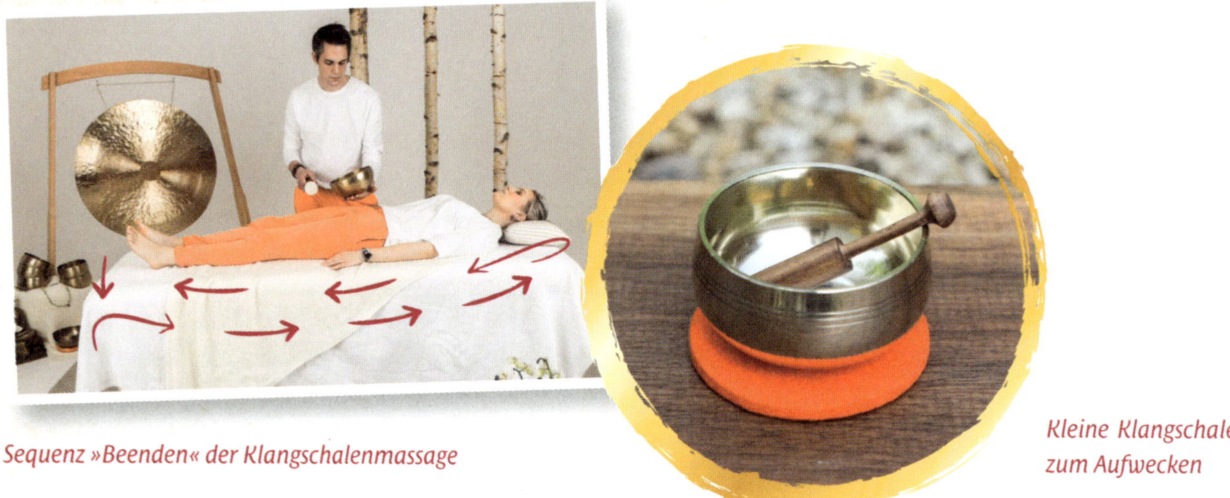

Sequenz »Beenden« der Klangschalenmassage

Kleine Klangschale zum Aufwecken

Nach der Pause sollten Sie den Behandelten mit einem bereits am Anfang vereinbarten hellen, sanften Klang aus seiner Entspannung wieder in den Alltag zurückholen. Das Endesignal im Vorfeld zu vereinbaren, hilft dem Behandelten auch, wirklich die volle Zeit zu entspannen, da er sich nicht auf ein »mögliches Ende« konzentrieren muss.

Sprechen Sie nach einer Pause, vielleicht bei einer Tasse Tee, mit ihm, wie er die Behandlung empfunden hat, was genau er gefühlt hat, wo er die Klangschalen besonders intensiv wahrgenommen hat, wo er die Entspannung gefühlt hat und wie es ihm jetzt geht. Indem die Erfahrungen noch einmal verbalisiert werden, wird Entspannung nochmals bewusst gemacht. Verstärkt sollte hier auf die »Wohlfühlaspekte« eingegangen werden – die eher negativen Gefühle sollten nur registriert, aber nicht verstärkt werden.

Variationsmöglichkeiten

Wir haben hier die Möglichkeit mit drei Schalen auf dem Körper besprochen.

Gerne wird auch zusätzlich zu den drei Schalen eine vierte Schale für den Nacken und/oder den Kopfbereich genutzt. Sie erweitern dazu die bereits beschriebene Abfolge der Anwendung einfach um eine weitere Schale.

Falls Sie ausreichend Platz auf der Liege haben und Ihnen weitere Schalen zur Verfügung stehen,

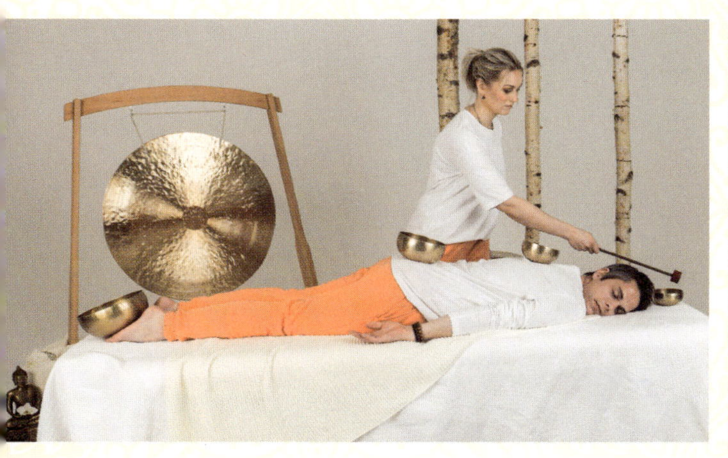

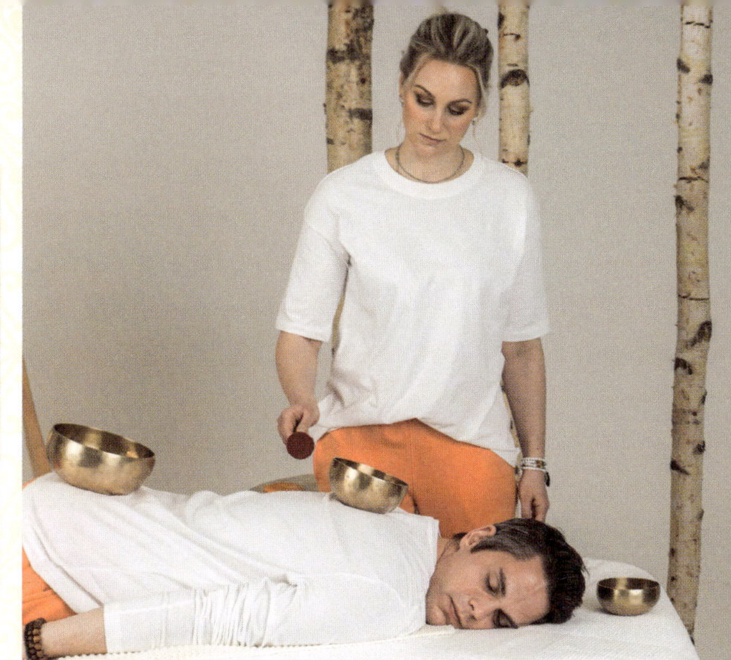

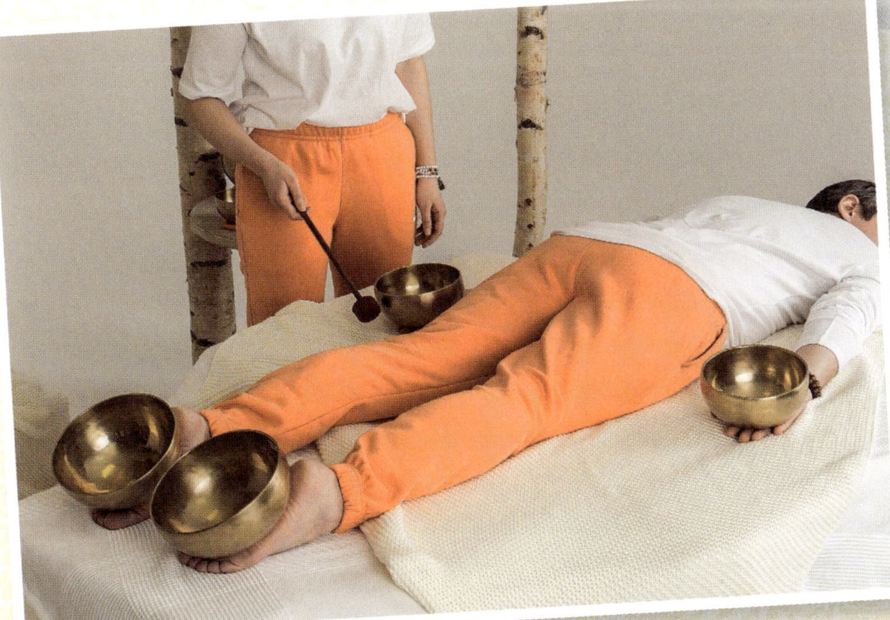

Variationsmöglichkeiten mit vier oder mehr Klangschalen

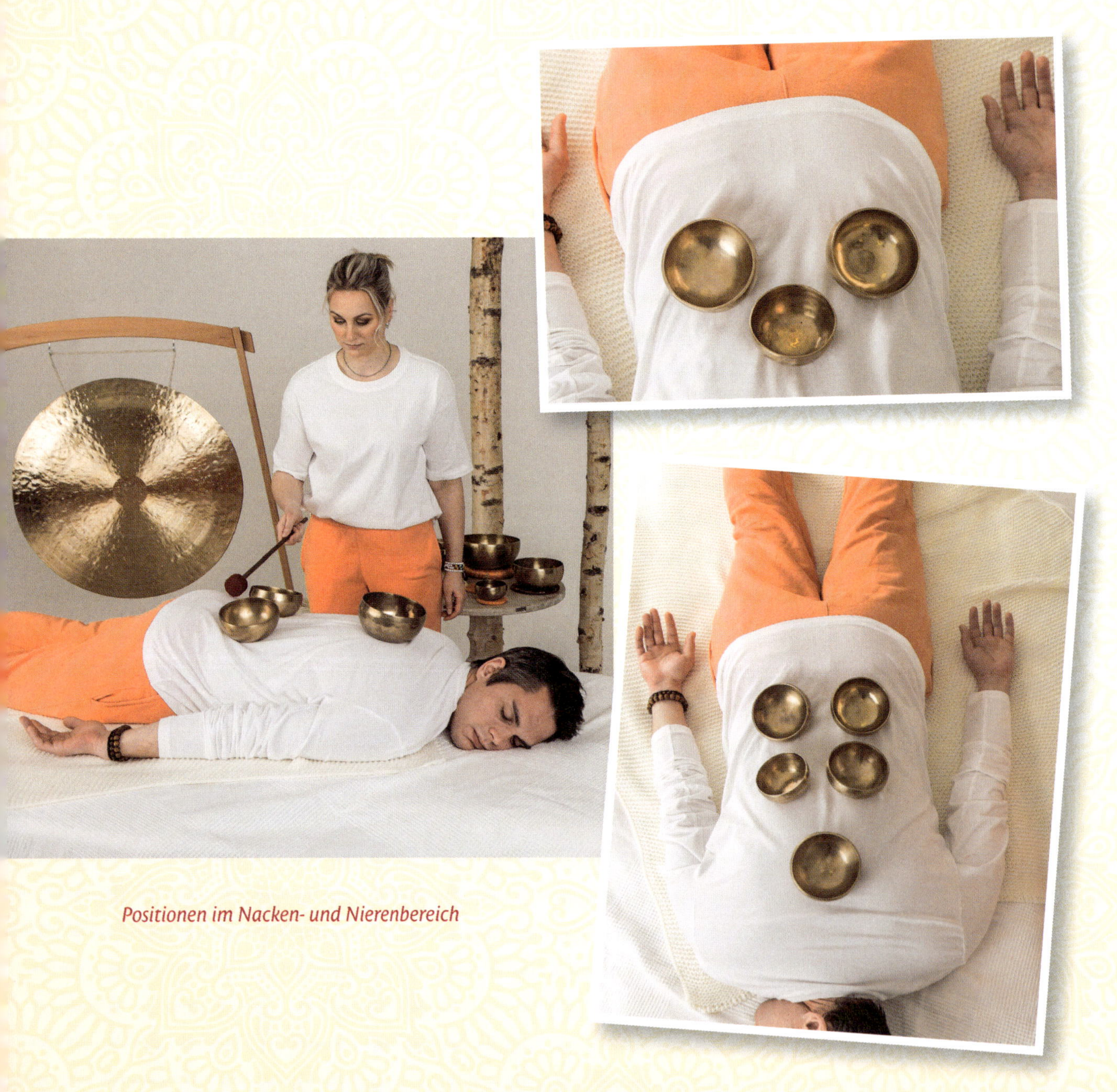

Positionen im Nacken- und Nierenbereich

können auch die Füße und Hände noch intensiver eingebunden werden – so kann z. B. bei Bauchlage neben den drei regulären Schalen zusätzlich eine Schale auf den Fußsohlen oder Handflächen platziert werden, die dort während der Behandlung verbleibt.

Intuitive Elemente in der Klangschalenmassage

Wir hatten schon mehrfach angesprochen, dass einige Grundlagen benötigt werden, um die Techniken und Möglichkeiten richtig nutzen zu können. Diese Grundlagen können durchaus aus einer früheren Ausbildung, aus einem Kurs, aus Videos oder aus Anleitungen kommen. Wie bereits erwähnt, bin ich der Auffassung, dass man bisheriges Wissen aus anderen Ausbildungen und Behandlungsmöglichkeiten, wie z. B. aus der Massagepraxis, jetzt in etwas Neues einfließen lassen kann. Es wäre schade, diese Erkenntnisse nicht mehr zu nutzen, um sie als ein weiteres Element in ihre Behandlungsmethode mit den Klangschalen einzubinden. Ich möchte Sie gerne dazu einladen, jetzt einen Schritt ins Ungewisse, außerhalb von konkreten Anleitungen, zu unternehmen.

Vielleicht haben Sie im Gespräch mit Ihrem Klienten einige Informationen erhalten, die Ihnen gerade bewusst werden. Dies könnte Sie inspirieren, den bisher beschriebenen Ablauf der Klangmassage zu verändern, d. h. nicht an den Füßen anzufangen, sondern im Nacken zu beginnen oder eine längere Zeit an einem Ort zu verweilen und auch das intensive Reiben der Schale einzubauen.

Vielleicht zieht es Sie auch gerade auf die andere Seite, nicht auf die, für die das Thema benannt wurde, oder Sie ordnen die Schalen anders an.

Sie wissen ja, dass es die größte Kunst ist, sich voll und achtsam auf das Gegenüber und auf die Reaktionen einzulassen, zu schauen, was gerade »dran ist«. Wie könnte ich dieser Person am besten helfen? Diese Frage beantwortet sich am leichtesten, wenn sie kein bewusstes Konzept mit dem Kopf zu verfolgen.

Einmal gestartet geht man dann achtsam und langsam Schritt für Schritt weiter, immer darauf achtend, was jetzt angesagt und an der Reihe ist, was sich als nächster Schritt zeigt. Vor allem sollten Sie mit dem Vertrauen vorgehen, dass Sie sich vom Wohlbefinden des Klienten leiten lassen. Eine solche Vorgehensweise ist nicht nur für den Behandelten ein besonderes Erlebnis.

Chakrenbehandlung

Die jahrtausendealte Lehre der Chakren stammt aus alter indischer Tradition. Die sieben Chakren sind bestimmte Knotenpunkte auf den Energiebahnen des Körpers. Sie wirken sowohl auf das körperliche als auch auf das geistige und emotionale Befinden.

Die 7 Chakren sind vom Beckenboden bis zum Scheitel in einer Linie angeordnet, beginnend unten mit dem Wurzel-Chakra (Muladhara Chakra). Darauf folgt das Sakral-Chakra (Swadhisthana Chakra), das Solarplexus-Chakra (Manipura Chakra), das Herz-Chakra (Anahata Chakra), das Hals-Chakra (Vishudda Chakra), das Stirn-Chakra (Ajna Shakra) und das Kronen-Chakra (Sahasrara Chakra).

Den einzelnen Chakren werden bestimmte Bedeutungen, Farben, Elemente (z. B. Erde) und Symbole zugeordnet. Jedes Chakra wird auch durch eine Lotosblüte mit unterschiedlicher Blätteranzahl beschrieben. Weiter werden den Chakren bestimmte Mantren, Asanas (Yoga-Übungen), Edelsteine, Düfte und Klänge zugeordnet. Entsprechend dieser Zuordnungen lassen wir von Experten in Nepal Klangschalen aussuchen und mit dem jeweiligen Chakrensymbol gravieren.

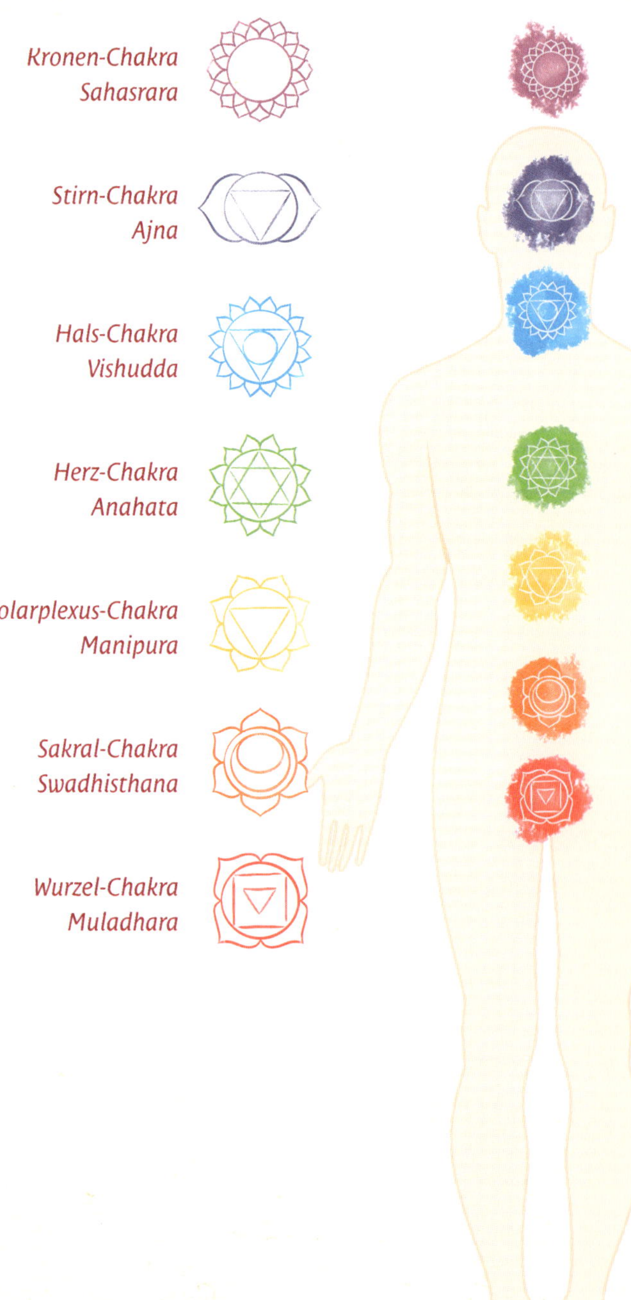

Schon zu Beginn meiner Arbeit mit Klangschalen versuchte ich herauszufinden, welche Töne zu welchen Chakren gehören. Hierzu gibt es sehr unterschiedliche Ansichten und Meinungen, inzwischen sogar unterschiedliche Chakrensysteme.
Bei Kundenbesuchen ist es mir deshalb sehr wichtig, dass die Kunden nicht etwas Vorgegebenes kaufen, sondern sich selbst ein Bild darüber machen, ob die Töne oder Klänge und die Schwingungen der Schale sie auch wirklich in dem entsprechenden Chakra berühren, ob sie also das Gefühl haben, dass die Klangschale sie z. B. am Herzen berührt. Diese individuelle Erfahrung ist dann auch ein besserer Hintergrund für die Arbeit mit einer Klangschale als eine vorgegebene Auswahl, die dann doch nicht das gewünschte Ergebnis bringt.

Die Behandlung der Chakren kann in unterschiedlicher Art und Weise erfolgen, ausschlaggebend ist hier meist die Vorerfahrung oder der Wissensstand, was die Chakren angeht, oder das Thema, das den Menschen gerade bewegt.
Meist starten die Kunden damit, dass sie eine einzelne Klangschale für das entsprechende Chakra (z. B. Herzchakra) auswählen. Mit dieser einzelnen Schale arbeiten die Kunden, indem sie sie immer wieder sanft anschlagen, dabei dem Herz näher kommen und die Wirkung und Veränderung wahrnehmen. In Meditationen liebevoll dem Herz angenähert, entwickelt sich ein besonderes Gefühl, dann kann sich das Herz öffnen, können weitere, mit dem Herz verbundene Organe wieder aktiviert werden.
Zu empfehlen ist es, diese Anwendungen an mehreren Tagen oder über einen längeren Zeitraum hinweg durchzuführen, um noch mehr in die Tiefe gehen zu können.

Manche Menschen beschäftigen sich im Vorfeld ausgiebig mit dem Chakra, mit möglichen Blockaden oder mit den Möglichkeiten, die es bietet, um dann zielgerichtet daran arbeiten zu können. Andere möchten den Kopf nicht zu sehr einbeziehen und achten daher auf die Entwicklung, was entsteht, was sich verändert. Wie verändere ich mich, wie ist meine Wahrnehmung, was verändert sich z. B. auch körperlich? Ich denke, beides hat seinen Platz – denn wir sind individuelle Menschen mit unterschiedlichen Ausprägungen und Gewohnheiten.

Eine besondere Variante ist es, mit einem ganzen Chakrenset aus sieben Schalen zu arbeiten. Dies kann entweder bereits zusammengestellt sein oder von Ihnen selbst zusammengestellt werden – was natürlich sehr individuell ist. Ich stelle häufig fest, dass Kunden dieses Set »wachsen« lassen, d. h. sie starten mit 2 oder 3 Schalen und kaufen dann nach einiger Zeit Ergänzungen dazu.

Häufig werden heute Chakrensets angeboten, bei denen es sich um kleine Schalen mit entsprechender Farbe und dem Chakrensymbol handelt. Man sollte sich bei diesen Sets bewusst machen, dass hier keine große Schwingung, die mich innerlich berührt, entstehen kann. Vielleicht erreiche ich jedoch auch mit diesen Schalen das Gewünschte. Dies darf jeder selbst für sich entscheiden.

Die Sets werden zu Beginn auf die entsprechenden Chakren gestellt – gerne auch, wie bei der Klangschalenmassage, bereits leicht schwingend. Für den Behandelnden ist es wichtig, genau zu verfolgen, wie sich die Schwingung entwickelt, wie sich der Ton verändert.

Grundsätzlich bestehen auch hier unterschiedliche Vorgehensweisen. Einmal können Sie die Chakren vom Wurzel- bis zum Scheitelchakra der Reihe nach behandeln. Alternativ ist auch die intuitive Behandlung einzelner Chakren oder die Behandlung in eigener Reihenfolge möglich.

Chakrenbehandlung in der Reihenfolge

Vom Wurzelchakra ausgehend werden die einzelnen Schalen behutsam mehrfach angeschlagen. Beachten Sie die Veränderung des Klangs und der körperlichen Symptome. Was verändert sich genau? Lassen Sie ausreichend Zeit verstreichen bis zum nächsten Anschlagen, um die Klangwellen wirken zu lassen.

Als Nächstes wird das Sakralchakra sanft angeschlagen.

Sie werden am Klang merken, welches Chakra mehr und welches weniger Aufmerksamkeit benötigt, welcher Klang »aufgesaugt« wird – oder wo Sie das Gefühl haben, der Klang wird noch verstärkt. Daran können Sie erkennen, wo ein »Mangel« oder ein »Zuviel« vorhanden ist. Durch die Art des Anschlages werden Sie erkennen, wie Sie das Chakra harmonisieren können.

So können Sie alle sieben Chakren langsam in Richtung Kopf bis zum Scheitelchakra behandeln.

Bei den Chakren im Kopfbereich (Halschakra, Drittes Auge, Scheitelchakra) sollte man sehr vorsichtig vorgehen, da wir im Kopfbereich sehr sensibel sind und die Töne der Schalen auch deutlich lauter hören. Schlagen Sie die Schalen hier daher nur sehr, sehr sanft an und halten Sie sie in einiger Entfernung über dem Kopf, dem Sie sich langsam annähern, so dass die Schwingungen das Scheitelchakra erreichen.

Bei den ersten Anwendungen kehren Sie nach einer kleinen Ruhepause vom Scheitelchakra Schritt für Schritt zurück zum Wurzelchakra.

In einem Zwischenschritt können Sie auch Chakren mit einem Zuviel an Energie mit Chakren mit zu wenig Energie ausgleichen, bevor Sie den zweiten Durchgang starten.
Dabei werden die Schalen auf den entsprechenden Chakren abwechselnd angeschlagen, dann ausklingen lassen. Dies können Sie einige Male wiederholen.

Beim zweiten Durchgang können Sie die Schalen überlappend anschlagen, so dass Sie immer zwei Schalen anschlagen, z. B. zuerst die Schale für das Scheitelchakra und dann die Schale für das Dritte Auge. Dies zwei oder drei Mal wiederholen, ganz nach Gefühl, bis es sich stimmig anfühlt. Dann die Schale für das Dritte Auge anschlagen und nachfolgend die Schale für das Halschakra und so weiter.

Mit ein wenig Erfahrung folgen Sie künftig Ihrer Intuition, so können Sie entscheiden, ob eine zweite Anwendung (vom Scheitelchakra wieder zurück zum Wurzelchakra oder ein zweites Mal vom Wurzelchakra nach oben zum Scheitelchakra) nötig ist für den Behandelten.

Intuitive Behandlung

Manchmal ist ein klares Bild vorhanden, was im Moment notwendig ist, um welches Thema es geht, oder der Kunde äußert auch einen speziellen Wunsch, welches Chakra er behandelt haben möchte. Vielleicht zeigt sich während der Behandlung noch ein weiteres Chakra, das Sie behandeln können. Achten Sie darauf, wie und in welcher Richtung Sie die Schalen anschlagen und welche Wirkung das zeitigt. Interessant ist es auch, eine Veränderung des Klanges durch sanftes Reiben der Schalen mit einem Holz-Leder-Klöppel zu initiieren. Dabei können Sie, je nach »Drehrichtung«, die Chakren öffnen und schließen.

Folgen Sie bei der Behandlung immer Ihrer Intuition, was als Nächstes folgen sollte bzw. was »gerade dran« ist. Wie schon beschrieben, stört das Denken hier manches Mal, und oft ist es auch gar nicht wichtig zu wissen, warum etwas behandelt werden sollte. Wichtig ist nur die oft beschriebene Ruhe und das »Einlassen in das, was ansteht«.

Meridian- und weitere Behandlungen

Außer der speziellen Behandlung der Hauptchakren gibt es noch eine Vielzahl an weiteren Behandlungsmöglichkeiten mit tiefgreifenden Wirkungen, wie z. B. die Behandlung der Nebenchakren, Meridianbehandlungen, Akupressur, ayurvedische Marma-Massagen oder die Arbeit mit Triggerpunkten. Wenn Sie sich in einem dieser Themen sehr gut auskennen oder sogar eine spezielle Ausbildung dafür haben, könnten Sie dieses System auch mit den Klangschalen »anreichern«.

So können Sie z. B. versuchen, bei der Behandlung den Meridianverläufen zu folgen. Bei einem speziellen Meridian, der dem aktuellen Thema des Klienten entspricht, wird mit den Klangschalen der Energiefluss wieder aktiviert. Dies können Sie erreichen, indem Sie verschiedene Klangschalen auf dem Meridian platzieren, die Sie dann sanft der Reihe nach anschlagen, dem Energiefluss folgend. Hierzu ist allerdings ein fundiertes Wissen über die Wirkung und den Verlauf der Meridiane notwendig. Ebenso müssen Sie die Veränderung des Klanges und der Schwingung der Schalen während der Behandlung im Auge behalten.

Lassen Sie sich hier wieder von Ihrem Wissen und Ihrer Intuition leiten, um die Anwendungen zu verbinden und die Klangschalen auf den relevanten Punkten anzuspielen – in der Reihenfolge, die eine harmonische Einheit bildet und dem Wohlbefinden des Kunden dient.

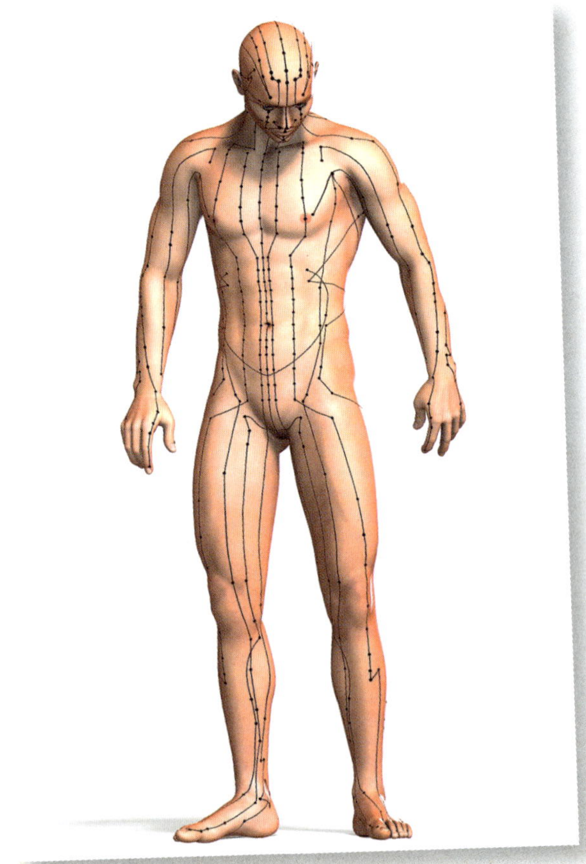

Die Meridianverläufe im Körper

Entspannen mit Klangschalen

Bei diesen Übungen werden Klangschalen in Umfeld des Körpers angeschlagen. Dazu benötigen Sie eine breitere Unterlage, auf der die Schalen gut in Körpernähe stehen können. Sie selbst als Behandelnder sollten ebenfalls ausreichend Raum zur Verfügung haben.

Wenn die Schalen nicht direkt auf dem Behandelnden stehen und er die Veränderungen durch das Verrücken der Schalen nicht direkt spürt, kann er noch entspannter liegen und einfach wahrnehmen und spüren. Die Schallwellen können auch in Körpernähe gut wahrgenommen werden. Wir starten mit der Übung mit einer Klangschale, die in den anschließenden Übungen bis auf 4 Klangschalen erweitert wird.

Zum Beginn nehmen Sie wieder mit der Sequenz »Einstimmung« die Behandlung auf. Die Anwendung können Sie zwei Mal wiederholen. Wenn Sie diese zweite Runde der Einstimmung beendet haben, schließen Sie die Behandlung jeweils mit der Sequenz »Beenden« ab. Bleiben Sie anschließend auf Ihrem Platz neben dem Behandelten sitzen. Genießen auch Sie selbst die Ruhe und Entspannung, die im Raum entstanden sind. Atmen Sie ruhig und entspannt, und genießen Sie einfach.

Entspannung mit einer Klangschale im Liegen

Stellen Sie die Klangschale etwa zehn Zentimeter vor die Fußsohlen des zu Behandelnden, und schlagen Sie diese in Richtung der Füße an; lassen Sie die Schale fast ausklingen. An den Füßen muss der Anschlag nicht so sanft sein, da es hier mehr um das Spüren und um die Erdverbundenheit geht. Für viele Menschen ist es interessant, die Schwingungen an den Füßen zu spüren, denn laut der Meinung vieler »funktionieren Füße, aber sie spüren nicht«.

Wiederholen Sie den Vorgang entspannt drei bis vier Mal, beachten Sie dabei aber, dass Sie der Klangschale genügend Zeit zum Ausschwingen lassen.

Stellen Sie nun die Schale mit etwa zehn Zentimetern oder mehr Abstand hinter den Kopf. Wie Sie bereits wissen, ist der Kopfbereich sehr sensibel, von daher die Schale bitte sehr sanft und achtsam anschlagen. Beachten Sie auch, dass die Schale länger schwingt, als Sie sie hören können, und der entspannte Behandelte nimmt diese Schwingungen gerade in der Nähe des Kopfes noch sehr gut wahr! Die Schale daher immer gut ausklingen lassen. Auch hier schlagen Sie die Klangschale drei bis vier Mal sehr sanft mit dem Filzklöppel an.

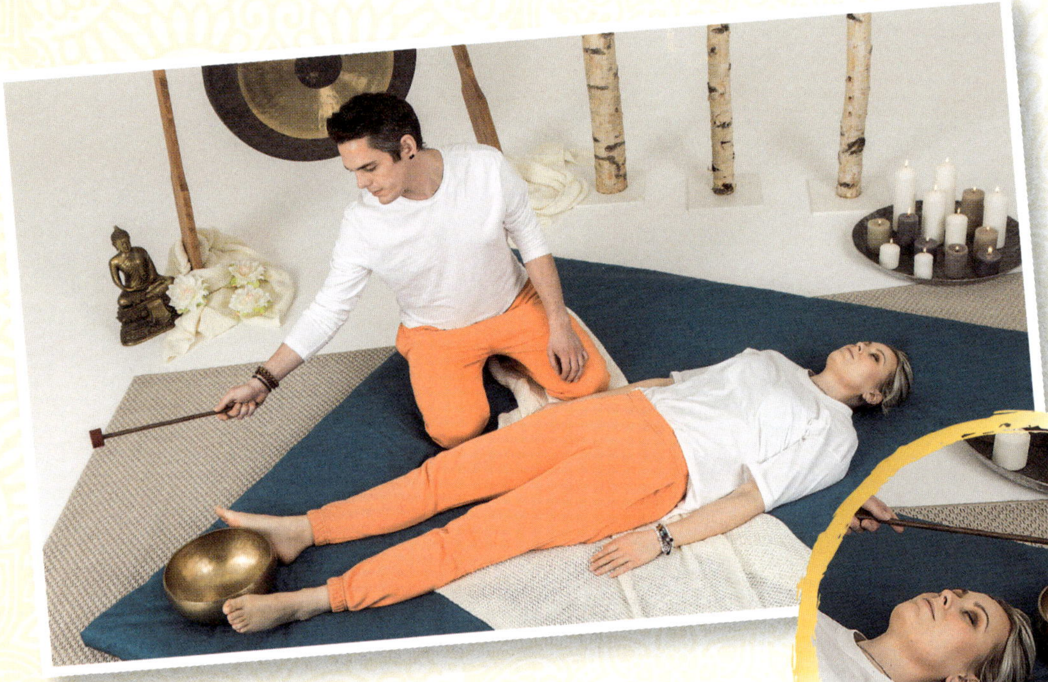

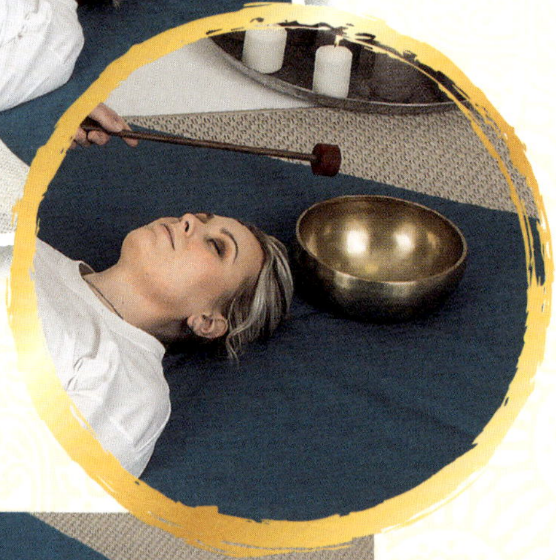

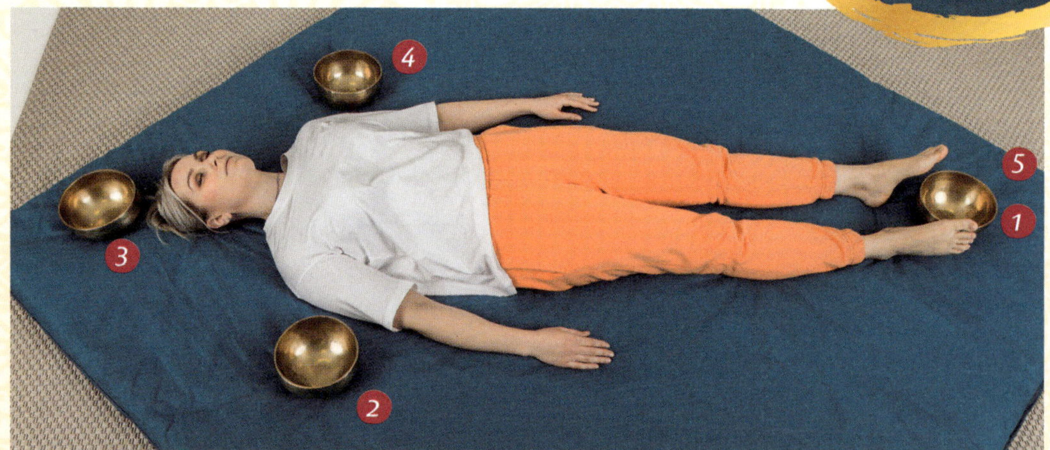

Die Positionen beim Entspannen mit einer Klangschale.

Als Nächstes wird die linke Seite behandelt. Stellen Sie die Schale ungefähr in Brusthöhe neben die Arme. Schlagen Sie die Schale wieder sanft drei bis vier Mal mit etwas Abstand vom Körper an, so dass die Schall-/Klangwellen sachte auf den Körper zulaufen. Dabei immer gut ausschwingen lassen!

Und nun das Gleiche auf der rechten Seite des Behandelten.

Positionieren Sie die Klangschale wieder an den Fußsohlen, und lassen Sie zunächst einen Moment die Zeit verstreichen. Genießen Sie die Ruhe und Entspannung. Nehmen Sie bewusst ein paar ruhige, tiefe Atemzüge.

Wiederholen Sie den Behandlungsablauf mit viel Ruhe und Entspannung.

Entspannung mit zwei Klangschalen im Liegen

Bei dieser Behandlung sind die Sequenzen »Einstimmung« und »Beenden« wieder identisch mit der vorherigen Übung mit einer Klangschale. Auch das Anschlagen ist gleich, nur das Kernstück mit den Schalen verändert sich im Ablauf ein wenig, da Sie ja zwei Schalen zur Verfügung haben und diese nicht immer neu aufstellen müssen. Wenn Sie zwei Schalen zur Verfügung haben, können Sie den Behandlungsablauf daher ruhiger durchführen als mit nur einer Schale. Auch ergeben die unterschiedlichen Töne der Schalen einen facettenreicheren Klangraum, in dem der Behandelte ruht. Hilfreich ist ein Klöppel mit einem längeren Stiel, damit Sie sich weniger bewegen müssen.

Nach der »Einstimmung« stellen Sie zuerst die tiefer klingende Klangschale an die Füße, die heller klingende Schale an den Kopfbereich.
Jetzt schlagen Sie die Schale an den Füßen wie beschrieben zwei bis drei Mal mit etwas Abstand zum Körper an, so dass die Klangwellen sanft auf den Körper zurollen. Dabei die Schale immer wieder gut ausklingen lassen.
Danach die Schale über dem Kopf anschlagen. Achtung: sehr sanft! Zwei bis drei Mal sehr, sehr gut ausklingen lassen. Eine kleine Pause.

Danach die Schalen neu positionieren – die tiefer klingende Schale auf die rechte Seite und die höher klingende Schale auf die linke Seite des Klienten stellen.
Beginnen Sie mit der Behandlung auf der rechten Seite, ganz wie oben beschrieben.

Nach einer kleinen Pause, in der Sie bewusst und in Ruhe atmen, wechseln Sie auf die linke Seite.

Sie können diese Anwendung nach einer kleinen Pause noch einmal in aller Ruhe wiederholen und mit der Sequenz »Beenden« abschließen.

Entspannung mit vier Klangschalen im Liegen

Dies ist eine wunderbare Behandlung, die in eine sehr tiefe Entspannung führt und ein angenehmes Gefühl von »Getragen- und Geborgensein« vermittelt. Der Behandelte fühlt sich regelrecht eingehüllt vom Klang. Hier wird mit Gegensätzen gearbeitet, das heißt, der tiefe Klang der Schale an den Füßen erfährt einen Gegensatz in der Schale am Kopf mit dem sehr hohen Klang. Der Behandelte fühlt sich in diesen Klängen getragen.
Sie beginnen wie gewohnt mit der Sequenz »Einstimmung«. Dazu können Sie eine der vier Klangschalen nutzen, am besten diejenige mit dem tiefsten Ton. Falls Ihnen die Schale zu schwer ist, benutzen Sie eine leichtere. Die tieferen Töne wirken jedoch sehr entspannend.

Stellen Sie die Klangschale dann an folgenden Positionen auf:

Position 1: Fußklangschale mit dem tiefsten Ton

Position 2: Kopfklangschale mit dem höchsten Ton

Position 3: rechts Seitenklangschale mit dem zweittiefsten Ton

Position 4: links Seitenklangschale mit dem zweithöchsten Ton

In dieser Reihenfolge (1-2-3-4) werden die Klangschalen jetzt angeschlagen (Grundsetting).
Jede Klangschale wird nur ein einziges Mal angeschlagen. Lassen Sie die Schale gut ausklingen.

Dann die nächste Klangschale anschlagen.

Dieses Grundsetting zwei Mal durchspielen.

Anschließend sind Variationen im Anschlagen möglich, aber immer nur im Uhrzeigersinn, das heißt, wenn die zuletzt angeschlagene Klangschale zum Beispiel Klangschale 3 auf der rechten Seite war, könnte jetzt entweder Kopfklangschale 2 oder die Schale auf der linken Seite mit der Nummer 4 angeschlagen werden. Es können von der zuletzt angeschlagenen Schale demnach immer nur die im Uhrzeigersinn folgenden zwei Schalen angeschlagen werden. Damit wird die Grundrichtung der Bewegung im Uhrzeigersinn eingehalten.

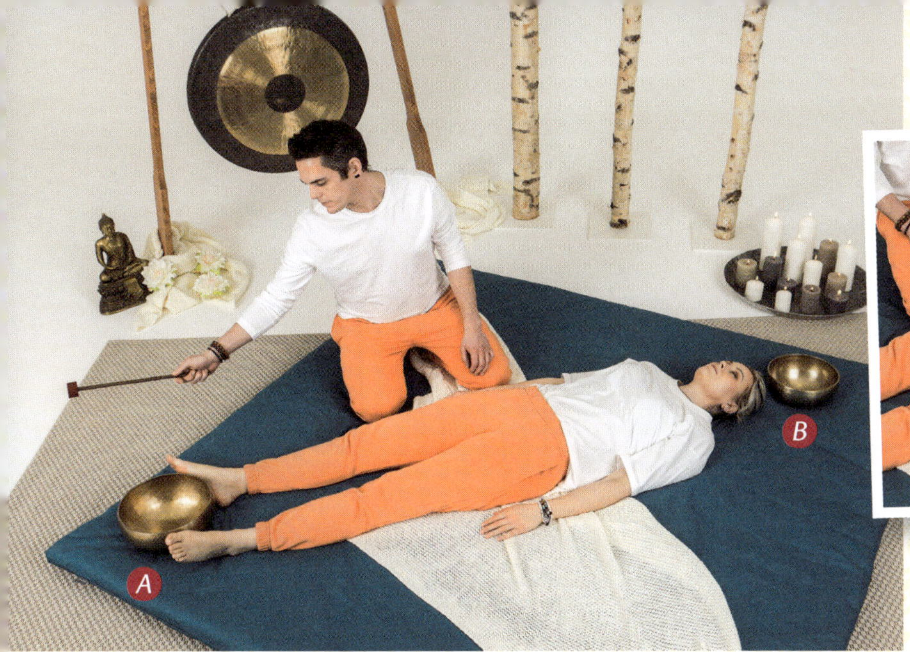

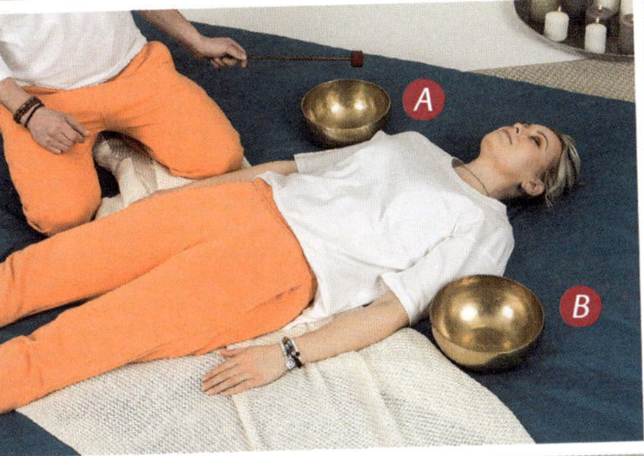

Entspannung mit zwei Klangschalen: Kopf- und Fußklangschale im zweiten Schritt neben den Körper positionieren.

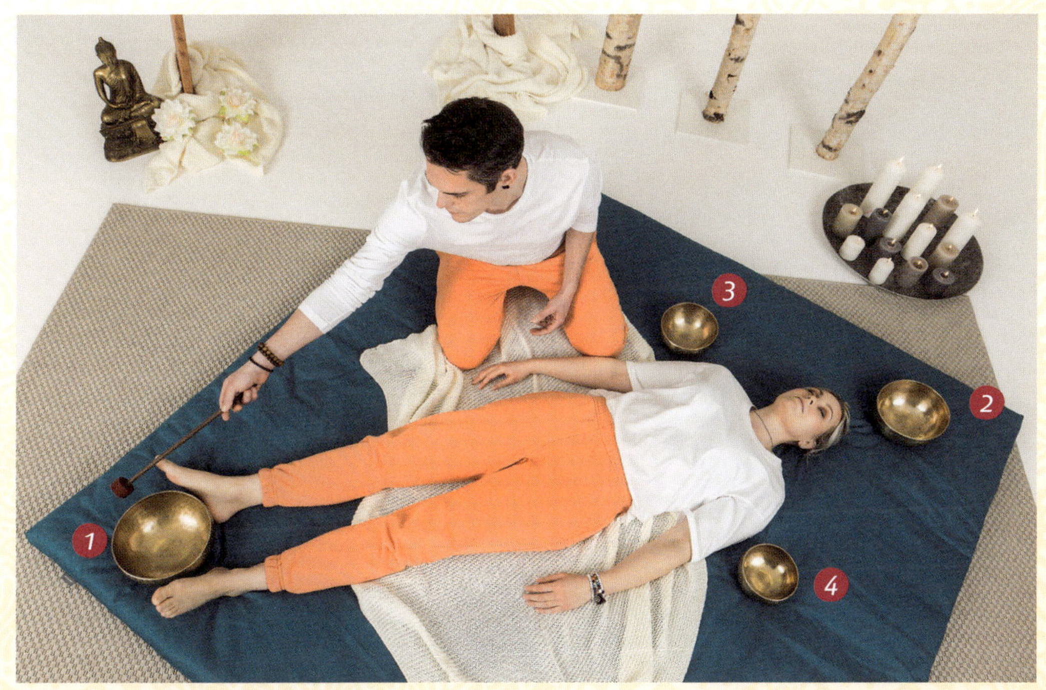

Entspannung mit vier Klangschalen.

Die einzelnen Klangschalen wieder wie gewohnt gut ausklingen lassen und dabei den eigenen Atem kontrollieren. Diese Übung kann gerne 30 bis 40 Minuten durchgeführt werden. Sie werden spüren, wie entspannend dies ist.

Als Abschluss nochmals das Grundsetting in der Reihenfolge 1-2-3-4 durchführen und danach mit der Sequenz »Beenden« abschließen.

Bitte lassen Sie dem Behandelten ausreichend Zeit für das Nachklingen, und legen Sie eine leichte Decke über ihn, damit er nicht friert.
Achten Sie bei dieser Übung immer darauf, dass Sie als Behandelnder die Übung ruhig und entspannt mittragen. Vergessen Sie auch das bewusste Atmen nicht. Die Behandlung wird für Sie damit ebenfalls zu einem besonderen Erlebnis.
Sie werden erleben, dass uns gerade solche tiefgehenden Entspannungen den Zugang zu verschütteten oder neuen Räumen und Möglichkeiten erlauben. Der Alltag wird mit all dem, was noch zu tun ist und was uns unbewusst ständig belastet, hintangestellt. Wir können somit auf unsere Ressourcen zurückgreifen, die nicht mehr blockiert sind, und kraftvoll die notwendigen Dinge in Angriff nehmen.

Klangschalenanwendungen mit Themenbezug

Noch einmal ein wenig »Philosophie«

Im Vorgespräch äußern Klienten oft ein zentrales Thema, um das es im Moment in ihrem Leben geht. Manchmal fällt das Thema auch unbewusst mehrmals, ohne dass es dem Klienten auffällt. So sind es oft Themen wie »in meine Mitte finden« – oder »mehr Erdung finden«, »Leichtigkeit erleben«.
Wenn Sie den Impuls haben, sich dieses Thema bei einer Behandlung zu eigen zu machen, können Sie Ihrem Gespür folgen und eine entsprechende Behandlungssequenz einbauen.

Vielleicht haben Sie am Anfang nur eine Idee für die Behandlung, ohne die einzelnen konkreten

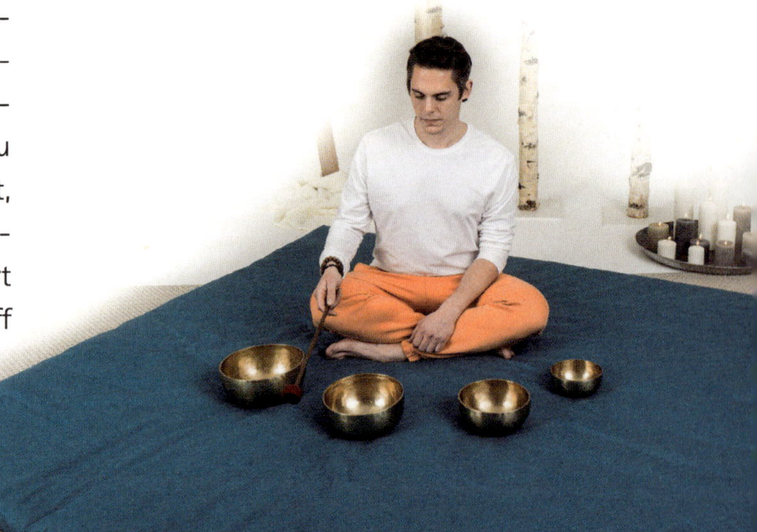

Schritte gehen zu wollen, dann können Sie sich Schritt für Schritt auf dieses Thema einlassen. Lassen Sie sich persönlich Ihren freien Raum, um kreativ zu werden.

Immer wieder berichten meine Kunden von Behandlungen, die sie gegeben haben. Sie sind darin in ihren eigenen Flow gekommen, ohne sich starr an Vorgaben und Regeln zu halten.

Wir müssen uns immer wieder klarmachen: Es sind die selbstgeschaffenen Regeln, die irgendjemand aus seiner Erfahrung und seinem Weltbild heraus aufgestellt hat – das gilt natürlich auch für das, was ich Ihnen sage, es ist aus meinem Weltbild entstanden und für Sie durchaus zu hinterfragen. Wissen Sie, wie viele Klangschalenlehrer es gibt? Und jeder hat seine eigene Anwendung, seine eigene Schule mit seiner Philosophie, wie man es machen sollte. Die Frage ist: Ist es auch das, was für Sie passt? Und für Ihren Klienten?

... zum Thema »Leichtigkeit«

Die folgenden Darstellungen können für Sie als Anregung gelten. Persönliche Nuancen und Interpretationen sind natürlich empfehlenswert und gewünscht.

Wenn wir das Thema Leichtigkeit interpretieren, dann fallen mir zuerst auch die Klangschalen ein. Hier würde ich »leichte« Klangschalen empfehlen,

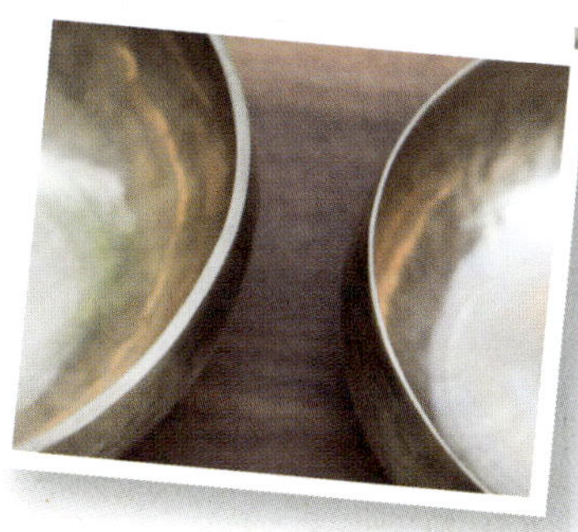

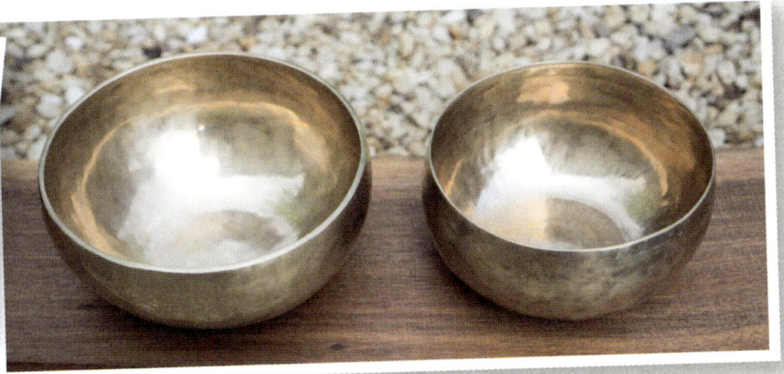

Normale Klangschale (links):

- *klarer Klang*
- *glatte Oberfläche*
- *dicke Wandstärke*
- *gerader Innenboden*
- *schwerer im Gesamtgewicht*

Nepal-Klangschale (rechts):

- *leicht schwingender Klang*
- *unebene Oberfläche*
- *dünne Wandstärke*
- *meist Wölbung am Innenboden*
- *leichter im Gesamtgewicht*

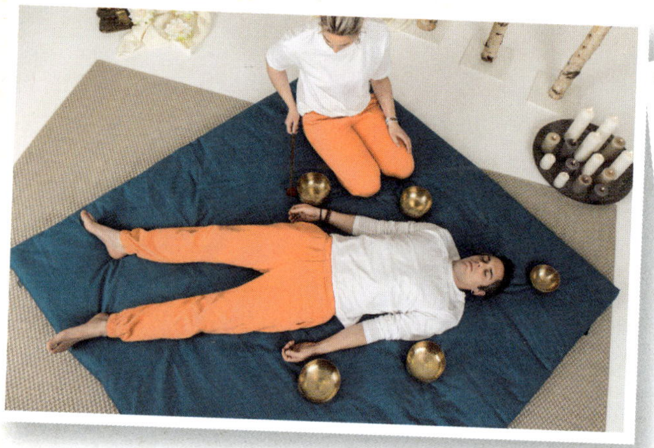

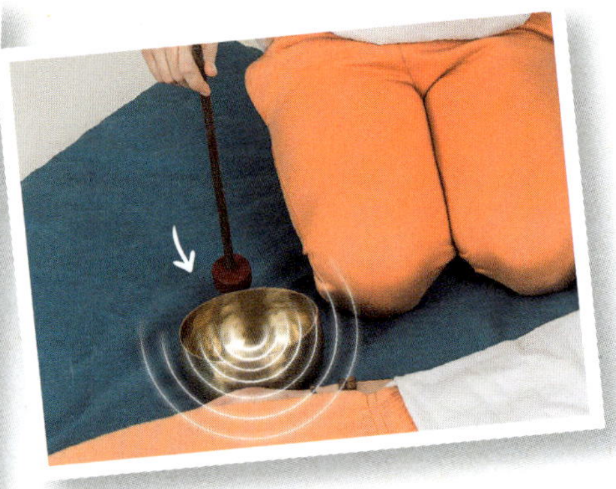

Die Richtung des Anschlags lenkt den Klang.

also solche mit einer dünneren Wandstärke und vielfältigeren Tönen und Schwingungen. Von den Tönen würde ich auch »leichte, höhere und angenehme Töne« aussuchen. Leichtigkeit hängt mit Loslassen von den derzeitigen Belastungen zusammen, nicht alles so ernst zu nehmen, lockerer über manches Hindernis zu gehen ...

Je nach Anzahl der zur Verfügung stehenden Klangschalen würde ich sie in den oberen Teil des Körpers in Körpernähe stellen, rechts und links neben das Becken, neben die rechte und linke Schulter und hinter den Kopf.

Falls Sie nicht genügend geeignete Schalen zur Verfügung haben, können Sie die Schalen auch einfach an einen anderen Ort stellen.

Anfangen würde ich mit den beiden Schalen am Beckenbereich. Das Spüren der Basis, das, was ist, ist sehr oft die Grundlage für etwas Leichteres. Schlagen Sie diese beiden Schalen abwechselnd drei bis vier Mal von außen an, so dass der Klang in Richtung Körper geht. Jeweils mit Pausen – mit Zeit zum Ausklingen der Schalen. Denken Sie bitte daran, die Schalen schwingen länger, als Sie es wahrnehmen.

Anschließend sind die Schalen in Schulterhöhe an der Reihe. Die Schale hinter dem Kopf sollte mit ein wenig Abstand zum Kopf stehen, so dass Sie sie (aus Richtung Kopf) später leicht anschlagen können. Beachten Sie bitte bei allen Schalen die Nähe zum Kopf und einen nicht zu starken Anschlag.

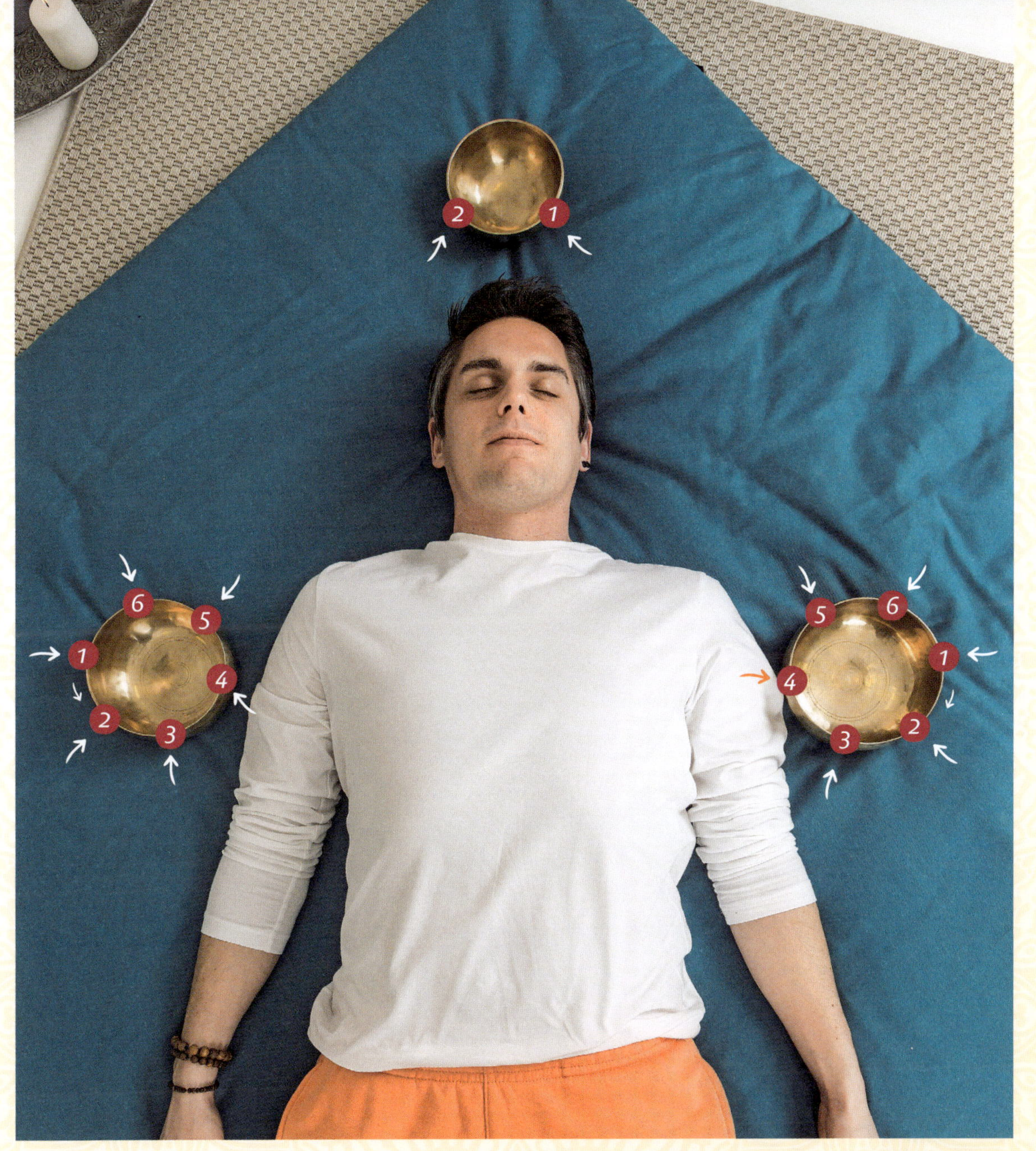

Anschlagpunkte und -richtungen. Bei der Klangschale am Kopf immer vom Körper weg anschlagen.

Beginnen Sie mit der rechten Schale neben dem Körper. Schlagen Sie sie von der Seite in Richtung Brustbereich leicht an. Anschließend schlagen Sie die anderen Schalen in kurzen Abständen jeweils einige Zentimeter weiter links an, so dass Sie zuerst in Richtung Hals, dann in Richtung Kopf und dann vorsichtig von den Schultern her vom Körper weg anschlagen, anhand einer gedachten diagonalen Linie vom Nabel über die Schulter. Dies führt dazu, dass sich die Schwingungen/Energien vom Körper wegbewegen und auch Energie aus dem Körper ziehen. Wichtig sind kleine, immer leichtere, lockere Anschläge.

Wiederholen Sie das Anschlagen an der eben genutzten Schale noch einmal.

Als Nächstes wechseln Sie zur Schale links neben dem Körper. Wechseln Sie dazu auf die linke Seite. Hier schlagen Sie zuerst die Schale in Richtung Körper/Brustbereich an und verändern dann den Anschlag in kleinen Schritten immer weiter einige Zentimeter nach links drehend, bis Sie sich eine Linie vom Nabel über die Schulter nach außen vorstellen können. Die Schwingung des Anschlags, die Energie geht dann vom Körper weg.

Als weiteren Schritt schlagen Sie die Schale über dem Kopf sehr leicht mehrfach mit kleinen Pausen an, und zwar in einer Linie von der rechten Schulterseite diagonal vom Kopf weg. Wie bereits gesagt, ganz leichte, feine Anschläge, die kaum hörbar sein dürfen, nicht mehr als ein »Hauch«.

Als Nächstes von der linken Schulterseite aus diagonal vom Kopf weg mehrfach mit kleinen Pausen anschlagen.

Als Letztes schlagen wir die kleine Schale über dem Kopf an. Hier ist darauf zu achten, dass diese Schale einen wirklich schönen harmonischen Klang hat, es kann auch eine kleine gegossene Schale mit hellem Klang sein, die sehr leicht nur mit dem Holzklöppel berührt wird. Quasi als ein Sahnetupfer zum Ende. Dieser Klang führt nochmals dazu, dass sich die Konzentration und Energie weiter nach oben bewegt.

Eine anschließende Ruhezeit tut das Restliche. Sie dürfen entspannt gespannt sein.

... zum Thema »Erdverbundenheit«

Im Gegensatz zur Leichtigkeit kommt es bei dem Thema »Erdverbundenheit« darauf an, im Alltag präsenter zu sein.

Im Gegensatz zur vorangegangenen Anwendung zum Thema »Leichtigkeit« würde ich hier tiefere, schwere Klangschalen auswählen, vielleicht solche mit einem erdigen Ton. Er muss deshalb nicht unangenehm sein, sondern sollte tiefe Elemente beinhalten. Meist findet man dies in größeren Schalen. Erde hat auch etwas mit Verbundenheit zu tun, man fühlt sich auf und von der Erde getragen und genährt. Aber schauen Sie selbst, welche Assoziationen Ihnen bei diesem Thema in den Sinn kommen.

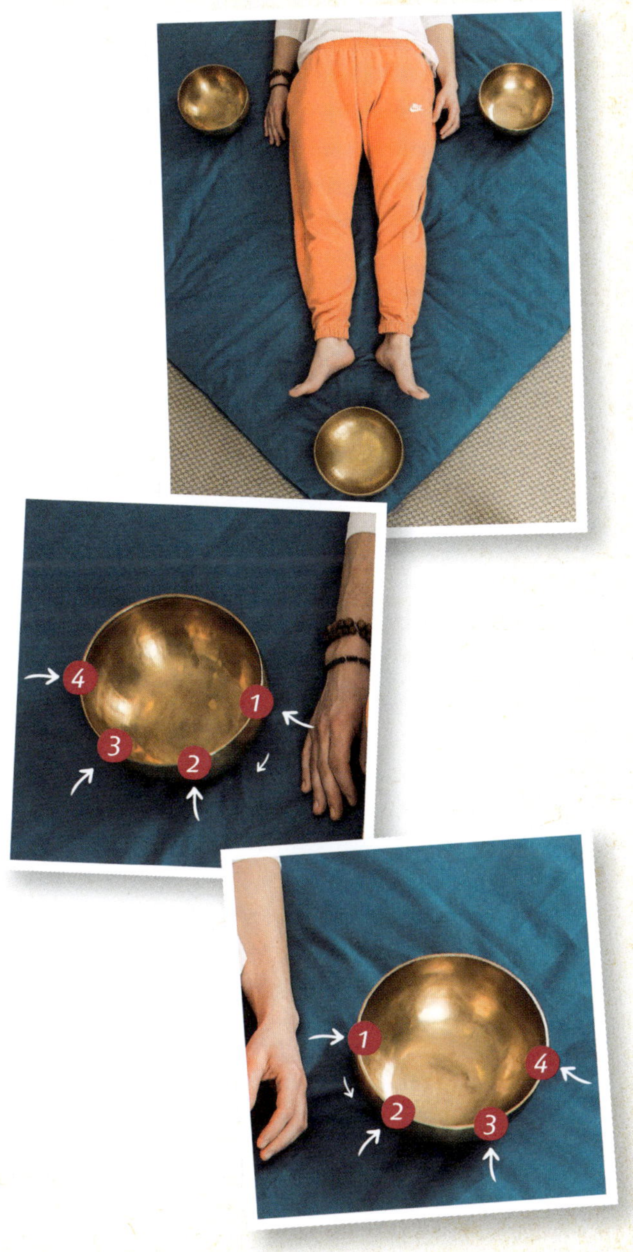

Starten würde ich mit 2-5 Schalen. Den tiefsten Ton würde ich an die Füße stellen, wenn es geht, sogar barfuß, ohne Socken. Die höheren Töne mehr oben im Beckenbereich ansiedeln. Wie bereits bei der vorhergehenden Übung gesagt: Wenn Sie nicht genügend oder passende Schalen zur Verfügung haben, arbeiten Sie, wenn möglich, mit zwei Schalen, die Sie abwechselnd an andere Orte stellen. Lassen Sie ein wenig Platz zwischen den Schalen und dem Körper, damit Sie sie auch von der Körperseite her anschlagen können.

Dieses Mal geht es nicht darum, Energie aus dem Körper zu ziehen, wie bei der Leichtigkeit, sondern darum, mehr Bodenhaftung zu schaffen. Deshalb werden die Schalen von einer anderen Richtung angeschlagen.

Wir beginnen im Beckenbereich. Schlagen Sie die Schale an der rechten Körperseite vom Körper des Behandelten her leicht an. Nun verlagern Sie den Punkt auf der Klangschale, an dem Sie sie anschlagen, um einige Zentimeter nach links. Mit weiteren Schlägen verlagern Sie die Stelle, an der Sie anschlagen, um weitere Zentimeter, bis Sie auf der gegenüberliegenden Seite der Schale angelangt sind und von der Außenseite in Richtung Körper anschlagen.
Wenn Sie jetzt anschlagen, bekommt der Körper durch die Schwingung Aufmerksamkeit und Energie zugeführt. Die erdverbundenen Bereiche des Körpers bis zu den Füßen werden wieder aktiviert. Schlagen Sie die Schale mehrfach mit kleinen Pausen an.
Im Gegensatz zum Kopfbereich können Sie hier ein wenig stärker anschlagen, so dass die Schwingung stärker wahrgenommen werden kann.

Dies führen wir an der gegenüberliegenden Seite entsprechend fort. Beginnend mit dem Anschlag vom Körper weg, linksdrehend, bis der Anschlag auf den Körper zu geht.

Als Nächstes nutzen Sie die Schalen, die an den Knien stehen, oder Sie verlagern die oberen Schalen in Richtung Knie. Das Anschlagen erfolgt in der gleichen Art wie oben.
Dann die linke Körperseite analog.

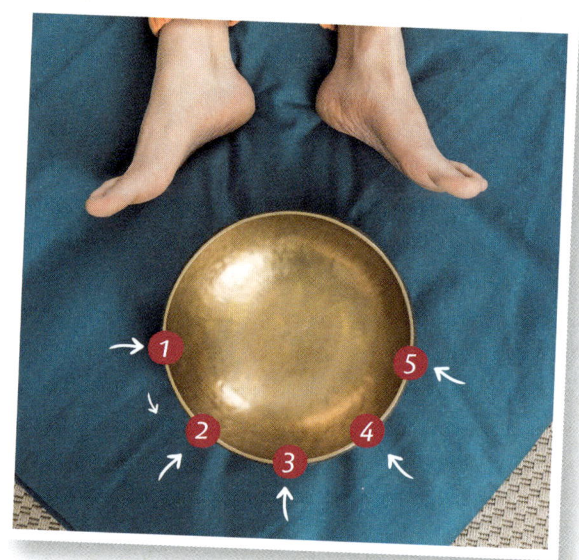

Am Ende steht noch eine Schale an den Füßen. Hier können Sie die Schale von der den Füßen gegenüberliegenden Seite her anschlagen, so dass die Schwingung die Füße trifft. Die Schale kann dabei sehr nahe an den Füßen stehen, sollte sie aber nicht berühren.

Falls Sie fünf Klangschalen zur Verfügung haben und die anderen im Becken oder Kniebereich noch an ihrem Platz stehen, können Sie jetzt jeweils vom Becken abwärts zu den Füßen die Schalen an einer Seite langsam in Körperrichtung anschlagen. Angefangen von der **Beckenschale** – mit einer klei-

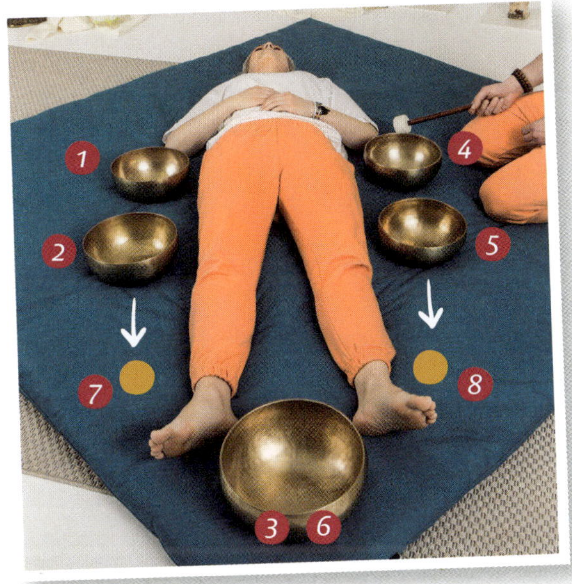

nen Pause – die **Schale am Knie** – und mit einer kleinen Pause schließlich die **Schale am Fuß**.

Nach einer kleinen Pause wiederholen.

Nun folgt der Wechsel zur linken Körperseite. Hier wieder von der Schale am Becken bis zum Fuß vorgehen und das Ganze im Anschluss einmal wiederholen.

Danach können die beiden Schalen an den Knien in die Nähe der Oberseite der Füße gestellt werden. Die beiden oberen Schalen werden jetzt abwechselnd mit der Schale am Fuß drei Mal angeschlagen. Dann ausklingen lassen.

Geben Sie dem Behandelnden ausreichend Ruhezeit zum Spüren und Wahrnehmen.

… zum Thema »zur Mitte finden«

Wenn Sie die beiden vorhergehenden Übungen durchgeführt haben, dürfte es für Sie einfach sein, dieses Thema selbst auszuarbeiten. Überlegen Sie einige Augenblicke, wie Sie es machen würden, bevor Sie weiterlesen …

Es geht hier wohl darum, mehr in der eigenen Mitte zu sein und dadurch nicht so sehr durch das Außen oder durch die von außen kommenden Faktoren beeinflusst zu werden.
Was also ist erforderlich – ein Wahrnehmen der Mitte und das Vertrauen, sich darauf verlassen zu können. Diese Zentriertheit fördert auch Klarheit und Konsequenz.
Falls Sie andere Assoziationen/Interpretationen haben, ist das vollkommen in Ordnung – und es ist gut, Ihr Eigenes zu wahrzunehmen.

Mit den Klangschalen möchte ich das Zentrum, die Mitte stärken. Hierzu würde ich vier Klangschalen

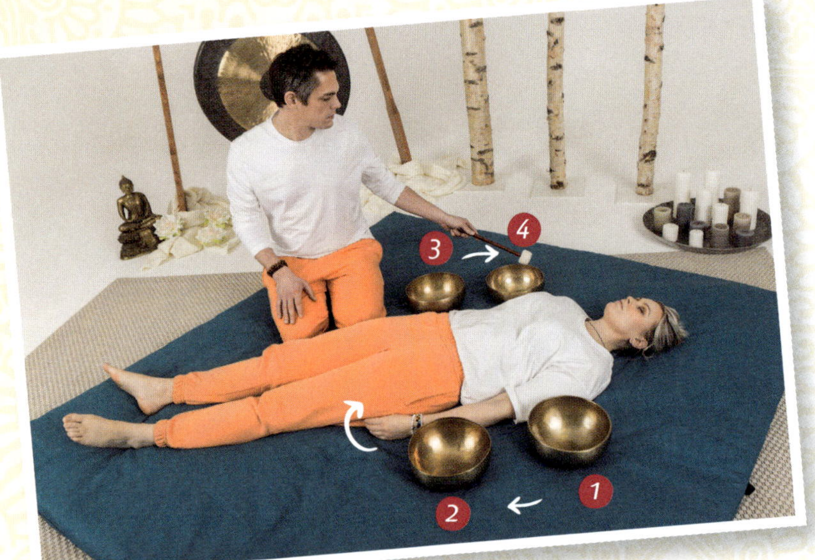

»Die Mitte finden«: Die Klangschalen von Außen zur Körpermitte hin anschlagen.

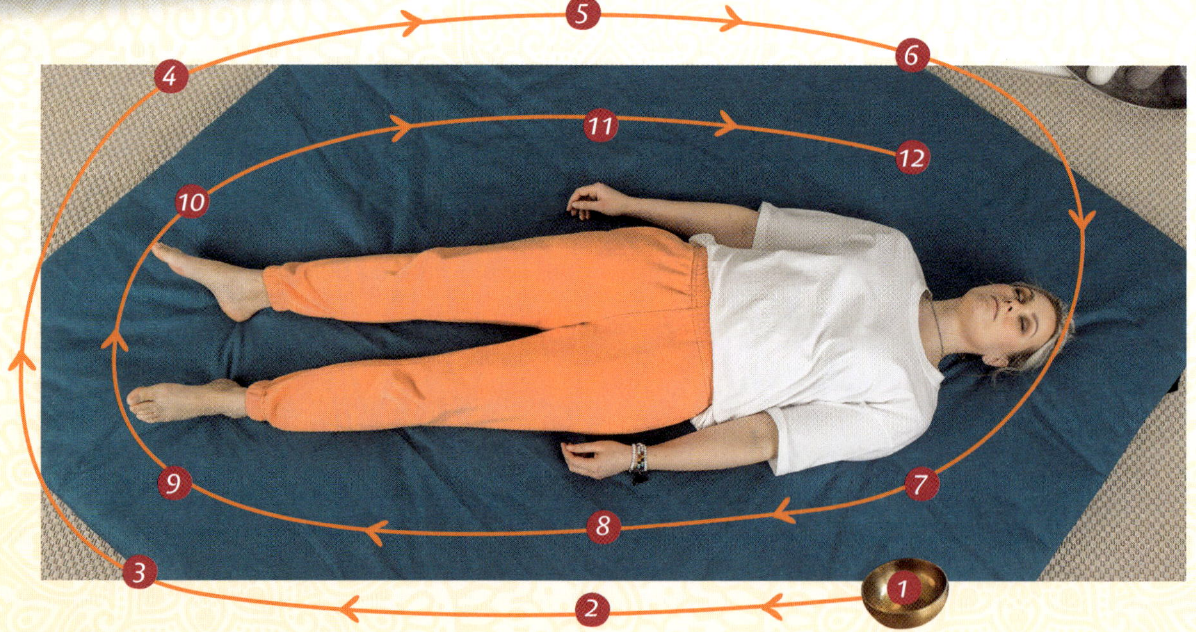

Alternative zu »Die Mitte finden«: Die Klangschalen immer näher an den Körper schieben und dort leichter/weniger anschlagen. Die Übung kann auch mit einer Klangschale durchgeführt werden, wenn die Position der Schale immer verändert wird.

links und rechts vom Körper am Bauchbereich aufstellen.

Die Klangschalen können Sie, nun beginnend mit rechts oben, leicht in Richtung Bauchzentrum anschlagen, jeweils mit einer Pause zum Wahrnehmen. Als Nächstes die darunter liegende Schale anschlagen – dann die auf der linken Seite – so dass Sie eine kreisförmige Anwendung haben.

Nachdem Sie den Kreis zwei Mal »bespielt« haben, können Sie die beiden oberen Schalen gemeinsam schwingen lassen – und nach dem Ausklingen die beiden unteren.

Als Abschluss spielen Sie nochmals den Kreis mit ganz leichtem Anschlag, aber ohne Zwischenpause, so dass der Kreis um die Mitte auch wahrgenommen wird.

Das trägt uns: Füße-Special

Allgemeines

Wissen Sie eigentlich, wie sensibel unsere Füße sind? Normalerweise nehmen wir sie nicht besonders wahr, sie funktionieren einfach. Mal drückt hier der Schuh, mal treten wir im Sommer barfuß auf einen Stein, aber ansonsten funktionieren die

Fußreflexzonen

1. *Nasennebenhöhlen*
2. *Nase*
3. *Hirnanhangdrüse (Hypophyse)*
4. *Schläfe (Trigeminus)*
5. *Kopf*
6. *Kleinhirn*
7. *Nacken*
8. *Augen*
9. *Bluthochdruckpunkt*
10. *Ohren*
11. *Nebenschilddrüse*
12. *Schilddrüse*
13. *Trapeziusmuskel (Nackenmuskel)*
14. *Lunge & Bronchien*
15. *Magen*
16. *Nebenniere*
17. *Niere*
18. *Herz*
19. *Leber*
20. *Gallenblase*
21. *Bauchspeicheldrüse*
22. *Zwölffingerdarm*
23. *Zöliakie-Plexus*
24. *Solarplexus*
25. *Harnleiter*
26. *Harnblase*
27. *Querer Dickdarm*
28. *Dünndarm*
29. *Absteigender Dünndarm*
30. *Aufsteigender Dünndarm*
31. *Mastdarm*
32. *Ileozökalklappe*
33. *Blinddarm*
34. *Anus, Darmausgang*
35. *Schlaflosigkeitspunkt*
36. *Geschlechtsdrüse*
37. *Ischiasnerv*

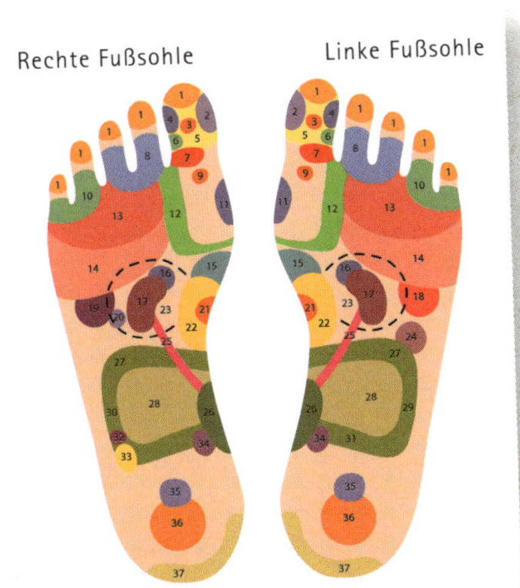

Füße bei den meisten Menschen einfach und man kümmert sich nicht weiter darum. Dabei sind in den Füßen sehr viele Reflexzonen, die auf die verschiedenen Organe wirken, unsere Füße sind höchst sensibel und sie reagieren auf verschiedene Anwendungen mit der Klangschale.

Ich möchte Ihnen daher ein paar einfache Übungen mit einer etwas größeren Klangschale (1,5 Kilogramm und mehr) zeigen, um die Füße wahrzunehmen. Zu empfehlen ist es, die Übungen mehrmals zu wiederholen, um die Sensibilität in den Fußsohlen erst wieder neu herzustellen, um das bewusste Wahrnehmen wieder zu aktivieren.

Übungen:

Setzen Sie sich bequem auf einem Stuhl oder Sessel, die Beine liegen gerade ausgestreckt auf einem Hocker. Am besten sind Sie barfuß, so dass Sie die Füße entspannt anwinkeln können und die Fußspitzen in die Höhe zeigen.

Stellen Sie eine größere Klangschale direkt vor die Füße, so dass Sie sie fast mit den Fußsohlen berühren. Schlagen Sie die Schale nun ruhig ein wenig kräftiger an, lehnen Sie sich entspannt zurück und fühlen Sie einfach die Schwingung an den Fußsohlen.
Falls Sie die Schwingung nicht auf Anhieb spüren, wiederholen Sie die Übung einige Male in Ruhe – Sie wissen, es kann ein wenig dauern, die Wahrnehmung wieder aufzubauen. Beobachten Sie, wie lange Sie die Schwingung spüren können.

Alternative: Setzen Sie sich auf den Boden oder ein Meditationskissen und stellen Sie zwischen die angewinkelten Füße eine Schale, so dass beide Fußsohlen fast die Seitenwände der Schale berühren. Schlagen Sie die Schale jetzt an und spüren Sie die Schwingung. Sie können gerne auch die Augen schließen, um noch mehr wahrzunehmen.

Folgende Alternativen können Sie ebenfalls gerne probieren: Die Füße ein wenig höher legen, z. B. auf ein Sofa. Dann die Schalen direkt vor die Füße/Fußsohlen stellen und anschlagen.

Eine interessante Erfahrung kann es auch sein, sich flach auf den Bauch zu legen und die Schale direkt auf die Fußsohlen zu stellen, wie bei der Klangschalenmassage. Das Anschlagen benötigt allerdings ein wenig Übung, evtl. finden Sie ja auch einen Helfer zum Anschlagen.
Durch die Fußsohlen wird die Schwingung direkt weitergeleitet – ein besonders aktivierendes Erlebnis. Auch in dieser Lage können Sie die Schale noch zwischen die Füße stellen, so dass Sie die Schwingung an der Fußinnenseite spüren.

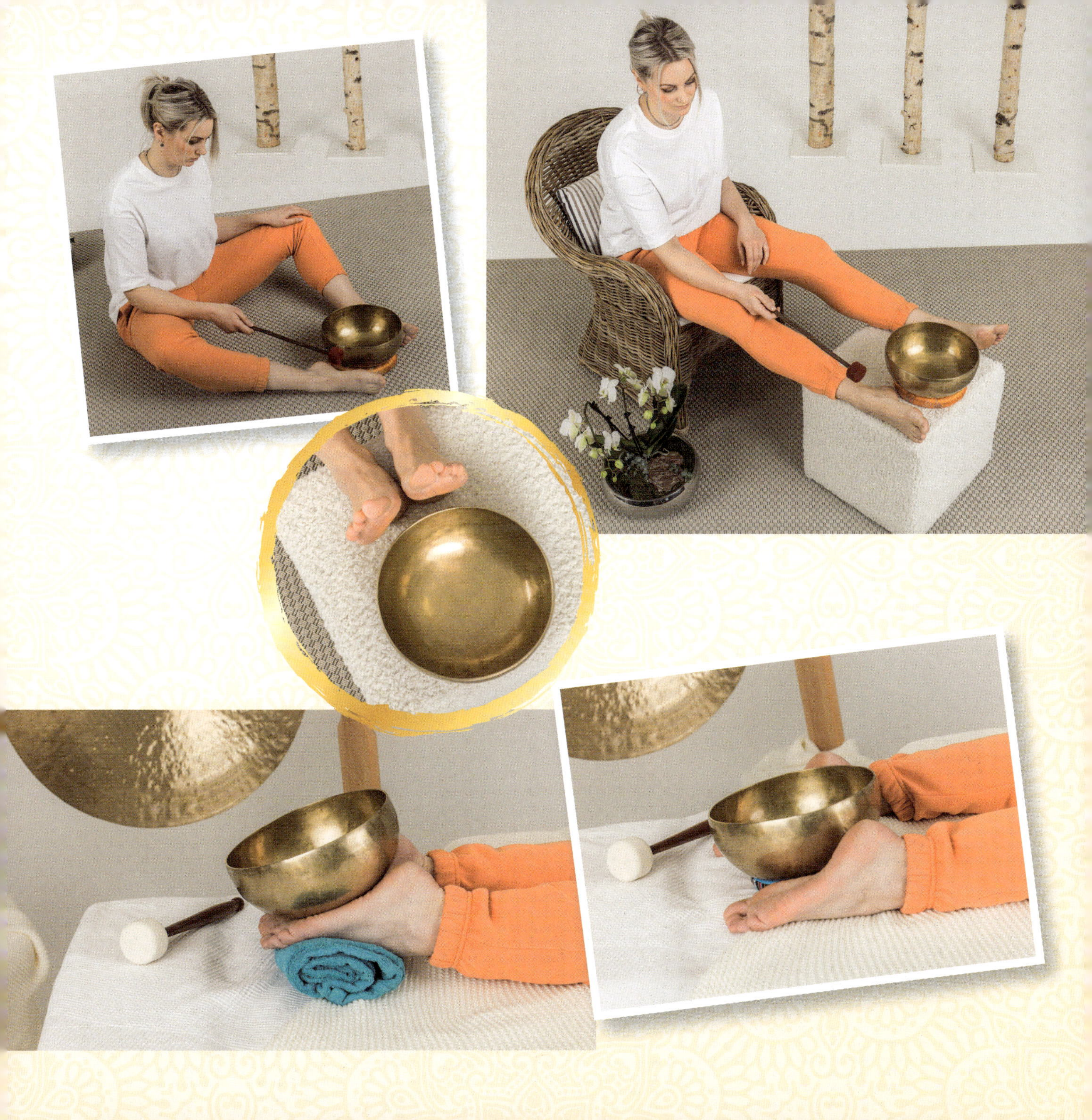

Fußklangschalen – mit beiden Beinen auf der Erde

Ganz große Klangschalen faszinieren immer wieder dadurch, dass man sich in sie stellen kann. Wenn Kunden in unsere Firma kommen und die verschieden großen Schalen sehen, fragen sie oft, ob sie das auch einmal probieren dürfen – sich in die Schale stellen. Oft haben die Kunden dies bereits irgendwo mal gehört, gesehen – aber noch nie erlebt. Trotzdem schwingt etwas Unbekanntes, Mystisches und auch viel Neugierde mit.

Was fasziniert und bewegt uns hier?

Wenn die große Schale angeschlagen wird, ertönen oft voluminöse Klänge. Wenn nun jemand in dieser Schale steht, spürt und erlebt er den Klang – d. h. er hört ihn nicht nur, sondern er spürt ihn von den Füßen aufwärts an den Beinen entlang, manchmal bis zum Becken oder weiter. Diese Wahrnehmung ist je nach Schale unterschiedlich, mal intensiv, mal nur bis zu den Knien. Man »steht« förmlich in Klang und Schwingung, wird davon umhüllt und eingehüllt. Spannend ist es wahrzunehmen, wie Kunden die unterschiedlichen Schalen und ihre Eigenarten empfinden.

Manchmal ist es so, dass die Kunden zwar eine Vorstellung haben, welche Schale sie gerne kaufen möchten, meist haben sie eine Vorstellung von Durchmesser oder Gewicht. Beim Austesten der verschiedenen Schalen erfahren sie jedoch plötzlich,

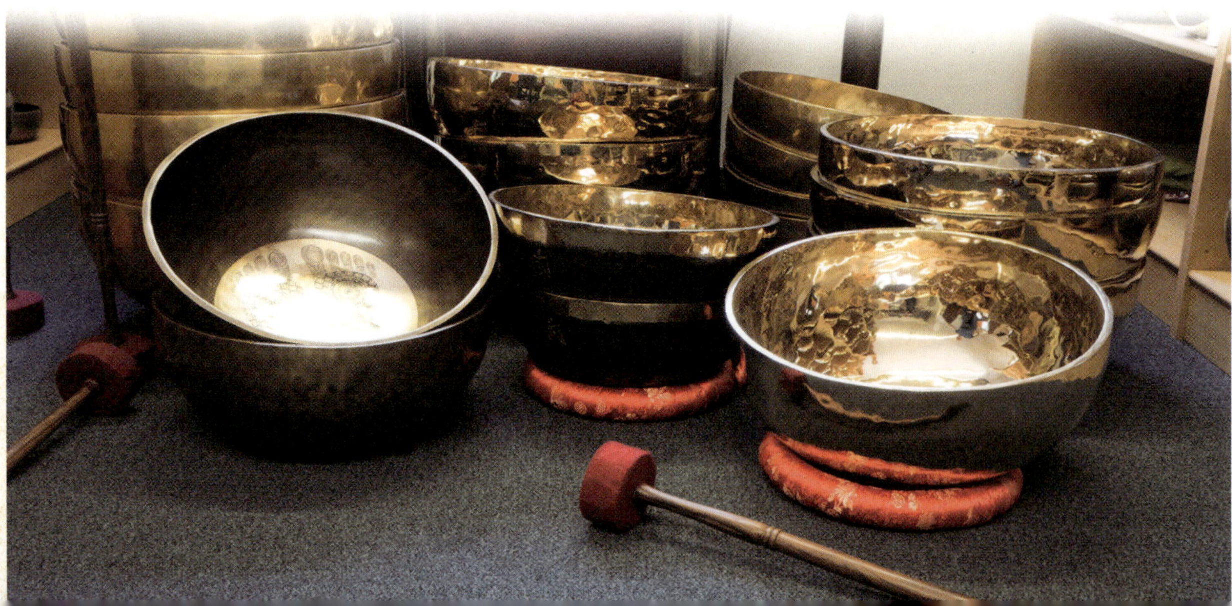

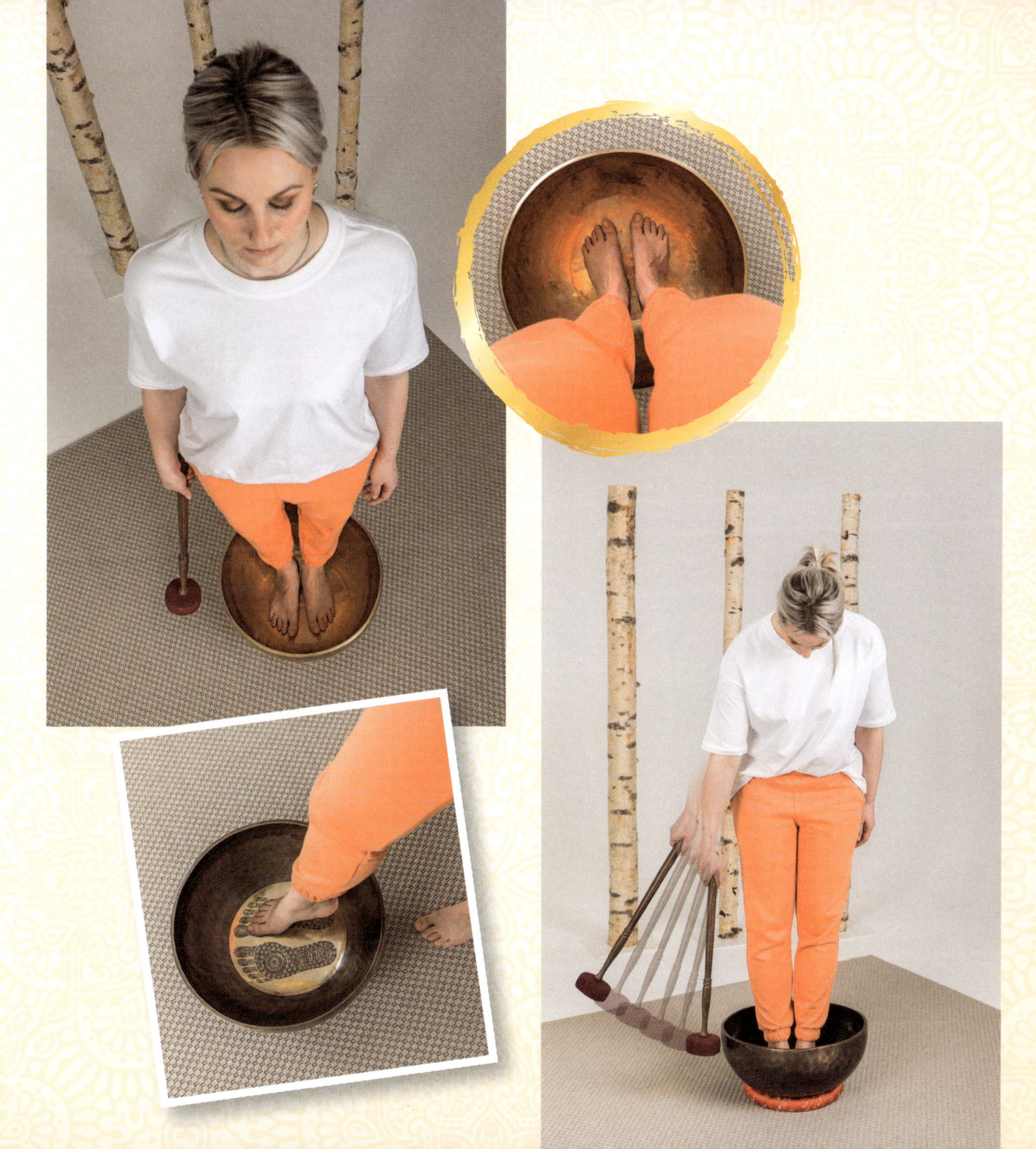

dass vielleicht eine kleinere Schale eine viel stärkere Wahrnehmung im Körper verursacht – und die XXL-Wunschschale wird doch nicht so harmonisch wahrgenommen im Ton. Bei der Auswahl einer Fußschale ist daher, ebenso wie bei der Auswahl einer normalen Klangschale, das individuelle Erleben der Maßstab für die endgültige Entscheidung.

Die stärkere Wahrnehmung der Schwingungen an den Füßen wird gerne auch dazu eingesetzt, um hyperaktive Kinder oder Erwachsene zu »erden«, um eben diesen »Erdbezug« spürbar zu machen.

Die großen Klangschalen mit einem Gewicht von 6 bis 15 oder mehr Kilogramm sind kleine Meisterwerke. Herausgetrieben aus einem Stück Metall, werden sie sehr aufwendig immer größer geschmiedet. Dadurch kommt es auch zu Rissen im Material, dann wird eine Schale oft nicht mehr oder nur eingeschränkt nutzbar – oder sie hält den starken Schwingungen nicht mehr stand, wenn sie angeschlagen wird. Man sollte dies wirklich auch mal aus der Nähe sehen, wie stark das Metall schwingt und sich in sich bewegt und welche Energie das Material auszuhalten hat. Die große Klangschale ist ja nicht gegossen, d. h. homogen aus einem Stück gefertigt – sondern in sich strukturiert und teilweise in sich überlagernden Schichten gearbeitet. Daher ist es so wichtig, große Klangschalen achtsam und sanft anzuschlagen.

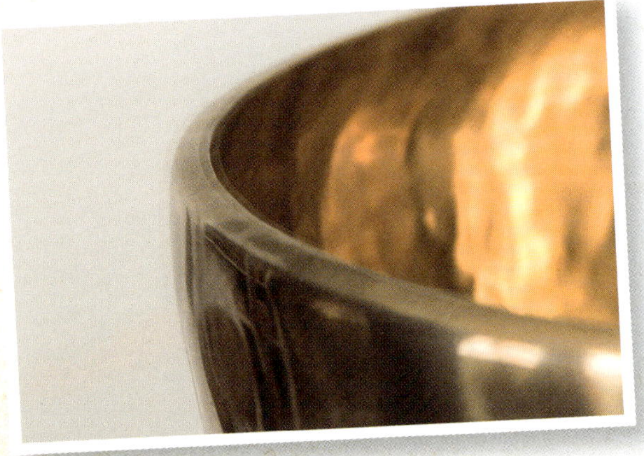

Die Schwingung ist an der Seitenwand sehr gut zu sehen.

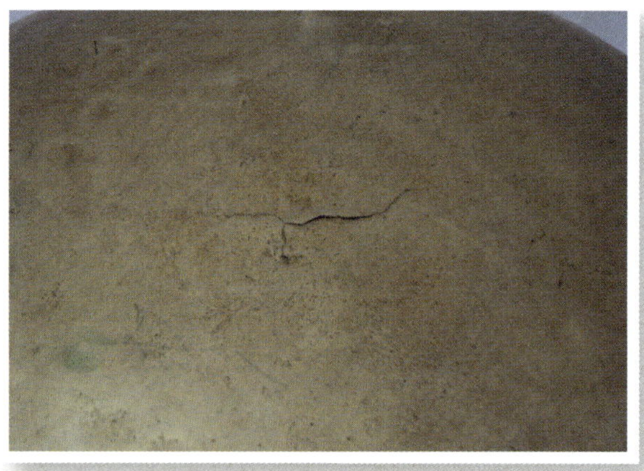

Feiner Riss im Boden, resultierend aus der Herstellung.

Ich möchte hier aber auch kurz darauf hinweisen, dass eine Klangschale nicht »defekt« ist, wenn sie einen Riss hat oder beschädigt ist – oft schwingt sie trotzdem nach. Dies gilt auch für kleine Klangschalen. Die Frage ist nur: Wie lange hält die Schale der Belastung noch stand oder wann reißt sie weiter?

Um in einer großen Schale stehen zu können, ist es wichtig, dass der Boden eben ist oder dass die Schale an den Seitenwänden möglichst nicht von den Füßen berührt wird. Eine kleine Berührung mit dem Zehen ist noch nicht so schlimm, aber die Person sollte auch aufrecht und sicher stehen können, weshalb ein ausreichend flacher Boden wichtig ist. Mehr gerade Bodenfläche bedeutet dann aber sehr oft auch eine größere Schale.

Als grobe Orientierung möchte ich Ihnen hier einige Gewichte und Bodenmaße nennen.

6-8 kg Klangschale
flache Bodenfläche zwischen 21 und 26 cm.

9-11 kg Klangschale
flache Bodenfläche zwischen 26 und 30 cm.

Für die Schuhgröße 43 benötige ich ca. 25 cm Bodenfläche, entscheidend ist jedoch, wie der Übergang vom Boden zur Seitenwand ist, dies ist immer unterschiedlich, entsprechend der jeweiligen Herstellungsweise.

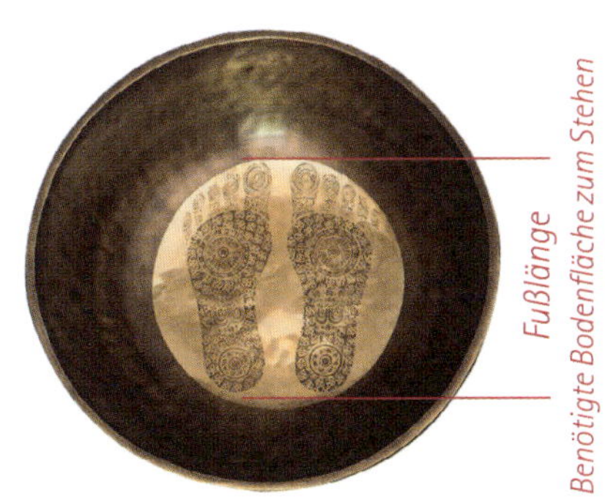

Schuhgröße (EU): 38
Fußlänge: ca. 23,8 cm
Größe Schale: ca. Ø 43-45 cm; ca. 7 kg

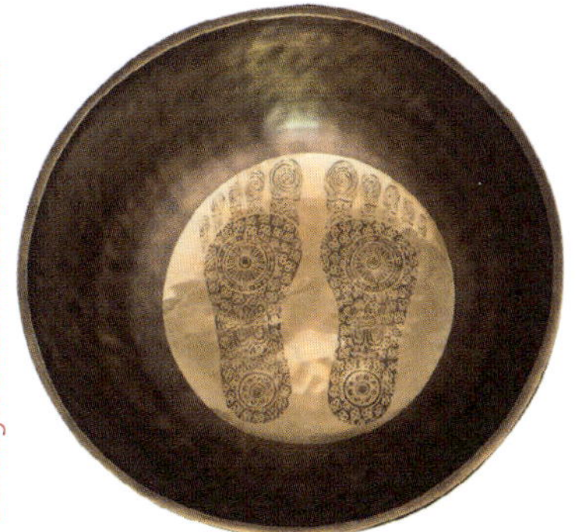

Schuhgröße (EU): 40
Fußlänge: ca. 25,2 cm
Größe Schale: ca. Ø 44-47 cm; ca. 8 kg

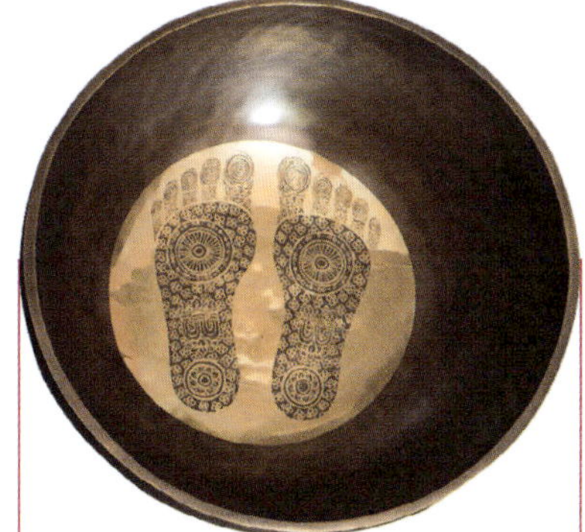

Schuhgröße (EU): 42
Fußlänge: ca. 26,8 cm
Größe Schale: ca. Ø 45-48 cm; ca. 9 kg

Der Stand der Klangschale

Wichtig ist der Stand der großen Klangschale. Sie muss zum einen an den Außenwänden frei schwingen können und sollte somit nur auf dem Boden aufstehen, zum anderen hat sie aber auch das Gewicht des darin stehenden Kunden aufzunehmen und abzufangen. Wenn sie angeschlagen wird, wirken hier auf die verschiedenen Bereiche starke, teilweise entgegengesetzte Kräfte und Schwingungen.

Daher ist es wichtig, dass die Schale möglichst gut aufsteht. Ich persönlich empfehle, die Schale auf einem ihrer Größe entsprechenden Ring aufzustellen – idealerweise ist der Ring in der Mitte noch mit einem feinen Kissen aus Sand oder anderem Material gefüllt, der auch in diesem am Boden unebenen Mittelteil noch Unterstützung bietet und das Gewicht der darin stehenden Person zusätzlich verteilt. Diese Kombination sorgt auch dafür, dass die Schale sicher steht, das Gewicht verteilt ist und auf dem Boden nicht wackelt.

Die Person, die in der Schale steht, sollte entweder barfuß oder mit Socken darin stehen, um eine gute Verbindung zur Schale zu haben – Schuhe mit fester Sohle sind dazu nicht geeignet, obwohl die Schwingungen auch durch die Schuhe zu spüren sind.

Angeschlagen wird die Schale mit einem schwereren speziellen Klöppel, idealerweise von einer zweiten Person. Dies ermöglicht es der in der Schale stehenden Person, sich voll auf die Wahrnehmung der Schwingung zu konzentrieren. Falls dies nicht möglich ist, gibt es spezielle Schlägel mit einem sehr langen Griff, so dass man selbst die Schale im Stehen anschlagen kann, ohne sich bücken zu müssen.

Das eigentliche Anschlagen sollte achtsam und sanft geschehen, also bitte nicht mit voller Wucht anschlagen. Auch hier gilt: Weniger ist oft mehr. Die Zeit für das Ausschwingen der Schale hilft der darin stehenden Person, alle feinen Details wahrzunehmen und zu fühlen, bevor die nächste Welle kommt.

Wenn man die Schale für eine andere Person anschlägt, sollte man darauf achten, ob die Person weiterhin sicher steht, gerade wenn sie eventuell die Augen geschlossen hat, um intensiver spüren zu können.

Alternative – kleinere Fußschale mit »hängenden Füßen«

Es gibt eine einfache Alternative zum Stehen in großen Fußklangschalen, dazu benötigen Sie jedoch einen höheren Stuhl, wie z. B. einen Barhocker oder Ähnliches. Von dem erhöhten Sitzplatz aus

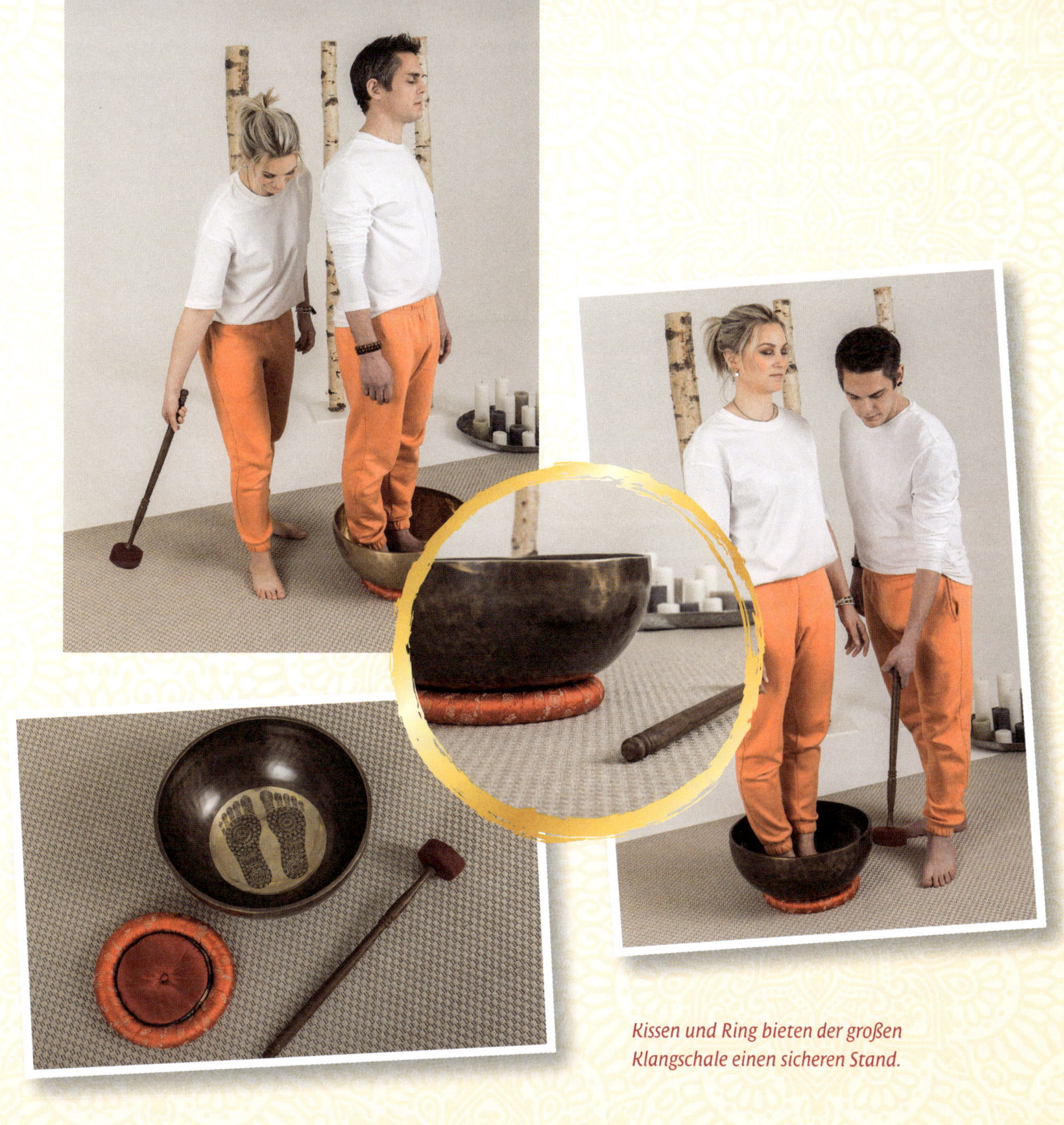

Kissen und Ring bieten der großen Klangschale einen sicheren Stand.

können Sie eine Schale unter die Füße stellen und anschlagen. Die Füße sollten barfuß sein. Lassen Sie die Füße locker hängen, gerne mit den Fußspitzen in die Schale. Ein Lockern der Füße entspannt zu Beginn. Wenn nun die Schale angeschlagen wird, können Sie an den Fußsohlen die Vielfalt der Schwingungen spüren und erleben.
Normalerweise kann man diese Übung mit Schalen ab 2 Kilogramm durchführen, je nach Größe der Schale. Ab ca. 4 Kilogramm können Sie die Fußspitzen oder den ganzen Fuß sogar in die Schale tauchen, ohne diese jedoch zu berühren.

Ich finde, diese Variation ist ein wunderbares Erlebnis. Der Vorteil dieser Übung, gegenüber dem Stehen in der Klangschale, ist die einzigartige Wahrnehmung der Schwingungen an den Fußsohlen.

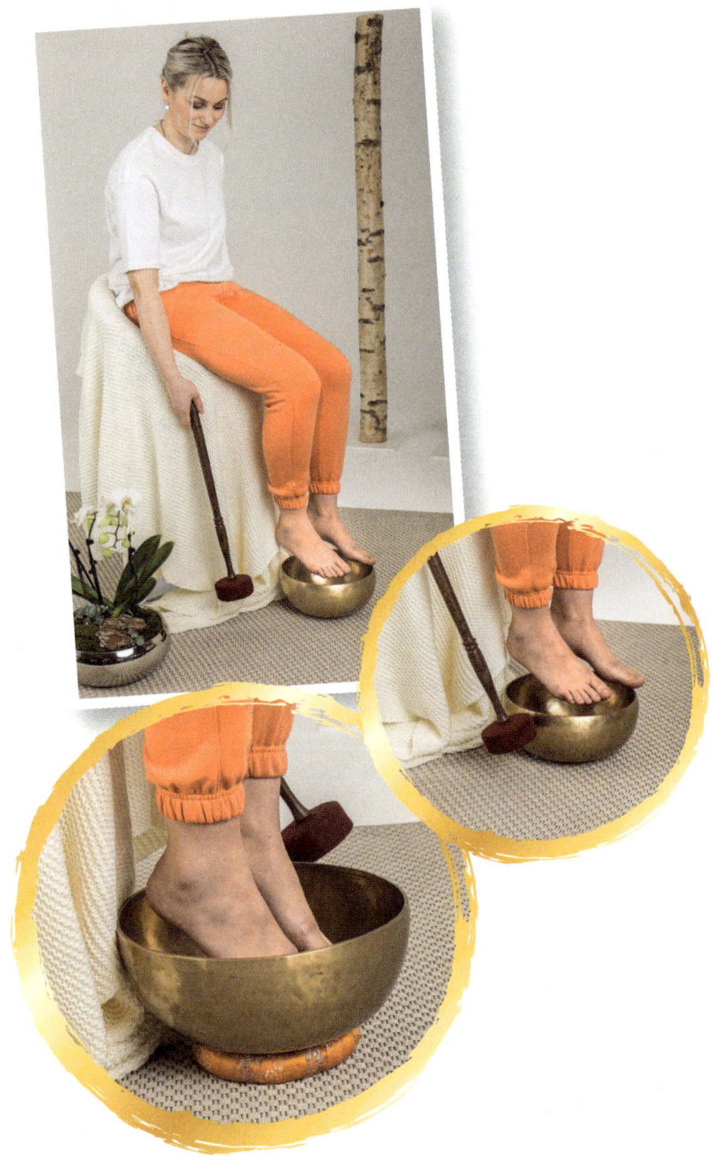

Füße im Klang baden: Schwingung über die Fußsohlen spüren

Wohlfühlen im Fußbad

Sie können eine große Klangschale auch mit warmem Wasser füllen und Blütenblätter im Wasser schwimmen lassen, was einen wundervollen optischen Eindruck gibt. Ein kleiner Schuss Öl oder eine Rosenessenz runden das Bild ab. Der Klangschale macht dies normalerweise nichts aus, da sie wieder gereinigt werden kann.

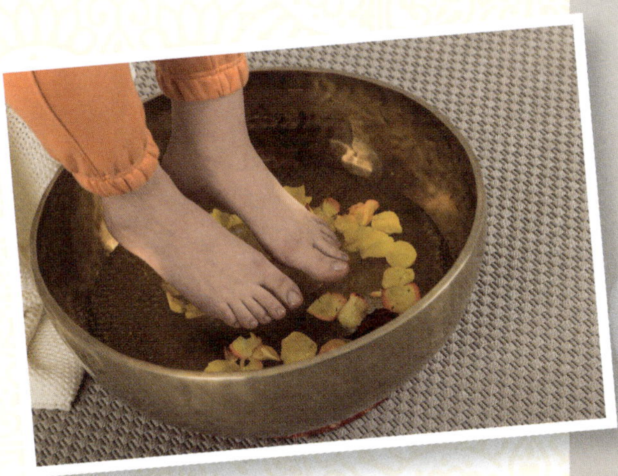

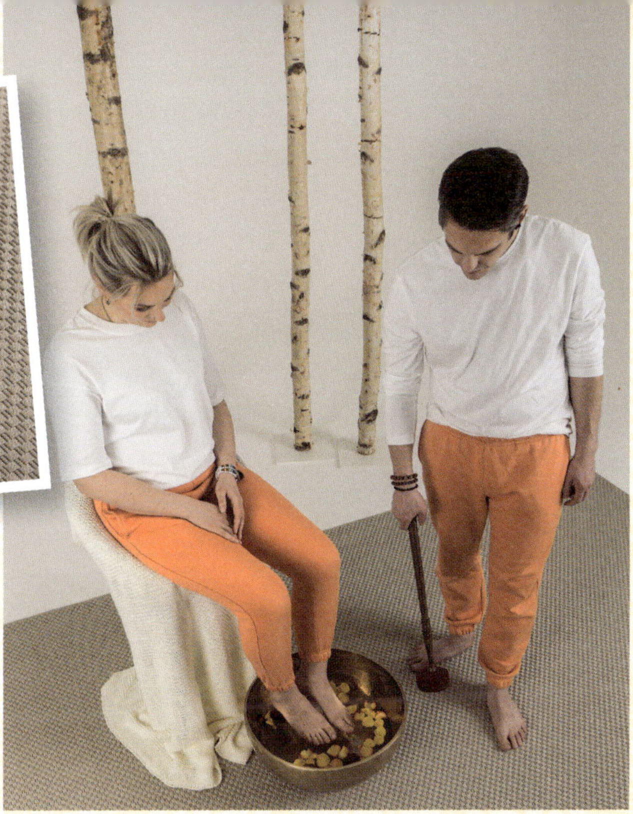

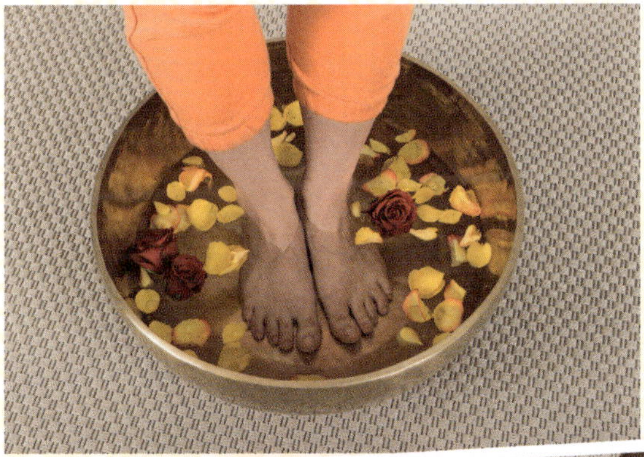

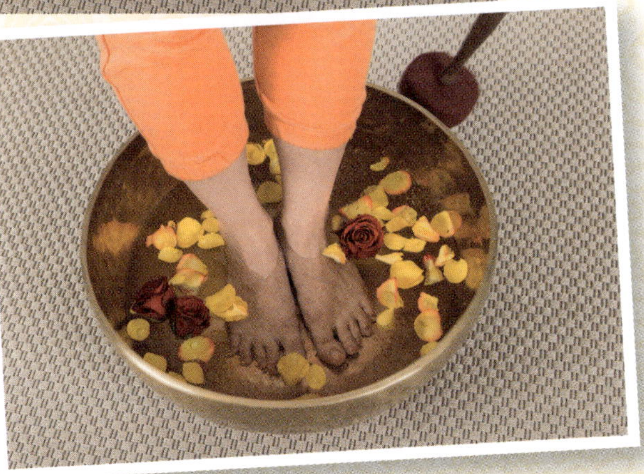
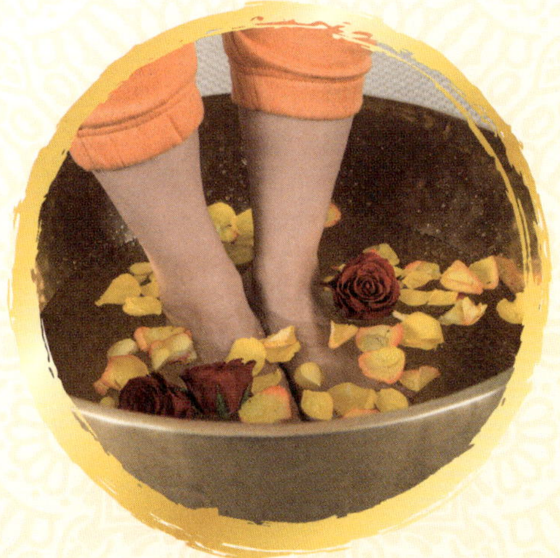

Starten würde ich solch ein besonderes Ritual mit einer trockenen Klangschale, die Füße »hängen« idealerweise wie vorher beschrieben leicht in der Schale, d. h. sie berühren den Boden der Klangschale nicht, um die Schwingungen an den Fußsohlen zu erleben.
Zuerst wird die Schale einige Male mit Abständen und unterschiedlicher Intensität angeschlagen.
Danach können Sie das vorbereitete Wasser in die Schale gießen und auch die Blüten und Essenzen dazugeben. Für die jetzt eingetauchten Füße sind das Wasser und die Zutaten sowie die Schwingung ein anderes, wieder neues Erlebnis, das sich von der vorherigen trockenen Anwendung unterscheidet.
Ideal ist es, wenn man diese Schritte mit Fußreflexzonenmassagen unterstützen kann, z. B. zuerst in der Anwendung ohne Wasser – dann in der Anwendung mit Wasser.

Interessant ist dieses Fußbad, wenn man es als Ritual gestaltet, um danach mit neu sensibilisierten Füßen bewusst den ersten Schritt auf einem neuen Weg zu gehen.
In Wellnessbereichen von großen Hotels wurde diese »Zeremonie« in allen Details ausgearbeitet, so dass die Anwendung ein wahres Wohlfühlerlebnis ist und auch längere Zeit dauert.

Klangerlebnisse in der Badewanne

Sie wissen ja bereits aus den vorherigen Beschreibungen, dass der Klang unsere Körperflüssigkeit zum Schwingen bringt. Intensivieren können Sie diese Idee mit einer Klangreise in der Badewanne.

Die mit Wasser gefüllte Wanne ist nichts weiter als ein riesiges Resonanzbecken, in dem die erzeugten Klänge alle Schwingungen weitergeben. Sie können die Schwingungen/Wellen bei ruhigem Wasser direkt an der Oberfläche sehen.

Für diese Erfahrung sollten Sie möglichst eine größere Schale – d. h. idealerweise ab 1,5 bis 2 Kilogramm – benutzen, da deren stärkere Schwingungen besonders gut im Wasser wahrnehmbar sind. Schalen dieser Größe schwimmen zudem auf dem Wasser, und es ist somit kein Problem, den aus dem Wasser ragenden Teil der Schale mit dem Klöppel anzuschlagen. Ein wenig Vorsicht ist jedoch geboten, da die Klöppel meist feuchtigkeitsempfindlich sind, d. h. sie sollten nicht direkt mit dem Wasser in Berührung kommen.

Sie können die Schale, im Wasser liegend, ganz entspannt anschlagen und die lange anhaltenden, angenehmen Schwingungen wahrnehmen. Wie-

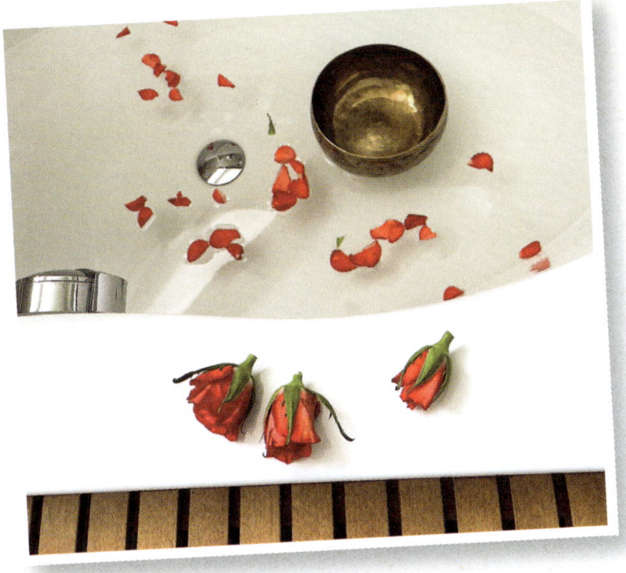

derholen Sie den Vorgang öfter und spüren Sie, wo Sie die Schwingungen überall wahrnehmen können. Sie wissen ja – von Mal zu Mal wird die Wahrnehmung besser ...

Sollten Sie Badezusätze verwenden, spülen und reinigen Sie die Schale bitte nach dem Bad sofort. Im Sommer können Sie das auch hervorragend in einem kleinen Schwimmbecken im Freien genießen. Sommer, Luft, Wasser und Klangerleben lassen eine eigene, besondere Atmosphäre des Wohlfühlens entstehen.

Energetisches Reinigen von Räumen

Immer wieder hat man das Bedürfnis, Räume von Altem reinigen zu wollen, sei es, dass man in eine neue Wohnung eingezogen ist oder nach einer gravierenden Veränderung das Gefühl hat, etwas Altes oder Negatives hänge noch im Raum. Oder man will einfach mal, aus welchen Gründen auch immer, einen gründlichen »Frühjahrsputz« durchführen.

Hierzu eignen sich Klangschalen und Klänge hervorragend. Schon in alten schamanischen Ritualen waren sie eingebunden in den Alltag. Ebenso wird bei Feng-Shui-Anwendungen die reinigende Kraft von Klängen eingesetzt.

Solch eine Reinigung erfordert nicht viel Zeit, so dass sie einfach und auch öfter durchgeführt werden kann.

Wie können Sie die Reinigung durchführen? Am besten suchen Sie sich passend zum Raum eine Schale aus, wobei Sie wieder auf Ihr Gefühl achten sollten. Sehr gerne werden Schalen mit hellen Tönen genommen – hier wird die Verbindung zum Licht hergestellt –, oder größere Schalen mit tiefen Tönen, die dann Assoziationen wecken wie Wohlfühlen, Heilmachen, Wärmespenden.

Nehmen Sie die Schale auf die flache Hand, schlagen Sie sie mit einem Filzklöppel oder einem härteren Klöppel ruhig ein wenig stärker an und gehen Sie durch den Raum, durch jede Ecke, hinter jedes Möbelstück – so als ob Sie wirklich jede Ritze und Fuge des Raumes (mit dem Klang) reinigen wollten. Die Ecken werden am besten vom Boden aus nach oben gereinigt.

Wenn Sie das Gefühl haben, dass eine zweite Reinigung gut wäre, schlagen Sie die Schale aber nur noch sanft an, um das »Feinere« zu klären. Vielleicht wechseln Sie auch die Schale oder nehmen zusätzlich Zimbel (kleine Metallbecken mit silberner Klangfarbe) zur Hand. Oder Sie wiederholen das Ritual einfach nach ein paar Tagen noch einmal.

Unterstützen können Sie die Reinigung auch durch natürliches Räucherwerk aus amerikanischem Hochlandsalbei und/oder anderen Kräutern. Natürlich können Sie auch getrocknete Kräuter oder Salbei in eine nicht mehr genutzte oder defekte Klangschale legen, deren Boden mit Sand ausgestreut ist, und die trockenen Kräuter anzünden. So können Sie mit Klang und Räucherwerk eine doppelte Reinigung durchführen.

Auf jeden Fall sollten Sie die Fenster bereits zu Beginn der Reinigung öffnen, damit das »Alte« Raum hat zu gehen und frische Luft in den Raum fließen kann.

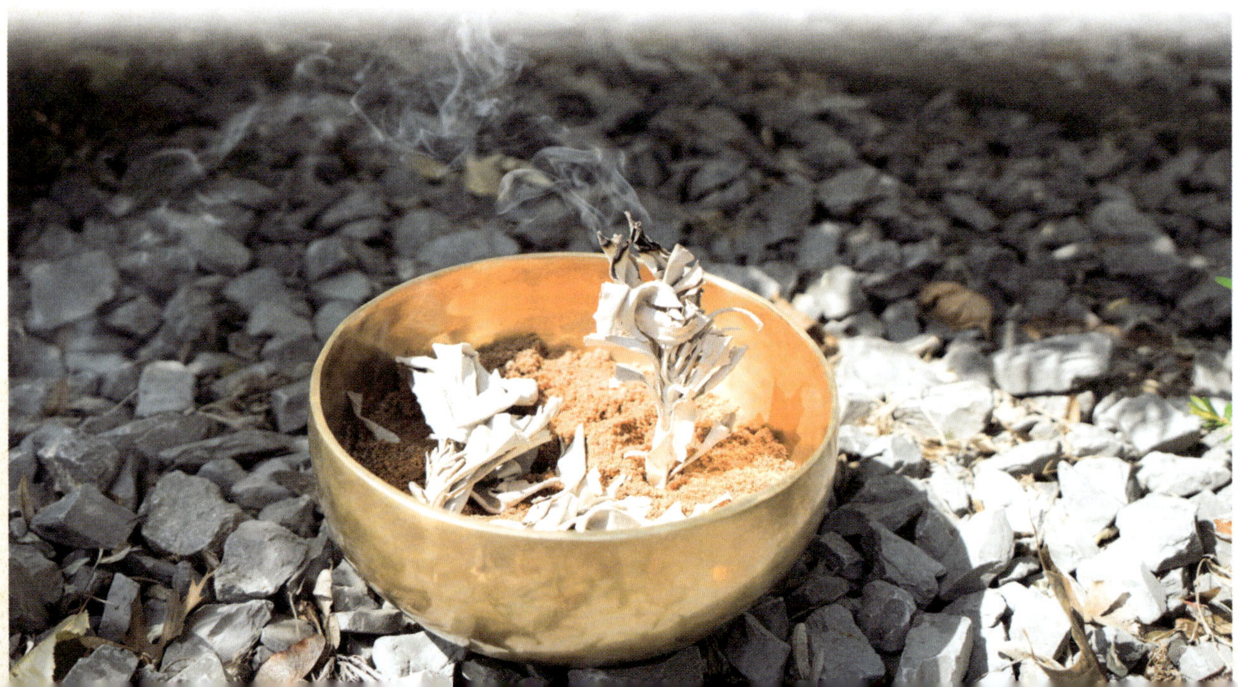

Man sagt, wenn Altes gegangen ist, ist Raum da für Neues. Warum also nicht einen feinen Klang oder einen besonderen Duft dazu nutzen, um gerade dieses Neue in den Raum einzuladen? Folgen Sie hier wieder Ihrer Intuition, Ihrem Gefühl.

Klangschalenmeditationen

Klangschalen beinhalten vom Grundsatz her bereits eine meditative Komponente, ein meditatives Element. Wenn es um die Sehnsucht nach Ruhe, Entspannung und Rückzug geht, hat die Meditation mit Klangschalen jedoch einen besonderen Stellenwert.

Eine Klangmeditation führt in die Stille, in die Ruhe. Sie führt heraus aus all dem geschäftigen Treiben und all den Gedanken an das, was noch zu tun ist.

Gerade nach einem herausfordernden Tag mit vielen Aktivitäten nutzen einige Kunden eine kleine Klangmeditation mit verschiedenen Schalen als Schwelle zwischen Arbeitswelt und Zuhause. Sie genießen es, bei der Ankunft zu Hause erst einige Minuten mit den Schalen zu spielen und sich erst dann voll dem Zuhause zu widmen. In dieser Zeit können sie abschalten und die Arbeit ausblenden, um sich dann wieder intensiver und mit neuer Kraft Neuem zuzuwenden.

Ich merke bei Kunden immer wieder, wie das Spielen von mehreren Klangschalen jemanden sehr schnell beruhigen kann. Es ist auch diese Kombination von Tun und doch Nichtstun, von Anschlagen und Hören und Lauschen, um darüber in der Stille anzukommen.

Vorbereitung:

Als Basis sollte ein angenehmer, guter Raum/Platz gefunden werden, an dem man ungestört ist. Dies muss nicht unbedingt ein Meditationsplatz sein, es kann auch jeder sonst Ihnen angenehme Platz, ein kleiner Tisch oder Ähnliches sein.

Ich erlebe immer wieder, dass schon drei bis vier kleine Klangschalen auf dem Tisch diesen Prozess des Stillwerdens einläuten können. Auch wird schon das Vorbereiten als ein Start in diese Art des Rituals gesehen. Richten Sie es so ein, dass Sie entspannt Zeit haben, möglichst ohne Störung und ohne Handy, auf dem gleich eine SMS ankommt. Als Zeitraum reichen oft schon 10-15 Minuten – jedoch auch gerne mehr. Bedenken Sie bitte, diese 15 ungestörten Minuten sind eine Zeit, die Sie in Ihr Wohlbefinden investieren, da Sie danach mit neuer, frischer Energie und befreit von manchem Ballast starten können.

Die vorhandenen Schalen müssen nicht harmonisch aufeinander abgestimmt sein, es reicht, verschiedene Klangschalen verwenden zu können. Am Anfang können Sie sich vielleicht auch eine Schale bei Bekannten übers Wochenende leihen, um es auszuprobieren.

Ich habe bereits mehrfach darauf hingewiesen, wie wichtig mir Individualität ist, gerade auch bei den Klangschalenmeditationen. Die folgenden Beispiele und Anregungen sollten Sie daher so modifizieren, dass sie für SIE passen. Es sollte für SIE stimmen, da diese Meditation, diese Zeit für SIE reserviert ist.

Vorgehensweise, um die Übungen zu erfahren:

Ich empfehle Ihnen, die Übung zuerst in Ruhe durchzulesen, um sich den Ablauf zu merken. Danach könnte es gut sein, die einzelnen Schritte nochmals als eine Art »Trockenübung« mit den Klangschalen durchzuführen, so dass Sie die Übung danach ohne Lesen des Textes flüssig und ohne Unterbrechungen durchführen können.

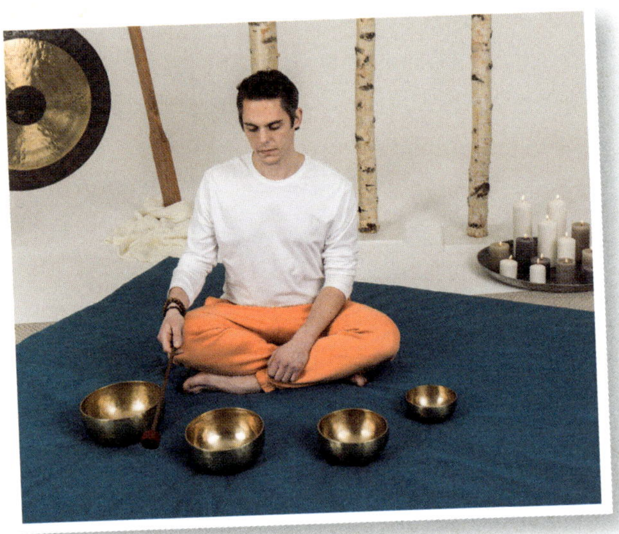

Kleine Meditation zum Ankommen mit einer Schale

Beginnen Sie mit einem Ton zum Ankommen. Schlagen Sie eine Schale sehr, sehr sanft an – folgen Sie dem Ton – lassen Sie sich ein – kommen Sie im Hier und Jetzt an und lassen Sie den Alltag mit all den Erfordernissen und Erwartungen jetzt bewusst für diese kurze Zeit hinter sich.

Schließen Sie die Augen und folgen Sie mit ruhigem Atem dem Klang, bis er ganz verklungen ist – ja sogar noch einen Moment länger, bis er aus Ihren Gedanken entschwunden ist und Sie in der Stille angekommen sind. Nehmen Sie einen tiefen Atemzug und atmen Sie das Alte vom Tag bewusst aus.

Wiederholen Sie das Anschlagen dieser Klangschale wie beschrieben noch zwei Mal.
Sie werden bemerken, wie Sie Stück für Stück mehr in der Entspannung ankommen.

Nehmen Sie wahr, wie lange eine Schale schwingen kann. Atmen Sie bewusst, ruhig und entspannt und lauschen Sie, selbst wenn der letzte Ton schon lange verklungen ist.
Falls Sie andere störende Geräusche aus dem Umfeld wahrnehmen, lassen Sie sie einfach da sein, nehmen Sie sie als Teil der Gegebenheiten wahr, ohne sie jetzt »wegbekommen« zu wollen – sie sind jetzt einfach da. Geben Sie den Störfaktoren keine zusätzliche Energie.

Nachdem das Alte gehen durfte, ist Raum da für Neues. Schlagen Sie also die Schale nochmals mit der Intention an, sich jetzt dem Neuem zu widmen, z. B. bewusst in Ihren Alltag oder zu Ihrer Familie zu gehen.

Meditation mit drei gehämmerten Klangschalen

Nehmen Sie für diese Übung entweder drei vorhandene Klangschalen oder Schalen im Bereich von 400-800 Gramm oder 800-1500 Gramm. Als Klöppel können Sie sowohl einen Holz-/Leder-Klöppel oder den noch sanfteren Filzklöppel nutzen. Falls Sie nur einen Klöppel nutzen, hilft das, die Meditation einfacher durchzuführen.

Das folgende »Anschlagschema« soll Ihnen nur als mögliches Muster und Beispiel dienen, nach dem

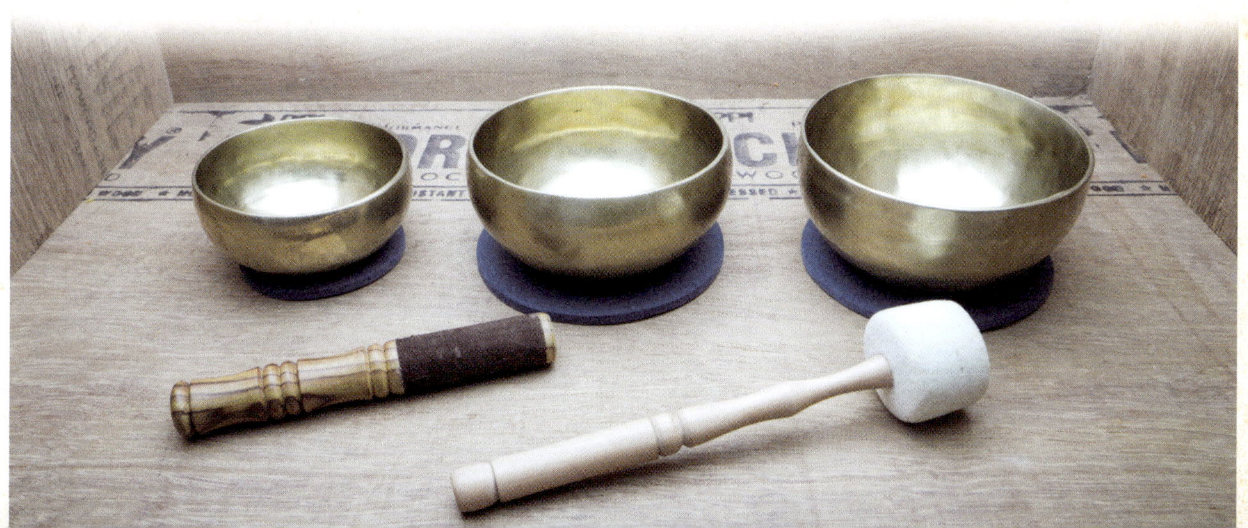

Sie die drei Schalen anschlagen können. Dazwischen sind immer die »Pause« oder »Zuhörzeiten« genannt.

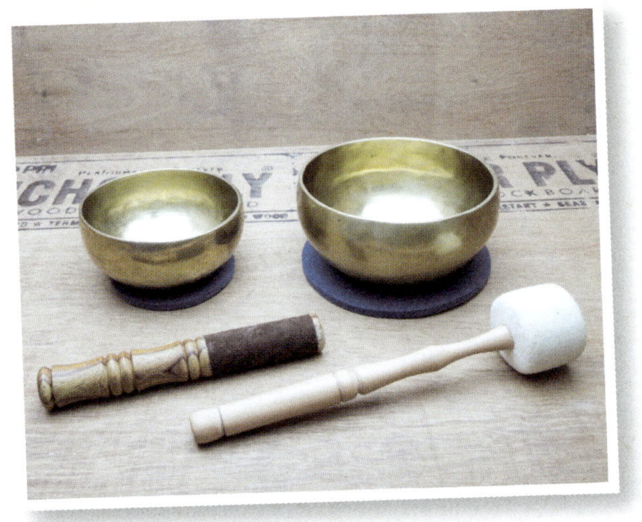

Wir starten die Übung mit nur zwei Klangschalen

Da durch das Wiederholen eine eigene Harmonie entsteht, ist es aus meiner Sicht nicht entscheidend, dass die Klangschalen harmonisch aufeinander abgestimmt sind. Die Harmonie entsteht durch die Art und Weise des sanften Anschlagens und durch die Wiederholungen.

Lassen Sie sich einfach auf das Spiel ein und testen Sie es. Wiederholen Sie auch die Reihenfolge entspannt und mit Ruhe mehrmals.

Variante 1 mit zwei Klangschalen

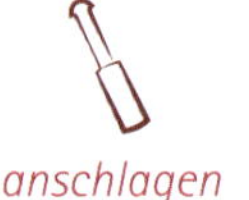

anschlagen

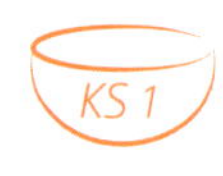

2-3 Sek Pause

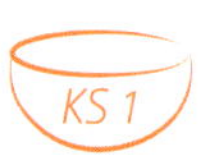

4-6 Sek Pause

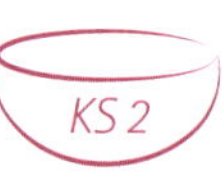

2-3 Sek Pause

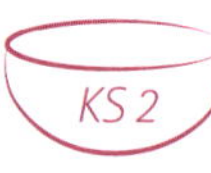

ausklingen lassen

Variante 2 mit zwei Klangschalen

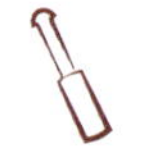

anschlagen

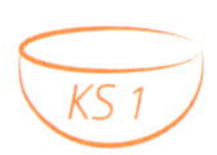

2-3 Sek Pause

10 Sek Pause

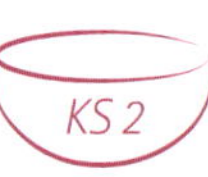

10 Sek Pause

KS 1

2-3 Sek Pause

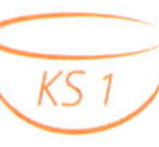

10 Sek Pause

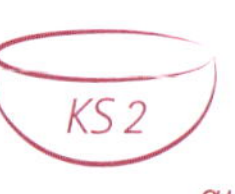

ausklingen lassen

Bei Variante 4 mit drei Klangschalen merken Sie schon, wie eine Konzentration auf die Klänge der verschiedenen Klangschalen und die unterschiedlichen Zeitabstände stattfindet. Je größer der Zeitabstand wird, umso mehr Ruhe kommt in das Spiel. Wie gesagt, dies soll nur eine Anregung, ein Heranführen an die Spielweise sein, damit Sie Ihre eigene Weise besser finden können.

Falls bei Ihnen eine größere Klangschale und mehrere kleine Klangschalen vorhanden sind, können Sie auch die größere Klangschale als Basis, als Hintergrundton nutzen. Ein Beispiel mit zwei kleinen Klangschalen sehen Sie in Variante 6 auf Seite 158.

Immer wieder gilt es zu verdeutlichen, was Sinn und Zweck der Übungen ist. Die Übung zielt darauf ab, dass die Klänge Sie in die Stille und Ruhe – in die Entspannung und Ihren eigenen persönlichen Rückzugsraum – führen sollen. Deshalb gilt es wahrzunehmen, was für Sie persönlich die beste Spielweise ist und welche Pausenzeiten für Sie angenehm sind. Was aber heute gilt, muss morgen nicht auch

Variante 3 mit drei Klangschalen

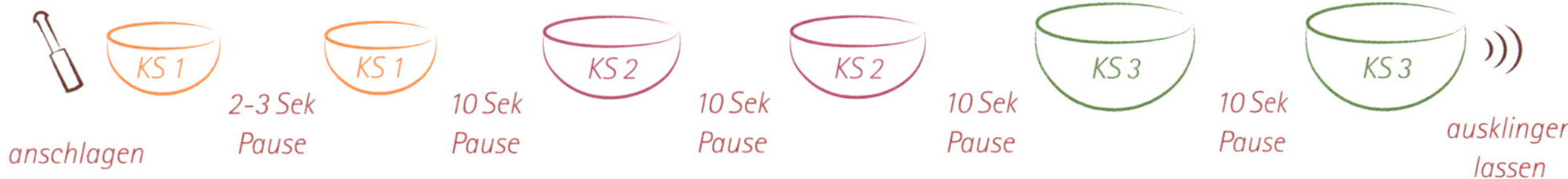

Variante 4 mit drei Klangschalen

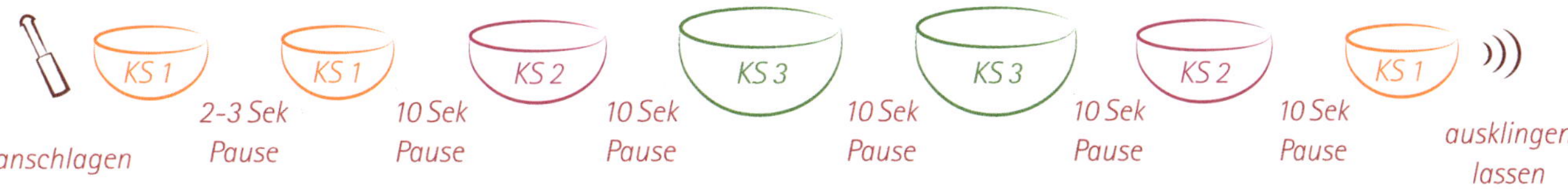

Variante 5 mit vier Klangschalen

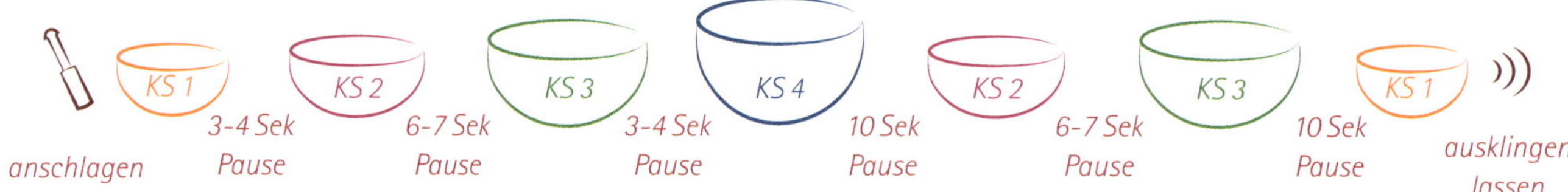

Variante 6 mit einer größeren und zwei kleinen Klangschalen

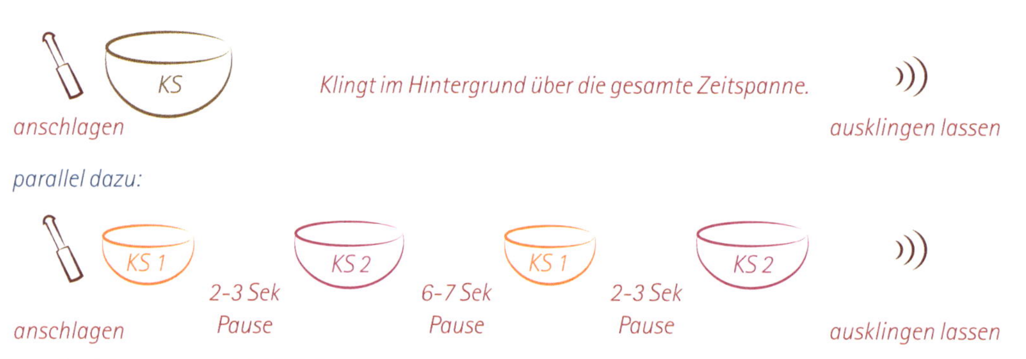

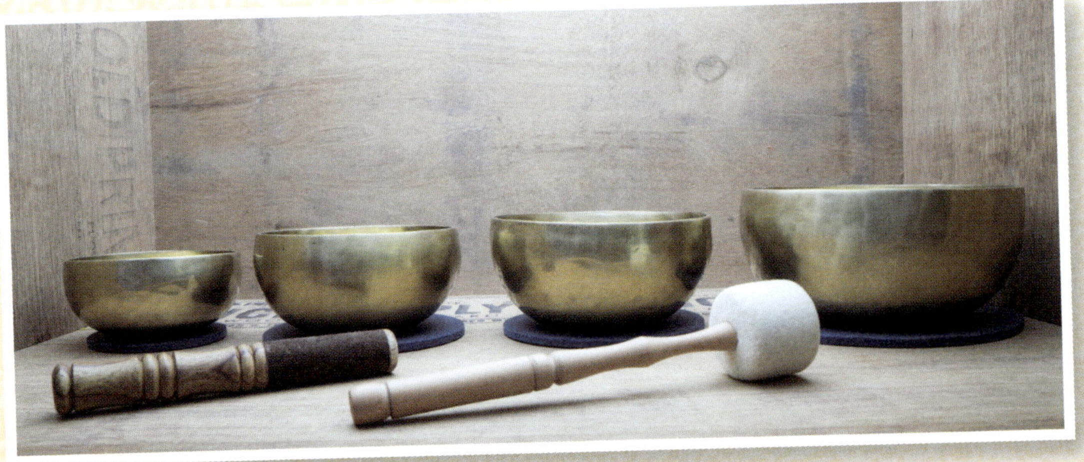

gelten. Lassen Sie sich auf mögliche Veränderungen ein, gestalten Sie das Spiel so variabel und abwechslungsreich, wie es Ihnen guttut.

Für manche Menschen hat es sich als sinnvoll erwiesen, wenn sie das Ende der regelmäßig durchgeführten Meditation durch ein Signal anzeigen und mit einem Ende-Klang die Meditation verlassen, um sich wieder bewusst und mit neuer Energie dem Alltag zuzuwenden. Dies hilft unter anderem, nicht zu lange und zu tief in der Meditation zu versinken, sondern die Übung als klar abgegrenzt zu empfinden.

Einladungen zur Veränderung oder Ergänzung der Klangfolgen

Gibt es bei all den Übungen eine Tonfolge, die Sie zu »etwas« einlädt? Welche Einladung gibt es gerade für den heutigen Tag – für diese Stunde jetzt? Gibt es Tonfolgen, die Sie motivieren, Ihnen Energie geben, die Sie dazu auffordern, noch eine neue Schale hinzuzufügen – vielleicht mit einem tieferen oder höheren Ton? Mit was bringt Sie das in Resonanz, zu was werden Sie eingeladen, was möchten Sie gerne in Ihr Leben einladen, welchen Klang oder Rhythmus »vermissen« Sie? Was würde Ihnen guttun?

Oder gibt es die Einladung zur Reduzierung auf das Wesentliche? Könnte es sein, dass Sie im Moment lieber auf den Klang einer einzelnen Schale zurückgreifen möchten? Ist weniger gerade in diesem Moment mehr?

Wie Sie bestimmt bemerkt haben, gibt es auch bei Ihnen einen Favoriten, eine Klangfolge oder einen Rhythmus, den Sie gerne wiederholen, der sich einfach bei Ihnen »festgesetzt« hat und bei dem Sie auch eine bestimmte Wirkung erfahren können. Spielen Sie mit dieser Folge – spielen Sie damit, die Folge zu erweitern, sich treiben zu lassen in den Tönen. Finden Sie heraus, was Sie zusätzlich noch bereichern könnte – oder ob eben die Reduzierung auf das Wesentliche oder längere Pausen angesagt sind. Schauen Sie am nächsten Tag, ob die Tonfolge immer noch so bestehen bleibt – mit oder ohne Ergänzungen. Und achten Sie darauf, wie Ihr Gefühl dazu ist, wie sich Ihre Stimmung verändert, was all dies bei Ihnen bewirkt.

Sie merken – wir sind wieder bei der Suche nach dem eigenen Weg!

Gehen wir noch einen Schritt weiter – suchen wir weiter nach Variationen und Möglichkeiten.

Verändern Sie etwas an den Schalen ...

Bisher haben Sie ja nur die traditionellen getriebenen Klangschalen benutzt – nun könnten Sie auch die kleineren, hell klingenden, gegossenen Klangschalen mit einsetzen. Gegossene Klangschalen sind eher für die Aufmerksamkeit gedacht – der helle Klang sagt förmlich: »Hallo, hier bin ich!« Er fordert Beachtung. Aber er kann auch eine feine Nuance in den Klängen bedeuten und sich damit in die harmonischen Tonfolgen einfügen.

Eines sollte man wissen: Auch diese Schalen werden in Nepal Stück für Stück in Handarbeit hergestellt. Das bedeutet, dass auch hier jede Schale ihren eigenen Klang hat.

Angeschlagen werden die kleineren gegossenen Schale oft nur ganz leicht mit einem Holzklöppel, wenn sie etwas größer sind mit Holz-Leder-Klöppeln.

Erkunden Sie langsam und Stück für Stück die Klangmöglichkeiten jeder einzelnen Schale, in Ruhe und auf die Veränderungen achtend. Verändern Sie dazu die Klöppel, starten Sie mit einem Holzklöppel, nehmen Sie dann einen Holz-Leder-Klöppel – und nehmen Sie wahr, wie sich der Ton entwickelt.

Warum dieses schrittweise, langsame Erkunden so wichtig ist, ist Ihnen jetzt bestimmt bewusst geworden. Sie öffnen damit immer wieder einen neuen Raum, Sie lernen so langsam sowie Schritt für Schritt neue Möglichkeiten kennen, auf die Sie danach beim Spielen intuitiv zurückgreifen können, so dass sich immer wieder etwas Neues auftun kann, eine neue Möglichkeit. Sie lernen damit, mehr und mehr dem Spiel zu vertrauen und die Erfahrung in den Alltag zu transportieren.

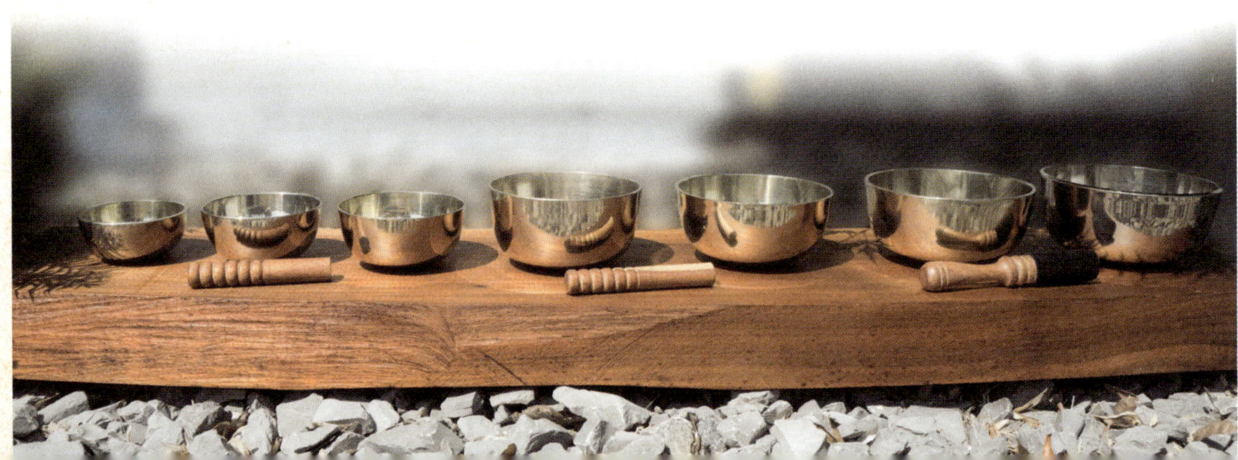

Vielleicht ist Ihnen auch klar geworden, warum es so schwierig ist, das Spiel mit den Variationen in einem Lehrbuch zu vermitteln. Nötig sind Übung, Erfahrung und der Mut, etwas Neues auszuprobieren. All dies können Sie nur selbst erfahren, bemerken und daraus Ihren eigenen neuen Weg gestalten.

Nachdem Sie die gegossenen Klangschalen erkundet haben, mixen Sie sie mit den zur Verfügung stehenden bekannten Schalen, dann starten Sie mit Ihrer bekannten Lieblingsreihenfolge. Diese ergänzen/erweitern/reduzieren Sie jetzt langsam Stück für Stück um die neuen Klangschalen zu einem neuen Spiel.

Irgendwann werden Sie feststellen, dass die Zeit wie im Flug vergeht, wie Sie in das Spiel eingetaucht sind, wie Sie in den Klängen mitschwimmen – und jede Variation wird zu einem neuen, umfassenden Erlebnis. Das ist der Zeitpunkt, an dem Sie in ein Flow-Erlebnis kommen und ganz in das Spiel eintauchen und in ihm aufgehen.

Das Einbinden von Texten

Eine weitere neue Erfahrung kann das Einbinden von Texten sein. Die Texte sollten Sie im Vorfeld aussuchen und in einer gut lesbaren Größe greifbar haben.

Auch hier gilt – weniger ist oft mehr. Eine kleine Geschichte, eine Anekdote, ein Gedicht oder nur ein bis zwei Sätze können das Spiel unterbrechen, mit neuen Inhalten oder Zielrichtungen versehen und so bereichern, damit das Spiel eine neue Richtung erfährt.

Wichtig ist aus meiner Sicht, dass es Texte sind, die Sie persönlich ansprechen, die Ihnen etwas bedeuten, die einen Wert oder eine wichtige Aussage für Sie haben.

Das Zusammenspiel zwischen Text und Spielvarianten, z. B. leise, laut oder mit Pausen, kann sehr interessante neue Klanglandschaften erschaffen und besondere Akzente in Ihren Meditationen setzen. Trauen Sie sich, Ihre eigenen Landschaftsbilder aus Text und Klang zu schaffen – zuerst für sich persönlich, dann auch gerne für andere. Haben Sie Vertrauen, dass Ihr Spiel gelingen wird. Mit wachsendem Mut werden Sie feststellen, dass Ihr Vertrauen in die Spiel-Text-Kombination Stück für Stück wächst.

Klangmeditationen mit speziellen Intentionen am Beispiel der »Grünen Tara«

Wir lassen für unsere Kunden in Nepal spezielle Klangschalen mit traditionellen Gravuren fertigen, so z. B. mit dem Bild des Medizin-Buddhas oder dem der Grünen Tara.

Die aufwendigen und handwerklich feinen Gravuren werden entsprechend der traditionellen Vorlagen von Thangkas erstellt. Oft unterscheiden sich die Motive in Feinheiten, manchmal ist die umgebende Landschaft, manchmal das Randmotiv anders.

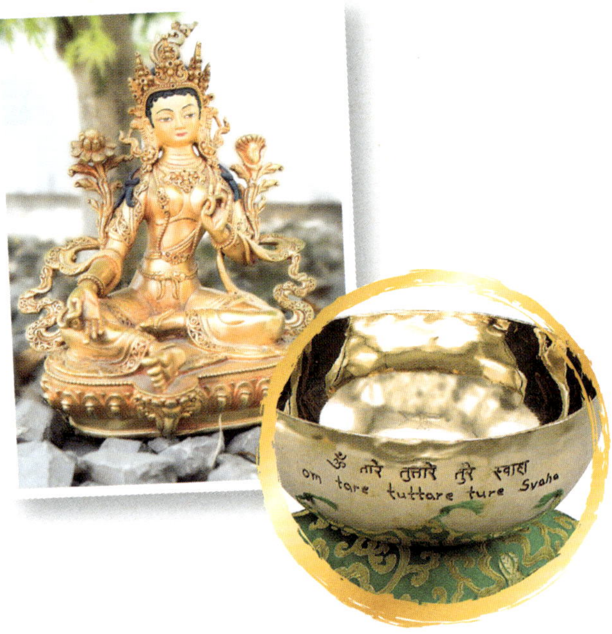

Figur der »Grünen Tara« und Schale mit graviertem Mantra

Für die Schale der Grünen Tara haben wir das Mantra »Om tare tuttare ture Svāhā« (»Om, Tara, du Retterin, du Beseitigerin aller Ängste, du höchst Schreckliche, die du alle Feinde erschlägst, Svāhā!«) auf die Außenseite der Schale gravieren lassen. Schale und Mantra bilden somit eine Einheit und die Schale kann auch für eine persönliche Meditation genutzt werden. Die Schale kann z. B., während man das Mantra hört, auch auf den Körper gestellt werden, um die Wirkung noch intensiver wahrnehmen und spüren zu können. Oder Sie vertiefen sich, während Sie die Klangschale anschlagen und die Schwingung spüren, in die Aspekte der Grünen Tara. Wichtig ist es auch hier, dass es wieder Ihr eigener stimmiger Weg ist. Denn dies hier ist nur ein Vorschlag, eine der vielen Möglichkeiten, um mit den Schalen zu arbeiten.

Die Grüne Tara ist die Schutzpatronin Tibets, sie verkörpert das aktive Mitgefühl aller Buddhas und soll vor den acht Arten der Angst schützen. Die Ängste stehen stellvertretend auch für die inneren Hindernisse auf dem Weg zur Erleuchtung. Bitte lesen Sie die ausführlichen Beschreibungen der verschiedenen Aspekte der Grünen Tara im Internet nach, denn diese aufzuführen würde den Umfang dieses Buches sprengen.

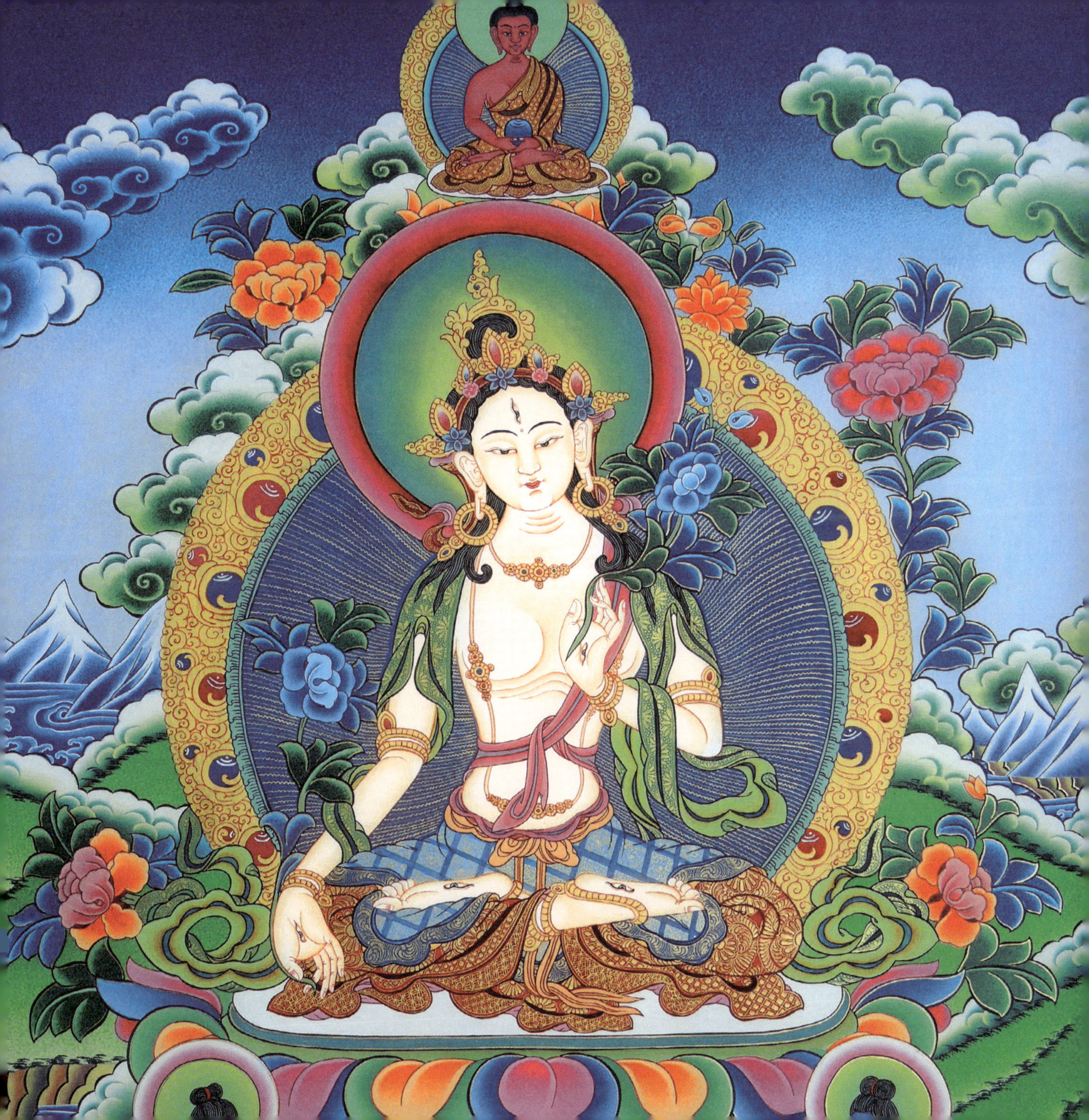

Ich möchte den Hinweis auf diese besondere Schale nur als Beispiel nehmen, wie Sie Klangschalen als Unterstützung verwenden können – egal ob dies eine Schale mit der Gravur der Blume des Lebens, eines Reiki-Symbols oder eines Medizin-Buddhas oder einer Grünen Tara ist.

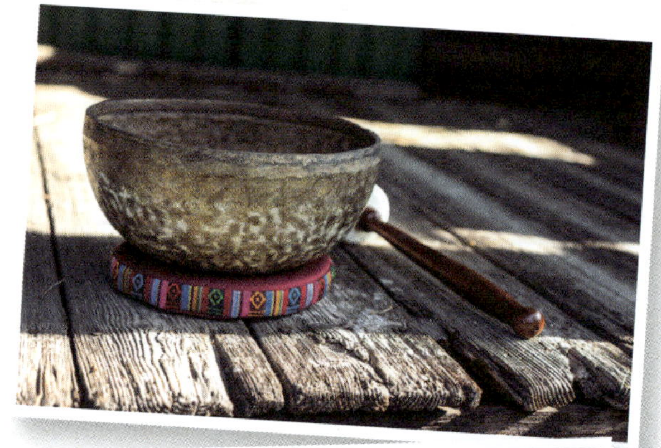

Meditation mit rohen Klangschalen

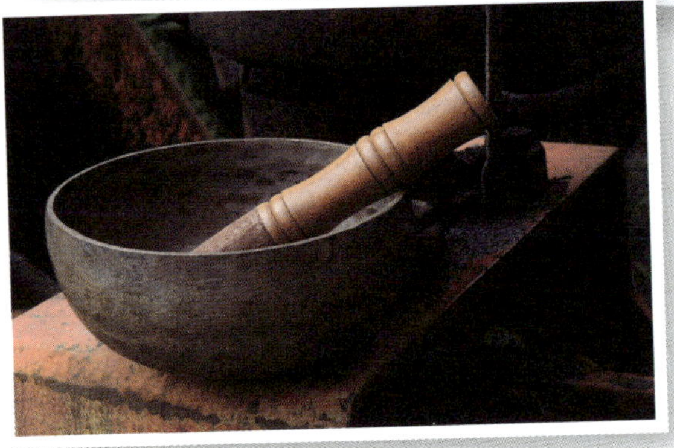

Eine sehr spezielle Form der Meditation für die Erdverbundheit ist die Meditation mit »rohen« Klangschalen. Diese Schalen sind nach der Herstellung, der Fertigung im Feuer, nicht weiter behandelt worden. Sie sind außen rau und erdfarbig. Auf der Innenseite sind sehr oft die Farben der verschiedenen Metalle, z. B. das Kupfer, zu erken-

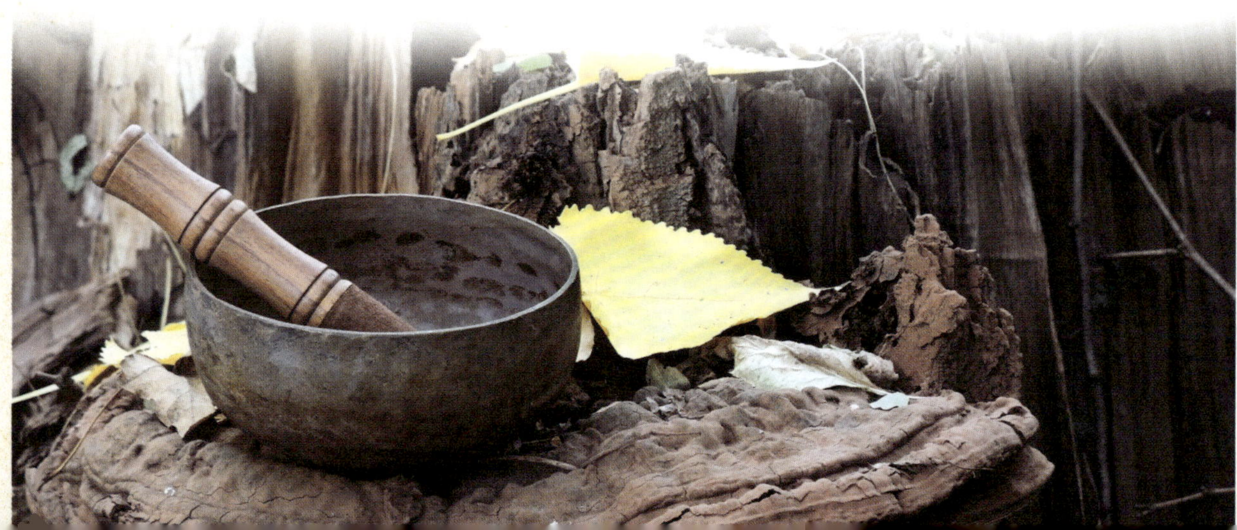

nen. Obwohl sie noch nicht »fertig« sind, klingen die Schalen sehr gut, was oft als »sehr speziell und energiereich« bezeichnet wird.

Diese speziellen Schalen mit ihrer ursprünglichen Energie lassen sich sehr gut z. B. in eine naturverbundene Meditation mit Mutter Erde einbinden. Lassen Sie sich inspirieren.

Sonne, Mond und Sterne

Vor mehr als zehn Jahren ist mir eines Abends auf dem Dachgarten des Hotel Vajra in Kathmandu der wunderbare Vollmond über der Stadt aufgefallen. Es war ein besonderer Anblick mit den dunklen Bergen im Hintergrund. Ich war einfach begeistert. Dabei ist mir eingefallen, dass in Österreich und der Schweiz Holz zum Bau von Häusern genutzt wird, das an Vollmond geschlagen wurde, denn dem Holz wird eine spezielle Konsistenz und Energie nachgesagt. Mir kam daraufhin die Idee, Klangschalen am Vollmond herstellen zu lassen.
Am nächsten Tag beauftragte ich meinen Händler, am folgenden Vollmond einige Klangschalen speziell für mich herzustellen. Noch heute sehe ich seinen irritierten Blick. Er sagte zwar: »In Ordnung, Horst, ich mache das für dich«, aber sein Blick sagte: »Was hat er sich denn da ausgedacht – was soll das werden?« Schritt für Schritt haben wir trotzdem die Vollmondklangschalen hergestellt, und der kleine Kreis von Insidern, der sie nutzt, ist von der Energie und der Wirkung begeistert. Die kleine Anzahl von Schalen, die mit den Daten von besonderen Mondereignissen, von Sommersonnenwende oder Mondfinsternis graviert sind, sind oft schnell ausverkauft.

Was besonders ist – ist die Wirkung. Was besonders ist, sind die Möglichkeiten, die Anwender finden, um gerade diese Energie für ihre Zwecke einzusetzen, z. B. zum Beenden alter Lebensphasen, zum Loslassen oder zum Start ins Neue. Die Intention trifft hier auf die Klangschalenenergie. Es ist aber manchmal auch eine Herausforderung, sich beiden Themen zu öffnen und die Energie in Ritualen oder Anwendungen zu nutzen.

Sie haben jetzt verschiedene Anwendungsmöglichkeiten und Variationen für die Durchführung einer Behandlung mit Klangschalen kennengelernt. Vielleicht kannten Sie einige auch schon, vielleicht haben Sie Lust, noch einige weitere auszuprobieren. Doch der aus meiner Sicht wichtigste Faktor bei allen Varianten ist es, nach der Einübung der Grundlagen der Intuition zu folgen. Sie lassen sich dabei wirklich auf den Menschen, auf Ihr Gegenüber ein, Sie schwingen mit ihm – und spüren, was dieser

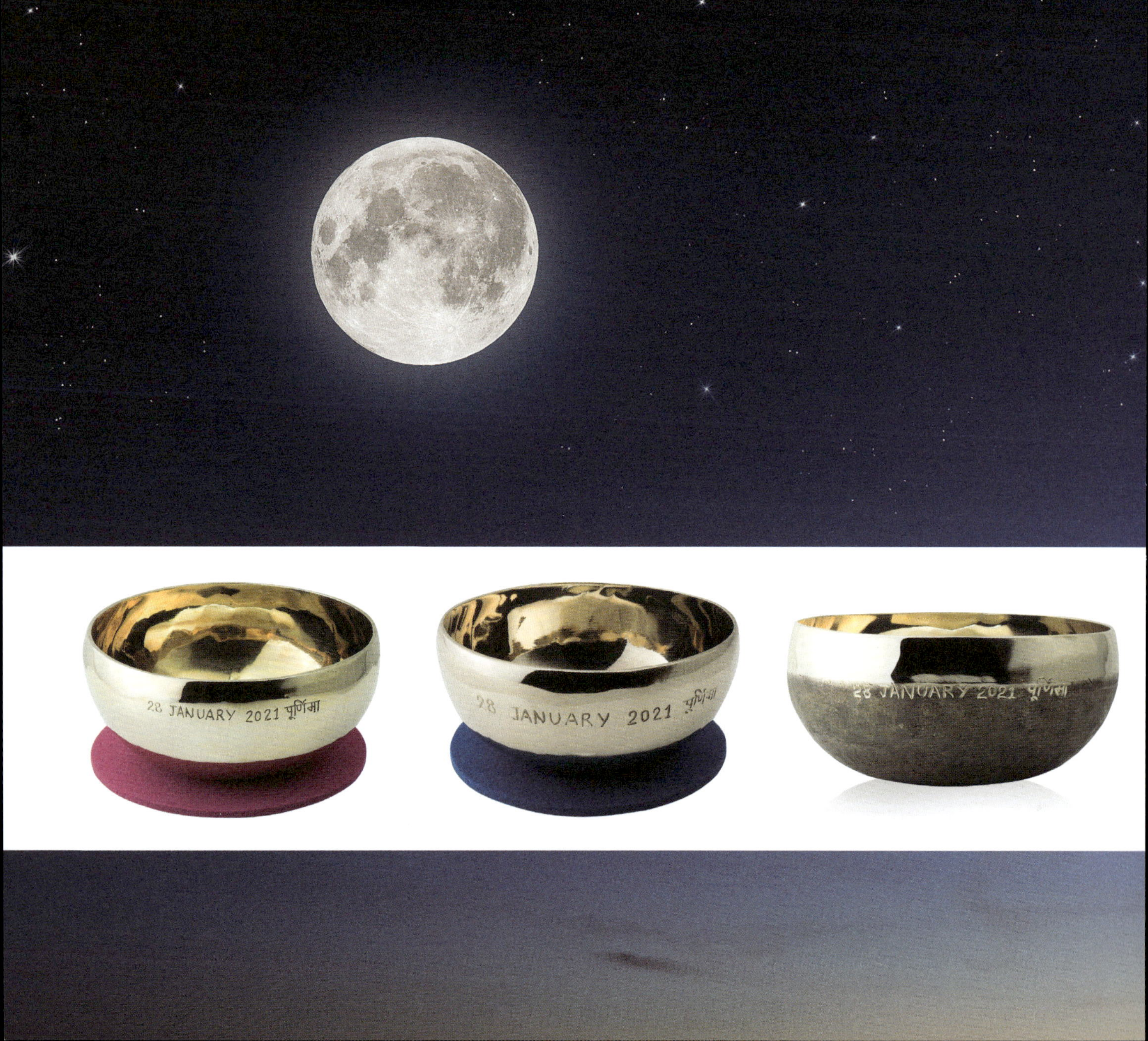

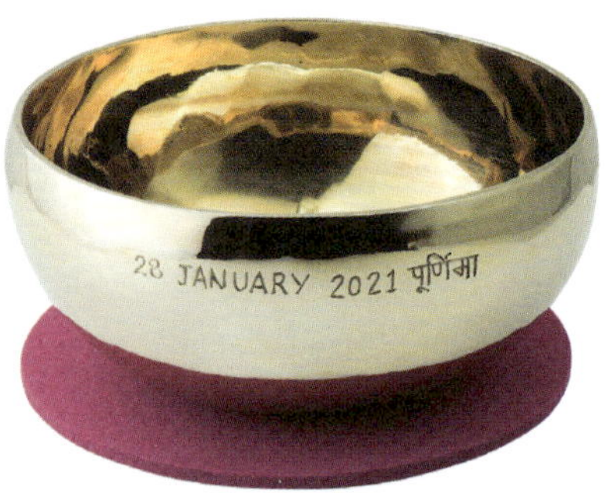
28 JANUARY 2021 पूर्णिमा

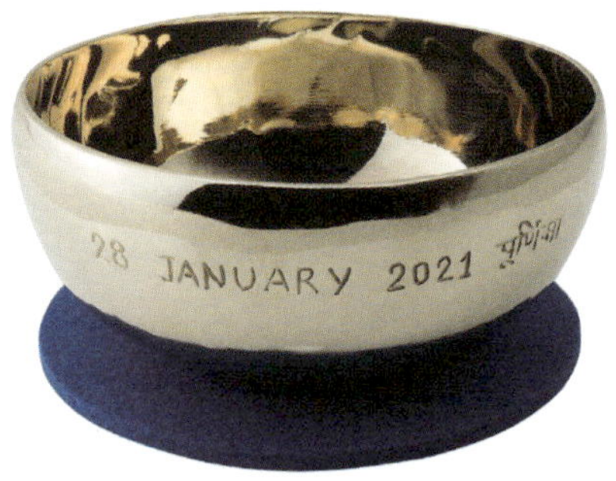
28 JANUARY 2021 पूर्णिमा

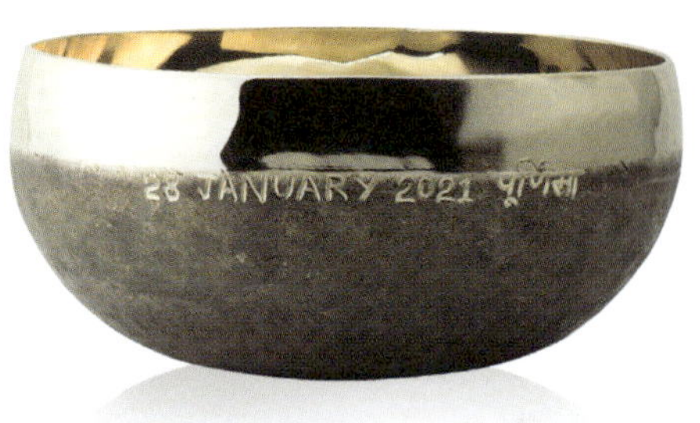
28 JANUARY 2021 पूर्णिमा

Mensch braucht, was ihm guttut. Dieses Einlassen ist mehr als nur Können, dieses Einlassen ist eine Erfahrung, ist der Grund, warum sich diese beiden Menschen begegnen.

Ich möchte Sie ermutigen, Ihre Resonanz, Ihr Mitschwingen mit Ihrem Gegenüber wahrzunehmen und mutig diesem Weg zu folgen. Der Weg wird Ihnen zeigen, was der nächste Schritt ist, wo die nächste Schale benötigt wird, wie lange Sie an diesem Punkt arbeiten sollten und wann es Zeit ist, den Standpunkt, die Intensität des Anschlages zu verändern. Vertrauen Sie Ihrer Wahrnehmung.

Dieser Weg ist einer, der Mut und Vertrauen gleichzeitig braucht … und das Wissen: Ich tue das Beste, was ich für diesen Menschen tun kann. Manchmal ist auch tiefes Vertrauen nötig, denn Sie wissen nicht, was sich aus Ihrer Behandlung ergibt – was in einer Stunde, einem Tag, einer Woche das wirkliche Ergebnis sein wird. Was Sie aber wissen: Sie geben Ihr Bestes.

Haben Sie den Mut, diesen Weg zu gehen – gerade bei Klangschalenmassagen, die sehr viel auch bei Ihnen bewirken können.

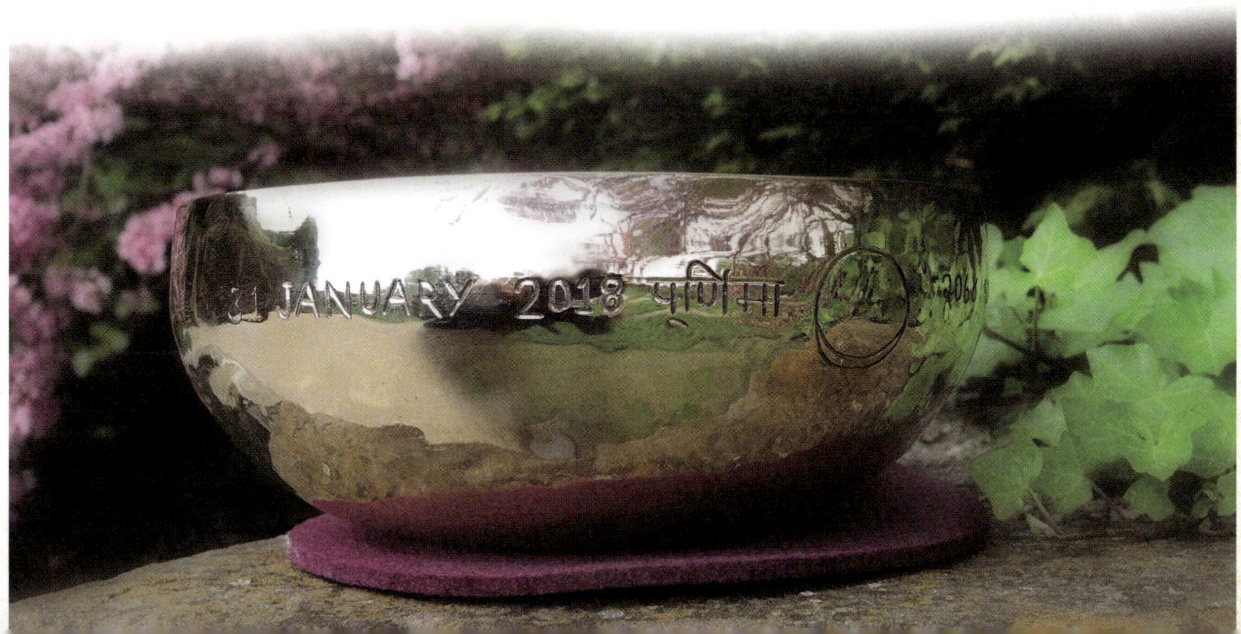

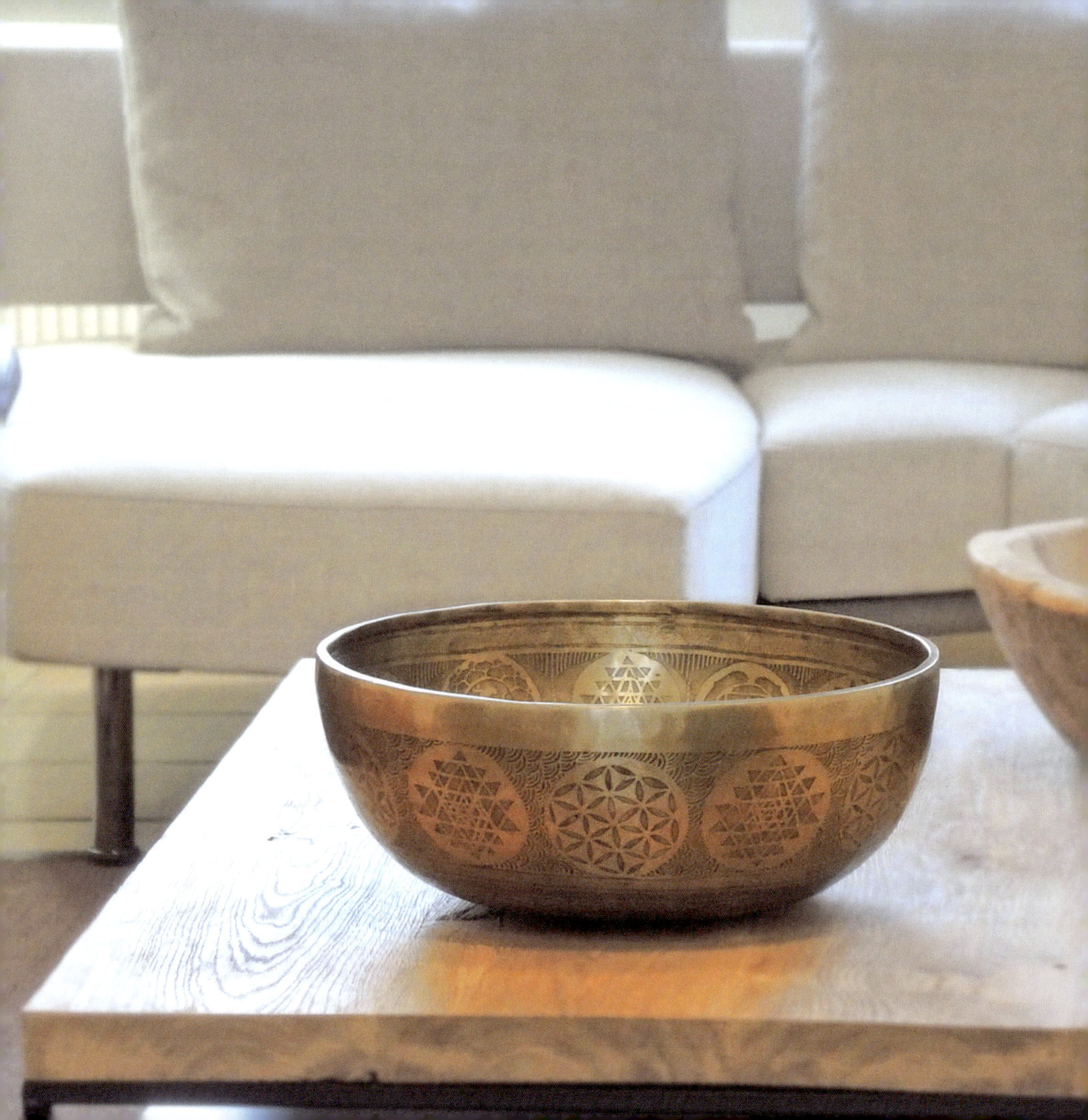

Dies und jenes – spezielle Übungen und Rituale

Kleine Ankommensrituale für den Alltag

Zuhause ankommen

Ist es nicht oft so, dass wir uns nach einer langen Reise freuen, wieder zu Hause anzukommen, in der gewohnten Umgebung? Gerade wenn diese Reise vielleicht beruflich bedingt und mit einigen Herausforderungen verbunden war. Gerade wenn dies öfter vorkommt, können uns kleine Rituale sehr gut helfen, das Ankommen auch bewusst wahrzunehmen und das »Zu-Hause-Sein« noch mehr zu genießen.

Eine Schale im Eingangsbereich, zwei bis drei Mal angeschlagen, gibt die Möglichkeit des Ankommens, des Dankbarseins für das Zuhause und schafft eine behagliche Umgebung. Dies gibt uns auch die Möglichkeit, bewusst den beruflichen Alltag zu verabschieden und sich wieder auf Neues einzulassen. Ein paar Atemzüge lang – mehr muss es nicht sein. Beim zweiten Mal wird dieses kleine Ritual schon vertrauter und mit jeder Wiederholung mehr gehört es dann dazu und wird ein Willkommensgruß an uns selbst in unserem Zuhause.

Am Arbeitsplatz ankommen

Wenn ich in Nepal unterwegs bin, besuche ich oft auch mir bekannte Händler. Es ist zum einen die Freude, einander wiederzusehen, zum anderen die Gelegenheit, eine Tasse Tee zu trinken und sich darüber auszutauschen, was es Neues gibt. Ich genieße dabei die Gelassenheit und die einfache

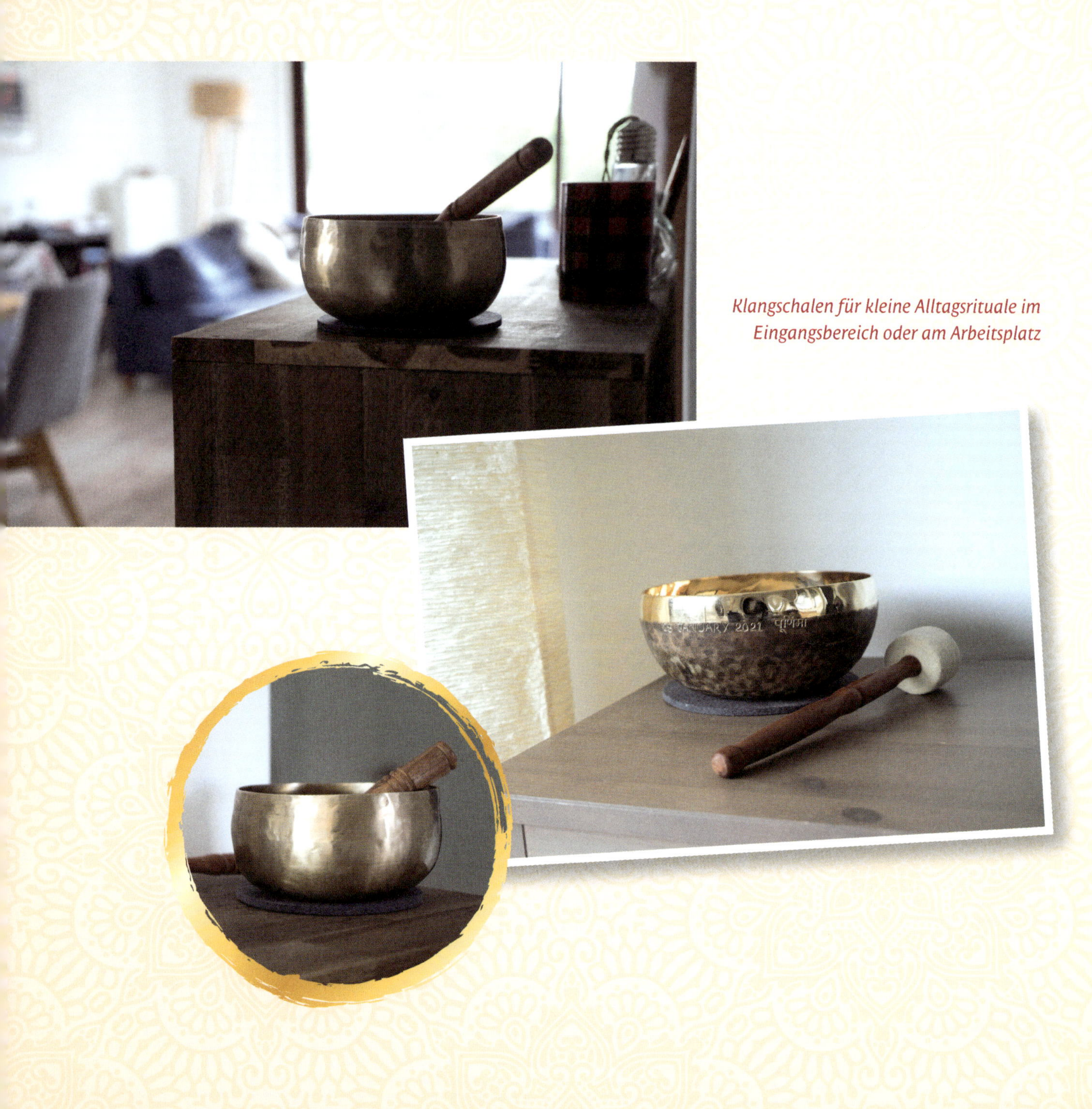

Klangschalen für kleine Alltagsrituale im Eingangsbereich oder am Arbeitsplatz

Freude, einander über all die Jahre wiederzusehen, auch wenn man mal kein Geschäft miteinander abschließt.

Manchmal komme ich als Frühaufsteher eher in einen Laden als der Inhaber selbst. Sein Personal ist zwar schon da, aber der Chef kommt erst noch. In kleinen Läden war der eiserne Rolladen des Eingangsbereiches oft auch noch verschlossen, als ich ankam. Dabei habe ich festgestellt, dass zuerst ein kleines Ritual stattfindet, wenn der Laden öffnet. Die Räucherstäbchen werden vor dem Altar mit Heiligen oder Ahnen angezündet und es wird kurz um einen guten Tag und gute Geschäfte gebetet. Erst danach nimmt sich mein Gegenüber Zeit für mich. Am Anfang brauchte ich ein wenig Zeit, um mich daran zu gewöhnen, inzwischen finde ich dieses Ritual auch für meinen Arbeitsplatz sehr wichtig und ich beginne den Tag im Büro an meinem kleinen »Altar«. Manchmal, in der Morgenstille, schlage ich zwei bis drei Mal eine kleine Klangschale an, einfach um den Moment wahrzunehmen, wenn die Klänge ausklingen, um das Büro wahrzunehmen und um nicht direkt von der Eingangstür zum PC zu stürmen.

Momente und Augenblicke des Verweilens schaffen auch Luft und Raum, um sich zu orientieren, zu sortieren und sich wirklich dem Tag zuzuwenden. Die Frage ist immer wieder, wie viel Zeit benötigt man für solche kleinen Rituale und was erhalten wir dafür im Gegenzug?

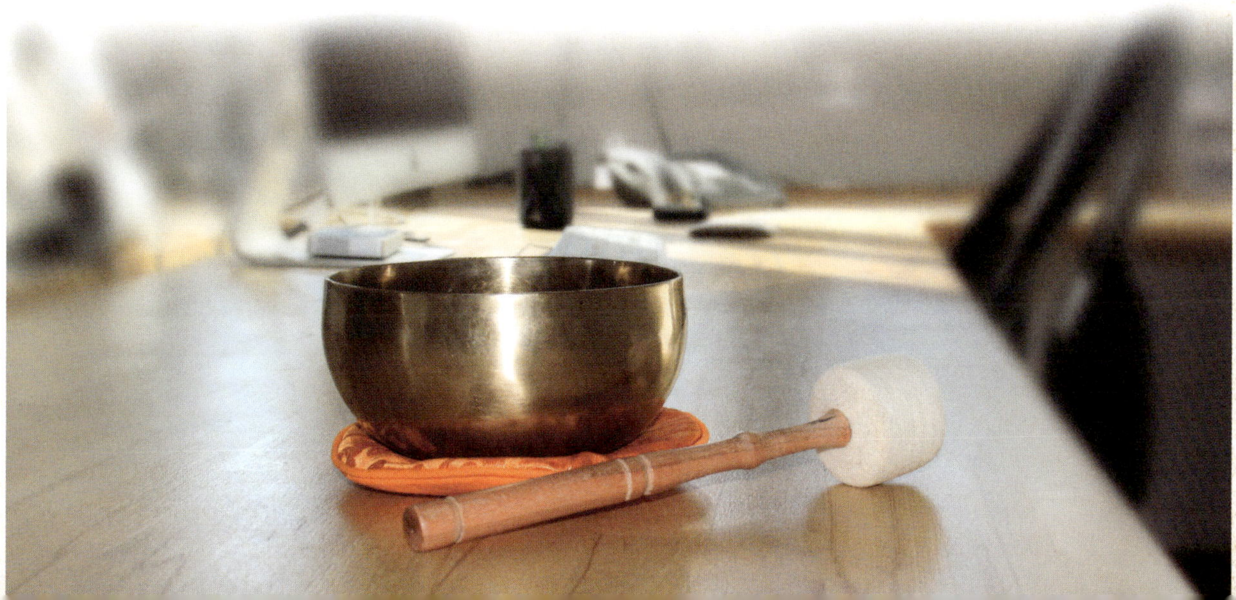

Lassen Sie sich inspirieren, gehen Sie mit offenen Augen durch Ihren Alltag und achten Sie darauf, wo Ihnen eine kleine Auszeit guttun würde oder wo Sie mit dem Klang einer Klangschale den Alltag unterbrechen könnten, um sich Ihrer gegenwärtigen Haltung bewusst zu werden.

Den Klang in der Natur erleben

Kennen Sie das Gefühl der ersten Frühlingssonne auf der Haut, den Blick auf das saftige Grün einer kleinen Wiese gerichtet? Oder wenn ein lauer Sommerabend mit einem wunderbaren Sonnenuntergang dazu einlädt, die Zeit im Freien einfach zu genießen? Die Betonung liegt auf dem einfachen Genießen!

Dies sind oft auch Augenblicke und Zeiten, die wir festhalten wollen. Wir wollen noch intensiver genießen und in die Stille eintauchen. Wir nehmen diese Momente vor allem über das Sehen, manchmal auch über das Riechen des Duftes der Umgebung oder über das Spüren wahr, vielleicht wenn wir die ersten weichen Blätter an den Bäumen streicheln.

Riskieren Sie es doch einmal, Ihre Klangschale mit in die Natur, ins Freie zu nehmen und ganz bewusst auf einer Parkbank oder an einem Fluss oder See Platz zu nehmen. Sie könnten diesen wundervollen Augenblick sanft mit Ihrer Klangschale bereichern, Ihre Schale anschlagen oder ganz entspannt reiben. Zu der Wahrnehmung der Umgebung über Augen und Nase kommt nun noch das sanfte Hören und das Fühlen hinzu. Die einander ergänzenden Eindrücke schaffen eine noch tiefere Wahrnehmung, eine tiefere Empfindung, die auch die anderen Sinne intensiviert.

Dann ist es wie bei einer Klangmeditation, im Flow ergibt eines das andere, neue Empfindungen führen zu neuen Gedanken, die in Ruhe aufsteigen, sich entwickeln und auch wieder gehen dürfen. Ruhe stellt sich ein – und das DASEIN wird einfach wahrgenommen.

Gedanken kommen und gehen in Ruhe – die Umgebung, die Gerüche und der feine Klang einer Schale runden die intensive Wahrnehmung ab. Vielleicht werden Raum und Zeit für einen kurzen Augenblick sogar eins und wir gehen anders weiter, als wir gekommen sind.

Was benötigen Sie dazu? Vor allem den Mut, sich selbst zu zeigen. Den Mut, sich auf sich selbst einzulassen und unabhängig zu sein von der Meinung all der Menschen, die Ihnen vielleicht begegnen

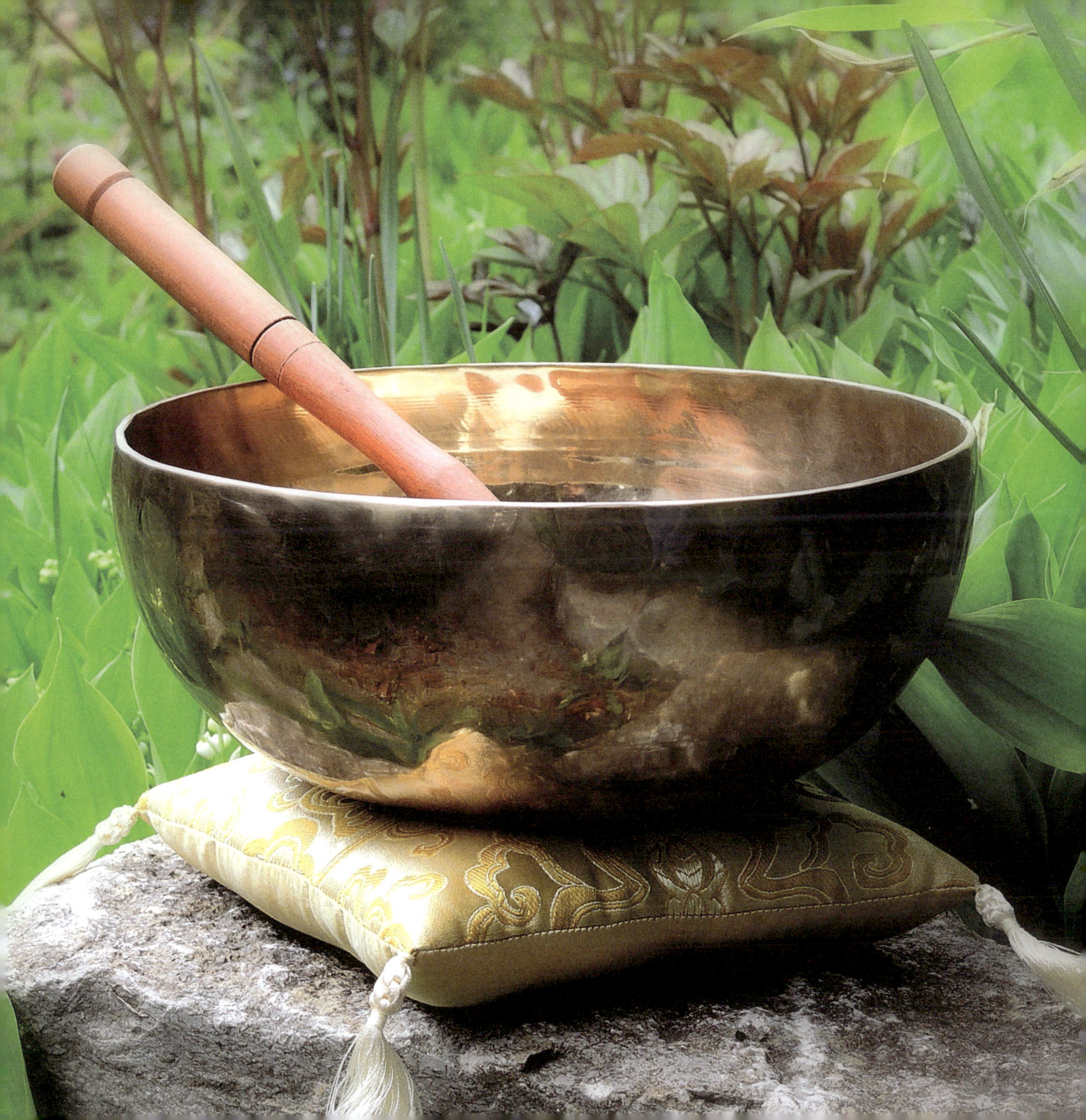

könnten. Spielen Sie Ihre Schale in der Natur – nur für sich.

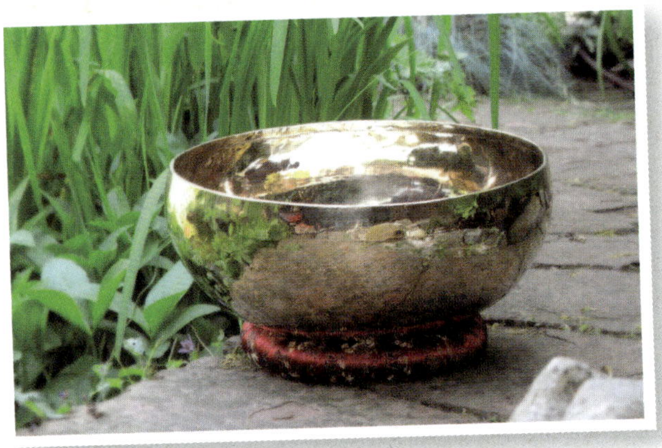

Sie wissen nun bestimmt, dass die Anwendungsmöglichkeiten von Klangschalen fast endlos sind. Klangschalen werden in der Geburtsvorbereitung, dem Kindergarten, für tägliche Rituale oder in einer Sauna eingesetzt – ja selbst bei unseren letzten Augenblicken, in der Sterbebegleitung, werden Schalen heute als Unterstützung zur Entspannung eingesetzt. Wir haben hier nur einen kleinen Ausschnitt der Möglichkeiten gestreift.

Wir haben dennoch viele Aspekte der Klangschalen angesprochen, viele Übungs- und Anwendungsmöglichkeiten erörtert. Manches wird Ihnen gefallen – manches passt vielleicht nicht zu dem, was Sie gerne mit den Schalen tun möchten. Wie auch immer, ich möchte Sie jetzt trotzdem noch zum bewussten *Neu-Denken* einladen.

Hmmm, werden Sie sich sagen – wo soll ich denn neu denken, was soll denn das jetzt bedeuten? Neu denken – das bedeutet, von einer Richtung in die andere zu denken, von einem Standpunkt zum anderen. Neu zu denken bedeutet für mich, gewohnte Pfade zu verlassen, sich neue Aspekte anzusehen, vielleicht eine neue Tür (wenn auch nur einen kleinen Spalt weit) zu öffnen und sich vielleicht sogar auf ganz Neues einzulassen. Neu zu denken heißt Bewegung, das Denken in viele Richtungen. Und dieses *Neu-Denken* möchte ich in Verbindung mit den Klangschalen bringen. Denn auch dort kann ich meine Erfahrungen erweitern, eine neue Tür öffnen, etwas Neues erleben – und wenn es mir nicht gefällt, kann ich auch bewusst wieder zurückgehen. Es gilt, Bewegung in die Arbeit mit Klangschalen zu bringen, offen zu sein für Neues oder Altes bewusst wieder neu wahrzunehmen.

Neu zu denken heißt für mich, die Welt und die schier unbegrenzten Möglichkeiten der Klangschalen immer wieder zu erforschen, sie neu wahrzunehmen. Das Alte – also wie man die Schale nutzt und anwendet – für sich auch infrage zu stellen und einen neuen Weg – Ihren Weg – zu finden, der für Sie harmonisch, angemessen und passend ist.

All die Anwendungsmöglichkeiten der Klangschalen und was sie heute bewirken, sind daraus entstanden, dass irgendwann irgendwer einmal die alten Grenzen überschritten hat und etwas Neues ausprobiert hat. Zuerst sagten die Alten: »Das macht man aber nicht so, das musst du anders machen ...« Dann zeigte sich eine neue Wirkung – und ohhh, es hat sich ein bisher nicht gekanntes Ergebnis gezeigt, das auch von den Alten anerkannt wurde.

Nutzen auch Sie Ihre Klangschale, um neu zu denken, um Ihre Handlungsmöglichkeiten zu erweitern und Neues zu erfahren. Und um sich daran zu gewöhnen, selbst altbekannte Türen wieder auf neue Art zu öffnen. Ich möchte Sie einladen zu einer immer neuen Reise – wenn Sie wollen mit Ihren neuen Begleitern, den Klangschalen.

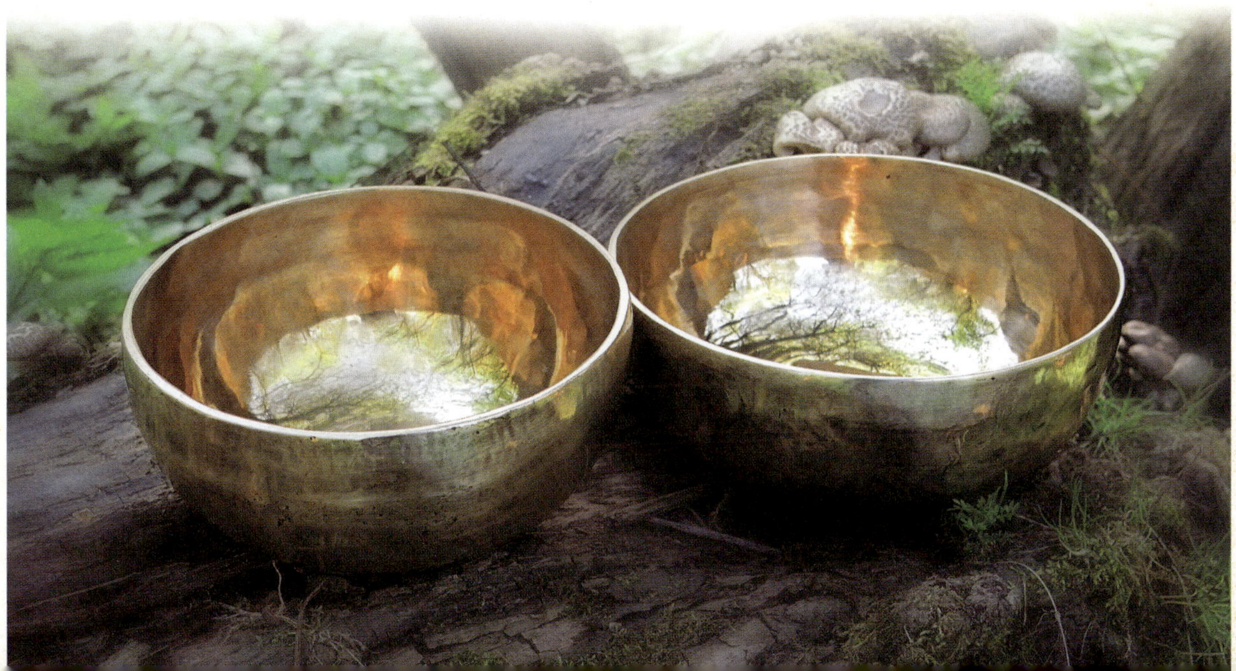

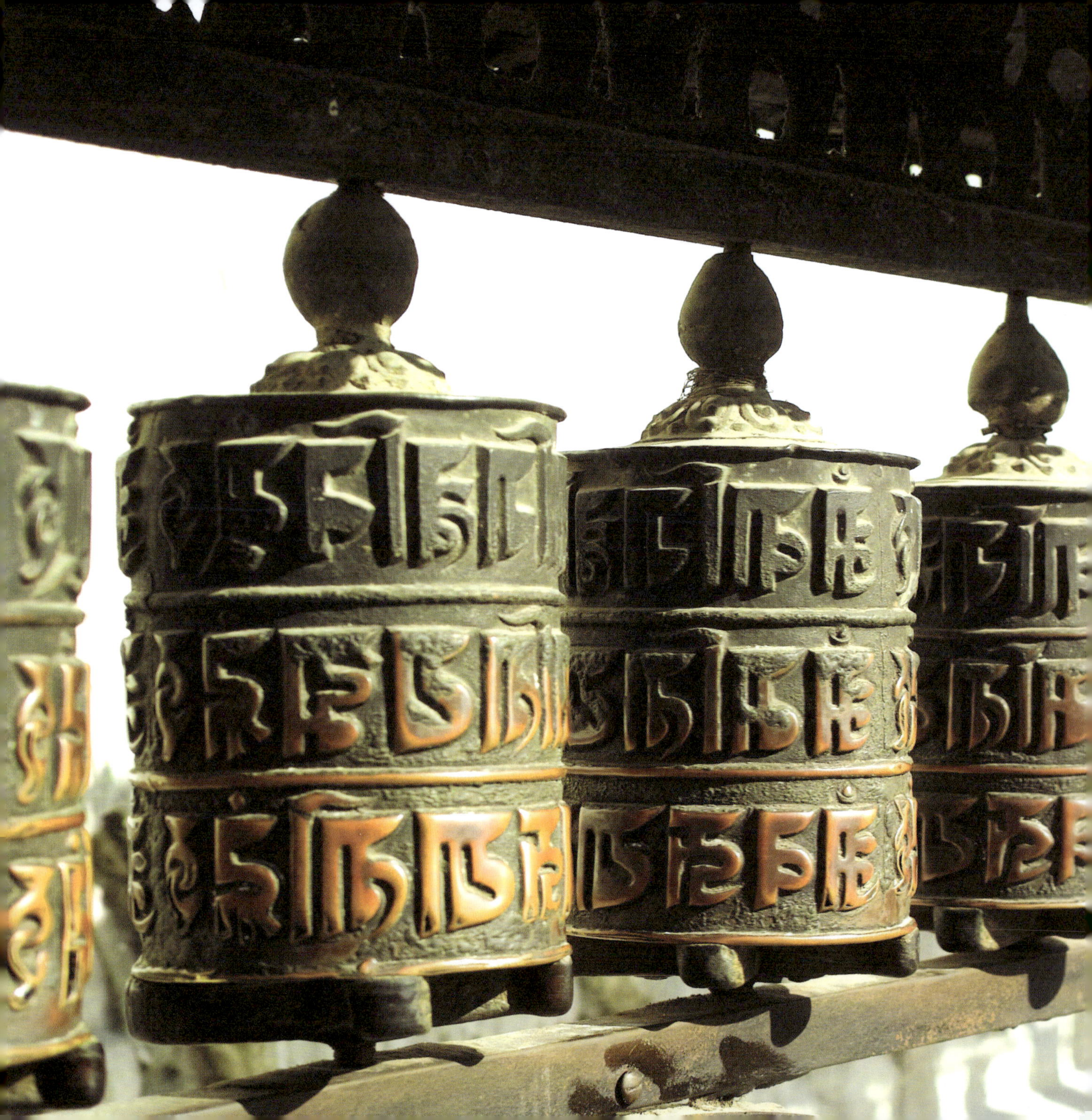

Eine Reise geht zu Ende

Wenn für mich die Zeit der Abreise in Kathmandu gekommen ist, wenn ich mich nach all den neuen Eindrücken auch wieder auf das geregelte Zuhause freue, dann ist für mich oft auch die Zeit gekommen, nochmals danke zu sagen.

Auf dem Weg zum Flugplatz in Kathmandu komme ich immer am UNESCO-Weltkulturerbe Pashupatinath vorbei, dem hinduistischen Heiligtum, an dem sich Sadhus aus aller Welt treffen. Dies ist für mich ein Ort, an dem ich bewusst die Vergänglichkeit der Welt wahrnehmen kann. Denn hier kann ich aus einer respektvollen Entfernung die Verbrennungsrituale erleben. Anfang und Ende liegen doch sehr nah beieinander.

Manchmal liefere ich mein Gepäck am Flughafen ab und kehre zurück und genieße ein wenig ruhige Zeit in dieser ganz besonderen Umgebung. Dies ist der Moment, in dem ich immer wieder eine große Dankbarkeit für all das empfinde, was ich in und mit Nepal mit all meinen Bekannten erleben durfte.

Der Rückflug entlang des Himalayas mit seinen schneebedeckten Bergketten zeigt mir dann wieder einmal, wie viel es noch zu entdecken gibt bei einem nächsten Besuch.

Lange werden mich die vielfältigen neuen Eindrücke und Begegnungen noch gleiten. Und manches Erlebnis fällt erst nach Jahren auf fruchtbaren Boden. Mancher Samen benötigt eben einfach länger, bis daraus etwas Neues entsteht.

Danke an meine Freunde in Nepal für all die Herausforderungen und Inspirationen, die mich bewegt haben und immer noch bewegen, weiter den Weg zu beschreiten und Neues kennenzulernen.

Namaste.

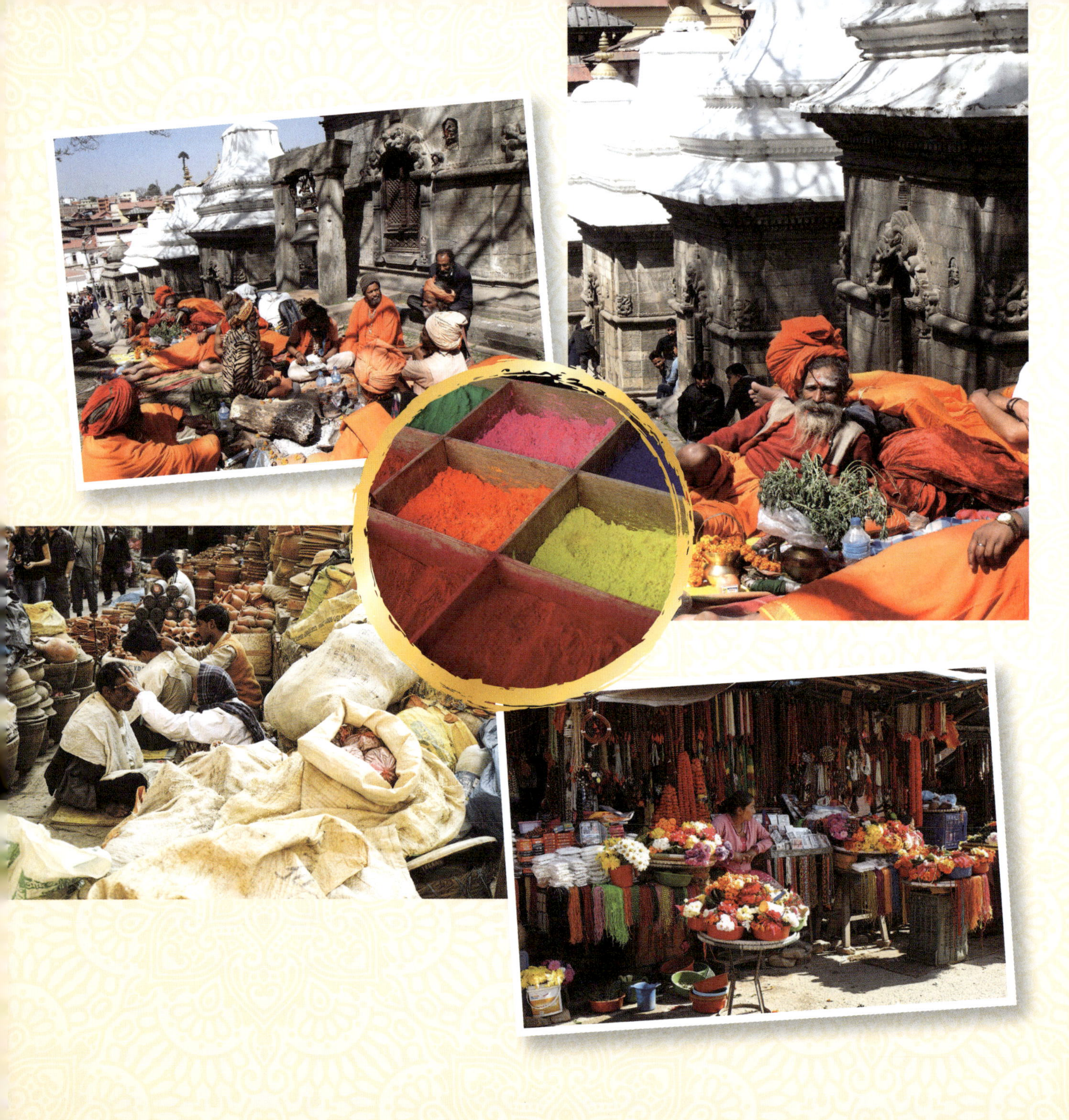

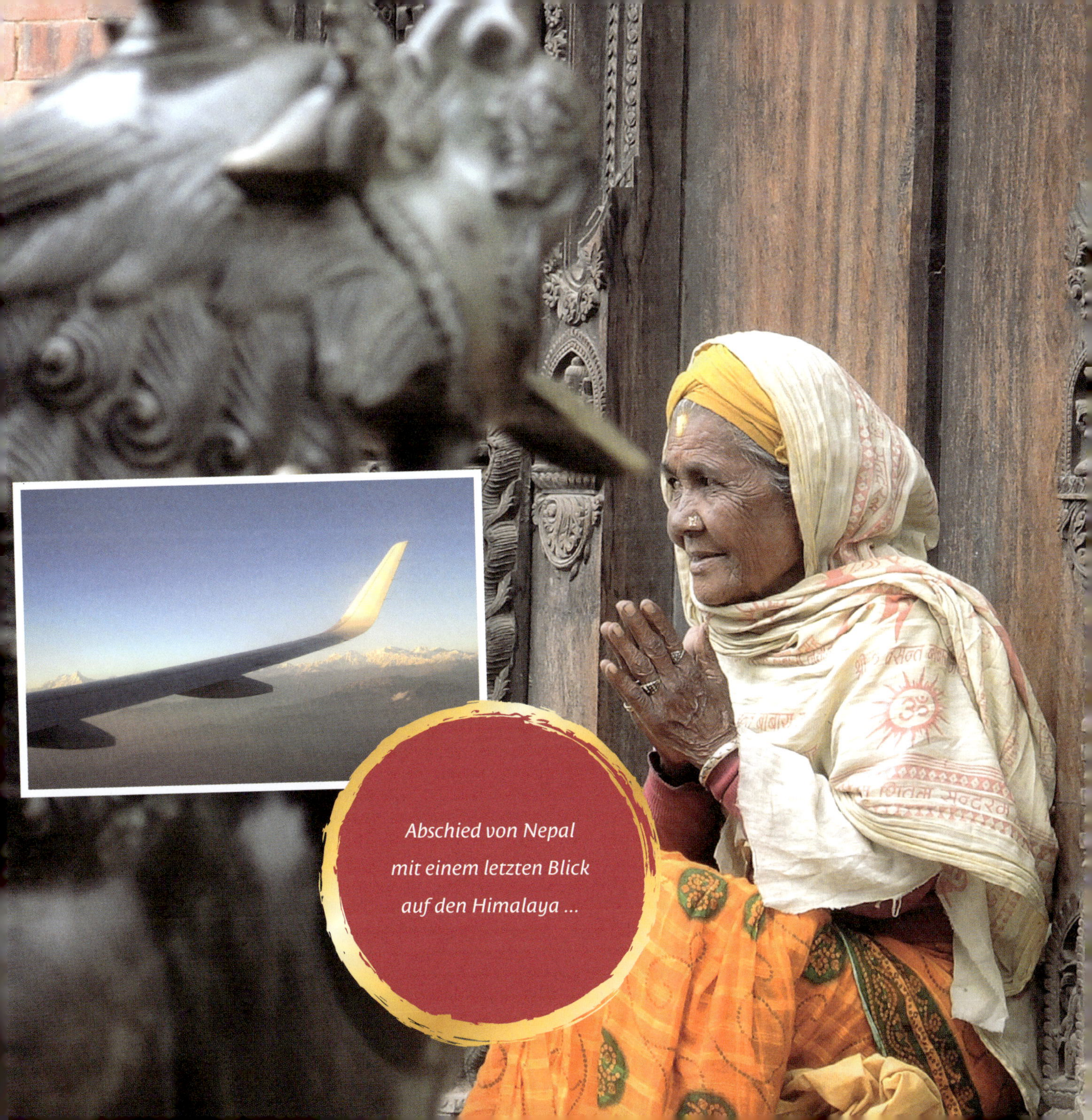
Abschied von Nepal
mit einem letzten Blick
auf den Himalaya ...

Danksagung

Jede Reise beginnt mit einem ersten Schritt …

Manchmal muss man zu einem ersten Schritt animiert werden. Und manchmal ist der Weg steinig – mit vielen persönlichen »Gipfeln«, die man zu bewältigen hat. Gut wenn man dann Begleiter und Unterstützer hat, die an ein Projekt glauben.

So ist es mir mit diesem Buch gegangen, es gab persönliche Flüsse zu durchschreiten und hohe Berge zu bezwingen – und deshalb möchte ich danke sagen an all die Unterstützer in diesem Projekt.

Allen voran Christine Lanzendörfer und Margit Huber vom Silberschnur Verlag. Beide haben unendlich viel Energie aufgebracht und mich mit charmanter Art dazu bewegt, dass dieses Buch nicht nur eine Idee bleibt, sondern realisiert wird. »Danke – ich bewundere euch dafür.«

Danke auch an meine Mitarbeiter Andrea & Stefan vom Klangschalen-Center, die mich bei der Fotoauswahl unterstützt haben.

Was wäre das alles aber ohne die Grundlagen, die vielen, vielen Gespräche mit all den Kunden, Anwendern und Therapeuten? Erst durch diesen intensiven Austausch, die Meinungsbildung und die Möglichkeiten konnten sich meine Gedanken formen, konnte sich präzisieren, was mir wichtig ist – von daher: danke für jedes Gespräch und jeden Austausch! Ich wünsche allen weiterhin viel Erfolg bei der Entwicklung ihrer persönlichen Anwendungsmöglichkeiten.

Erwähnen möchte ich noch die hervorragende Zusammenarbeit mit der Firma Bodynova, die uns die extrabreite Massageliege und die Shiatsu-Matten zur Verfügung gestellt hat.

Über den Autor

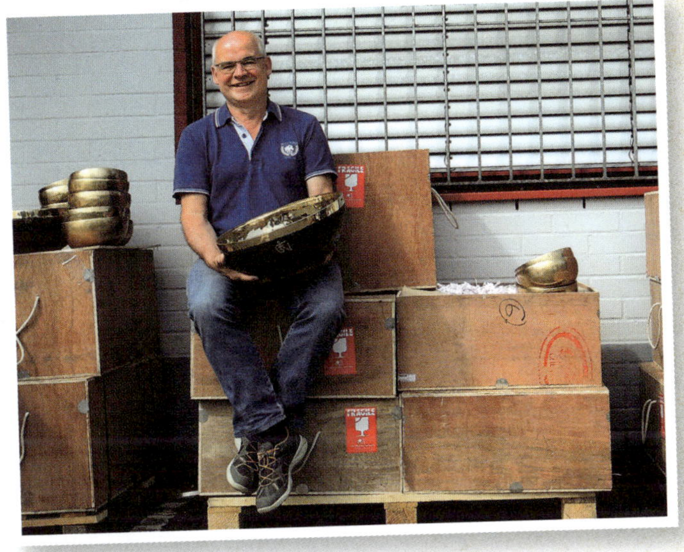

Horst Oberles Faszination für Klangschalen begann vor mehr als 20 Jahren. In dieser Zeit entwickelte sich der ursprüngliche Dipl. Bank-Betriebswirt und Logotherapeut zum Unternehmer und Klangschalenexperten. Mit der Gründung der Klangschalen-Center GmbH wuchs er bis heute zu einem der größten Direktimporteure für Klangschalen aus Nepal.

Seine Verbundenheit zu Land und Leuten und deren Kultur spiegelt sich auch in seinem Wirken. Eine Vielzahl an speziellen Klangschalen für spezielle Anwendungen ist in dieser Zeit entstanden – z. B. die eigens hergestellte Vollmondklangschale®.

Geprägt von unterschiedlichsten Ausbildungen ist es sein Ziel, weg von starren Konzepten zu kommen – hin zu einer ganzheitlichen, individuellen sowie dynamischen Anwendung. So ist es ihm wichtig, dass die Anwender nach einer »Kennenlernphase« Schritt für Schritt ihr eigenes Konzept erarbeiten, indem die Klangschalen z. B. ihre bisherige Arbeit bereichern. So soll für jeden Kunden eine individuelle Anwendung entstehen, die ein stimmiges Bild zwischen Anwender, Kunde und der gegenwärtigen Situation bildet.

Oberle inspiriert zum Ausprobieren, zum Fühlen und Spüren und Neuentdecken – immer im Hinblick auf das persönliche Wohlgefühl und die erlebte Entspannung. Mittelpunkt: Mensch.

Klangschalen-Center GmbH
www.klangschalen-center.de

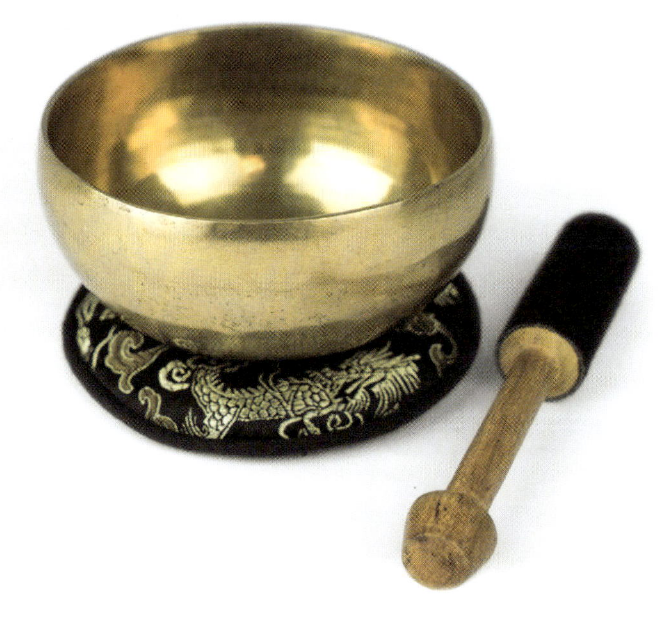

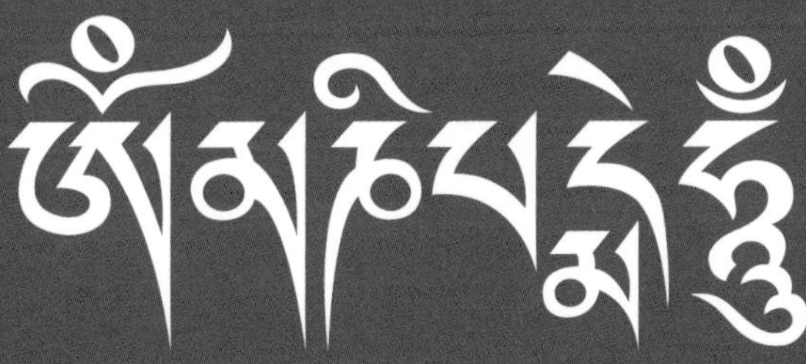

Om Mani Padme Hum

Bildnachweise:

© Sylvia Scholtka (S. 62, 63, 66, 164, 168, 169, 173, 174, 175, 181); © Juliana Füssel »forTINA Photography« (S. 67)

Shutterstock.com: S. 8/9 © Daniel Prudek; S. 14 © MaxxjaNe; S. 30/31 u. S. 70/71 © Elizaveta Galitckaia; S. 64 © taramara78; S. 124 © Ralf Juergen Kraft; S. 139 © Olga Bolbot; S. 166 © Klagyivik Viktor; S. 183 © Buddy Cat; Grafik Kreis © Mario Pantelic

Verschiedene Motive von freepik.com

Weitere Fotos © Klangschalen-Center GmbH (Horst Oberle, Stefan Oberle, Stefan Peil)

Klangschalen-Anwendungen: © Wolfgang Böhm, wb-photoworx.de

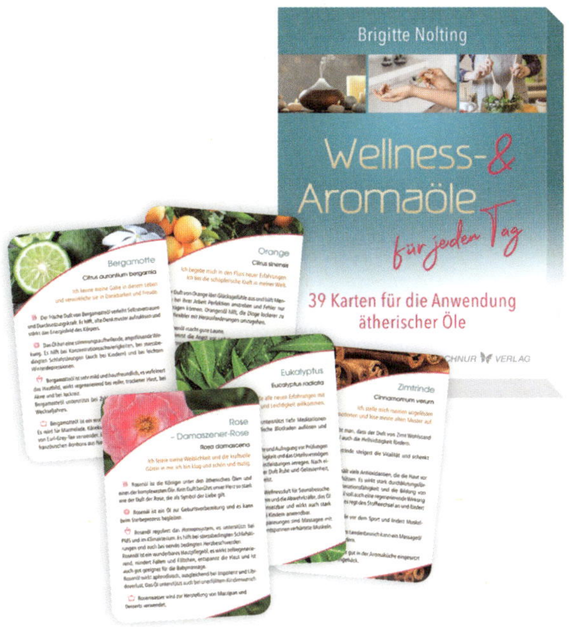

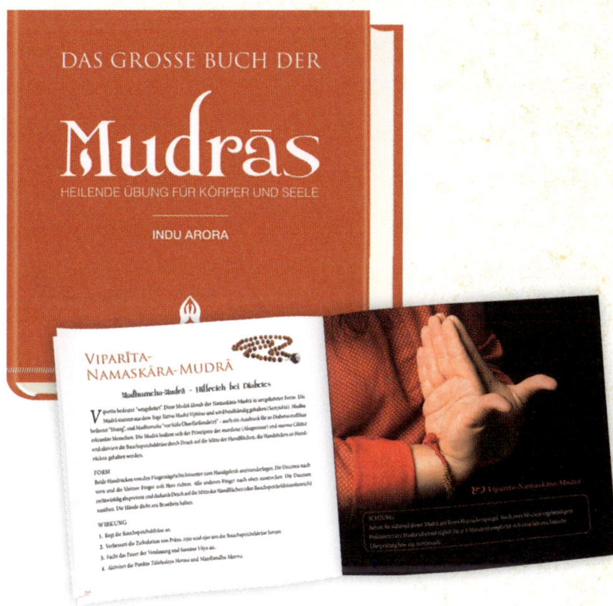

Brigitte Nolting

Wellness- und Aromaöle für jeden Tag

39 Karten für die Anwendung ätherischer Öle

Ob Verspannungen, Hautprobleme oder Stress, ätherische Öle können viele Beschwerden lindern, entspannen, fördern die Gesundheit und streicheln die Seele.

Dieses Kartenset bietet Ihnen einen grundlegenden und einfachen Einstieg in die Welt der ätherischen Öle. Praktische Anwendungsbeispiele der Öle für Körper und Seele, als Raumduft oder in der Aromaküche machen Lust, die wirkungsvolle »Duftmedizin« selbst zu testen.

39 farbige Karten, mit Kurzanleitung, in Box
EAN 4260075280-32-5 · € [D] 25,00

Indu Arora

Das große Buch der Mudrās

Heilende Übungen für Körper und Seele

Indu Arora ist eine Yoga-Meisterin, Yoga-Therapeutin, ayurvedische Klinikmedizinerin und Autorin mit langjähriger Lehrerfahrung. Mit diesem Buch eröffnet sie uns die Welt der Mudrās. Oder in ihren Worten: »Ich möchte mit Ihnen die Weisheit des Yoga und Ayurveda teilen, die Einfachheit in unser kompliziertes Leben bringt. In Harmonie mit unserer inneren Natur und der Natur als solcher zu leben, bringt uns Gesundheit. Nichts hat eine größere Macht, uns zu heilen, als das Selbst!«

416 Seiten, durchg. farbig, Flexocover
ISBN 978-3-89845-554-1 · € [D] 36,00

Klein, kompakt und ideal für Einsteiger: unsere Bücher aus der »Kleinen Reihe«

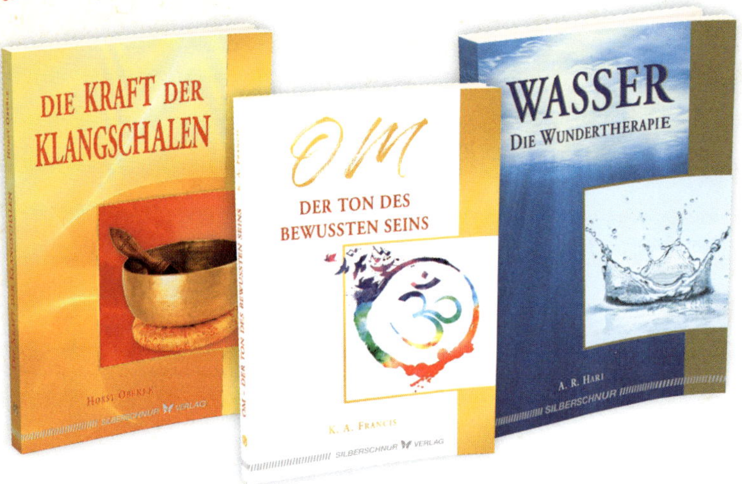

Horst Oberle

Die Kraft der Klangschalen

Dieses Buch wurde speziell für Anfänger konzipiert, die eine fundierte Einführung in die Welt der Klangschalen suchen und Wert legen auf leicht nachvollziehbare, praktische Beispiele. Der Autor erklärt neben der Herkunft und Anwendungsweise der Klangschalen die heilende Wirkung von Klängen sowie die therapeutische Anwendung der Schalen bei Verspannungen, Blockaden oder um den ganzen Körper wieder zu harmonisieren. Kommen Sie wieder in Einklang mit sich selbst.

160 Seiten, illustriert, broschiert
ISBN 978-3-89845-380-6 · € [D] 6,95

K. A. Francis

OM – Der Ton des bewussten Seins

Die heilige Silbe, die Körper und Geist harmonisiert: OM – Millionen von Menschen weltweit kennen es als Mantra, als heilige Silbe, die aus dem Innern aufsteigt und Körper und Geist harmonisiert. Der Autor gibt in einer einfachen und schönen Sprache wieder, was jeder über OM wissen sollte, um es für sich zu nutzen.
Ein wunderschön illustriertes Buch aus dem Ursprungsland des OM – Indien.

144 Seiten, 2-farbig, illustriert, broschiert
ISBN 978-3-96933-032-6 · € [D] 6,95

A. R. Hari

Wasser – Die Wundertherapie

Bereits die alten Inder kannten die zentrale Bedeutung des Wassers für ein langes und gesundes Leben.
Der indische Autor Hari erläutert, warum reines Wasser so enorm wichtig ist für unser Wohlergehen.
Folgen Sie dem Wasserprotokoll im Buch, und lernen Sie Wasser als den besten Wellnessdrink aller Zeiten kennen.

208 Seiten, broschiert
ISBN 978-3-89845-319-6 · € [D] 6,95

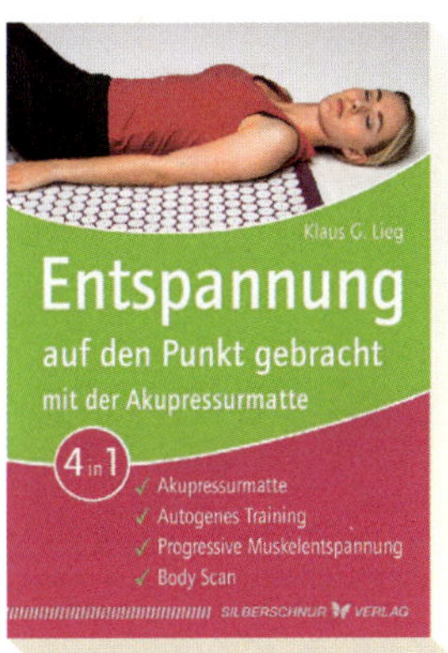

Klaus G. Lieg

Entspannung auf den Punkt gebracht mit der Akupressurmatte

Das 4-in-1-Konzept für wirkliche Tiefenentspannung!
Beruflicher Druck, Verkehrslärm, Zeitnot oder emotionale Belastungen sind allgegenwärtige Stressquellen. Umso wichtiger ist es, aus diesem krankmachenden Kreislauf auszusteigen und ein Gegengewicht zu schaffen.
Klaus G. Lieg beschäftigt sich seit über 30 Jahren mit dem Thema psychische Belastung und mit verschiedensten Entspannungstechniken. Er zeigt dir, wie du mit der innovativen Kombination aus klassischen Entspannungstechniken mit der Akupressurmatte endlich Ruhe und Entspannung findest, psychische Beschwerden linderst, seelische oder körperliche Blockaden auflöst und neue Kraft tankst.

96 Seiten, durchgehend farbig, broschiert
ISBN 978-3-89845-666-1 · € [D] 8,00

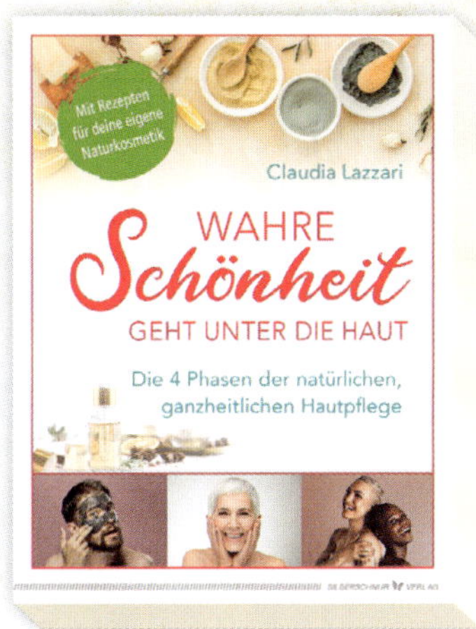

Claudia Lazzari

Wahre Schönheit geht unter die Haut

Die 4 Phasen der natürlichen, ganzheitlichen Hautpflege

»Schöne, klare, strahlende und leuchtende Haut ist ein normaler Zustand.«
Es ist an der Zeit zu erkennen, dass unser Körper ein ganzheitliches, sehr intelligentes, ja magisches System ist.
Kosmetik kann, wenn sie richtig angewendet wird, wieder Ordnung in den Körper bringen. Stressreduktion, Versorgung mit Vitalstoffen und Unterstützung aller Körperfunktionen entlastet die Haut, die als Entgiftungsorgan das letzte Glied der Kette ist. Körper und Haut bilden eine Symbiose bei der beide voneinander profitieren können.
Hier geht es ums Ganze und es geht unter die Haut. Hier geht es um dich!

160 Seiten, durchgehend farbig, broschiert
ISBN 978-3-96933-024-1 · € [D] 22,00

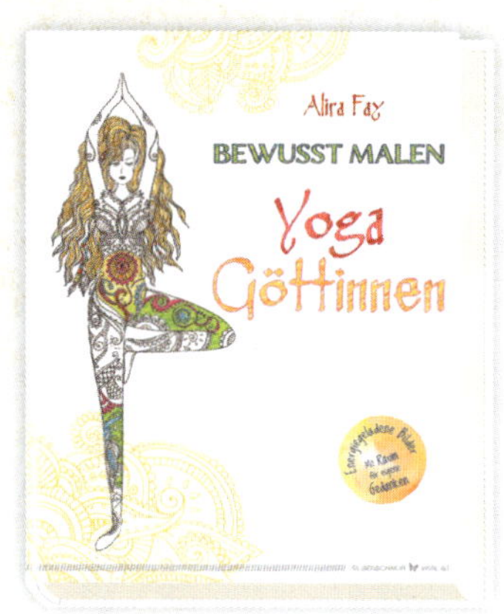

Alira Fay

Bewusst malen – Yoga-Göttinnen

Gönnen Sie sich eine kreative Ruhepause im Alltag. 36 wunderschöne Yoga-Göttinnen laden in diesem zauberhaften Ausmalbuch zum Kolorieren und zum Kreativwerden ein. Jedes Bild wird von einem kleinen inspirativen Spruch begleitet. Eine Hommage an die Weiblichkeit – denn in jeder Frau steckt eine Göttin!

Begeben Sie sich auf die Entdeckungsreise zu Ihrer eigenen Weiblichkeit und erwecken Sie durch den wohltuenden Zauber des Ausmalens die Göttin auch in Ihnen selbst. Seien Sie verspielt und kreativ! Lassen Sie Ihr Herz kommunizieren und Ihre Farben blühen. Sie werden überrascht sein, was das alles auslösen kann ...

88 Seiten, gebunden
ISBN 978-3-89845-531-2 · € [D] 9,95

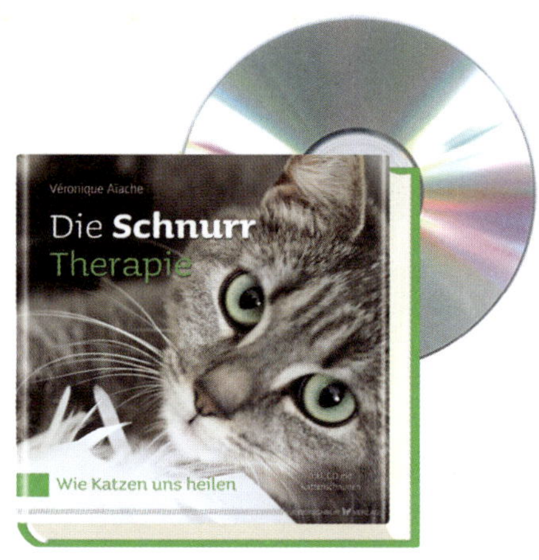

Véronique Aïache

Die Schnurr Therapie

Wie Katzen uns heilen

Das sanfte Schnurren einer Katze verbreitet nicht nur Wohlbehagen und Wärme, es hat auch eine wohltuende Wirkung auf Körper und Seele. Schnurren ist ein Anti-Stress-Faktor, kurbelt das Immunsystem an, gleicht den Blutdruck aus und unterstützt die Psychomotorik.

Entdecken Sie die Geheimnisse dieses natürlichen Heilmittels und die Heilkräfte des Schnurrens. Neben praktischen Übungen, Fallbeispielen und vielen Fotos enthält dieses einmalige Buch eine 30-minütige CD mit Katzenschnurren, damit auch Menschen ohne Katze die wohltuende Wirkung des Schnurrens erleben können.

180 Seiten, durchgehend farbig, inklusive CD, Flexocover
ISBN 978-3-89845-408-7 · € [D] 19,95